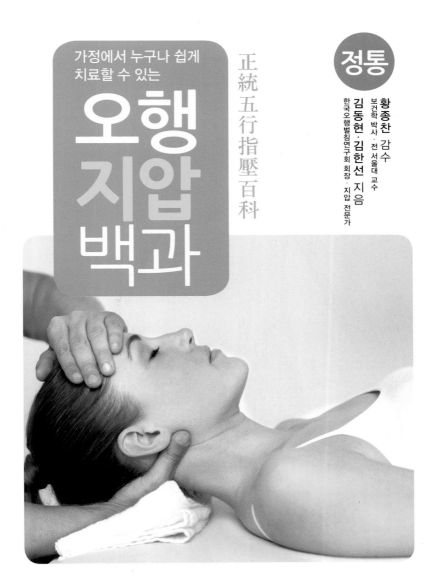

정통

가정에서 누구나 쉽게
치료할 수 있는

오행
지압
백과

正統五行指壓百科

황종찬 감수
보건학 박사 · 전 서울대 교수

김동현 · 김한선 지음
한국오행별침연구회 회장 · 지압 전문가

🔵 태을출판사

〈우리 몸의 근육계(筋肉系) 앞면〉

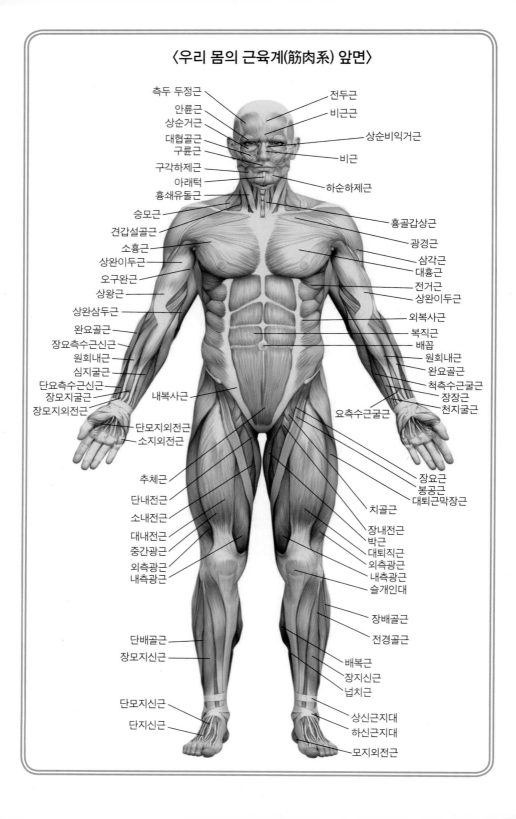

측두 두정근
안륜근
상순거근
대협골근
구륜근
구각하제근
아래턱
흉쇄유돌근
승모근
견갑설골근
소흉근
상완이두근
오구완근
상완근
상완삼두근
완요골근
장요측수근신근
원회내근
심지굴근
단요측수근신근
장모지굴근
장모지외전근
단모지외전근
소지외전근
추체근
단내전근
소내전근
대내전근
중간광근
외측광근
내측광근
단배골근
장모지신근
단모지신근
단지신근

내복사근

전두근
비근근
상순비익거근
비근
하순하제근
흉골갑상근
광경근
삼각근
대흉근
전거근
상완이두근
외복사근
복직근
배꼽
원회내근
완요골근
척측수근굴근
장장근
천지굴근
요측수근굴근
장요근
봉공근
대퇴근막장근
치골근
장내전근
박근
대퇴직근
외측광근
내측광근
슬개인대
장배골근
전경골근
배복근
장지신근
넙치근
상신근지대
하신근지대
모지외전근

〈우리 몸의 근육계(筋肉系) 뒷면〉

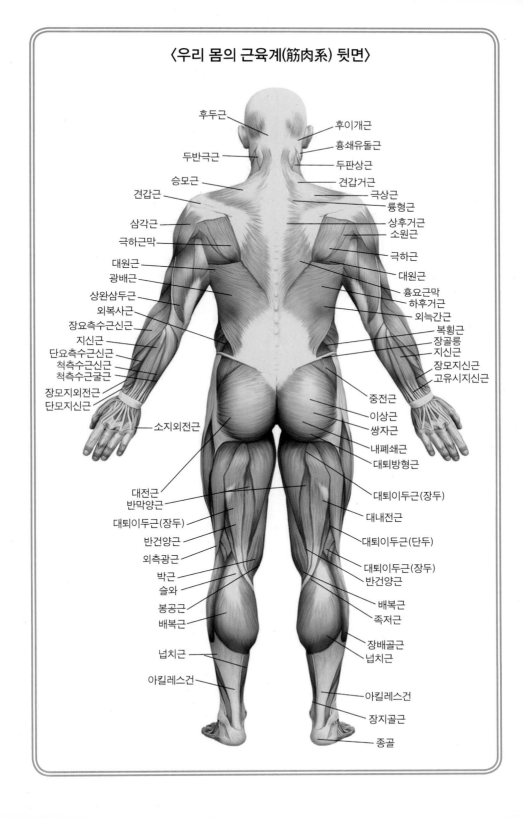

후두근
후이개근
흉쇄유돌근
두반극근
두판상근
승모근
견갑거근
견갑근
극상근
룡형근
삼각근
상후거근
극하근막
소원근
대원근
극하근
광배근
대원근
상완삼두근
흉요근막
외복사근
하후거근
장요측수근신근
외늑간근
지신근
복횡근
단요측수근신근
장골릉
척측수근신근
지신근
척측수근굴근
장모지신근
장모지외전근
고유시지신근
단모지신근
소지외전근
중전근
이상근
쌍자근
내폐쇄근
대퇴방형근
대전근
반막양근
대퇴이두근(장두)
대퇴이두근(장두)
대내전근
반건양근
외측광근
대퇴이두근(단두)
박근
대퇴이두근(장두)
슬와
반건양근
봉공근
배복근
배복근
족저근
넙치근
장배골근
넙치근
아킬레스건
아킬레스건
장지골근
종골

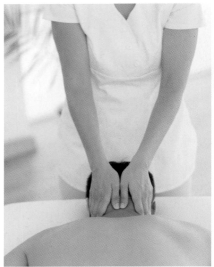

손바닥 전체를 이용하여 누르는 지압법

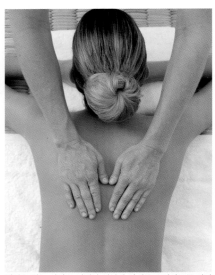

지압을 받는 사람은 언제나 편안한 자세를 유지하도록 한다.

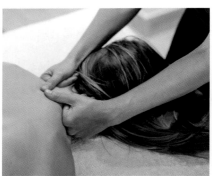

목과 어깨를 많이 쓰는 현대인에게 필요한 지압 요령

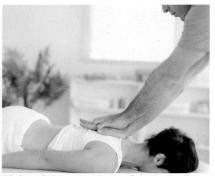

힘의 조절과 누르는 각도는 지압 시술을 받는 환자에게 마음의 평정을 준다.

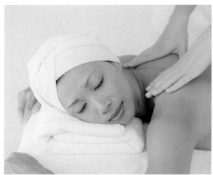

지압 시술을 받는 환자에게 온 몸의 근육 긴장을 풀어 주도록 하자.

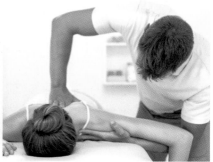

지압에서는 손가락의 힘과 어깨의 힘 전체를 이용한 정성스런 지압이 중요하다.

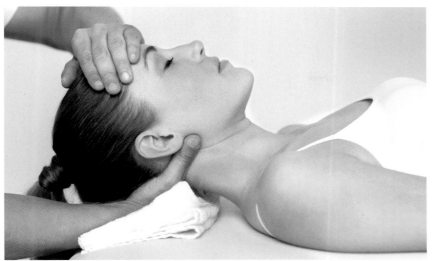

머리를 차갑고 편안함으로 유도하는 정통 지압술

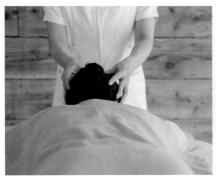

소우주인 머리를 부드럽게 만져 주자.

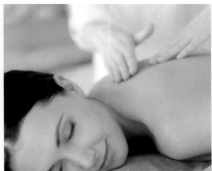

환자에게 안정감을 주는 스킨십

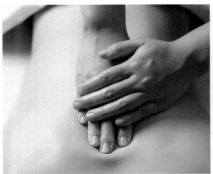

정통 지압에서는 정확한 급소 찾기와 지압사의
경력이 중요하다.

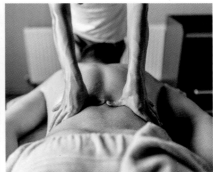

지압을 받을 때에는 몸의 힘을 빼고, 팔을
앞으로 내어 편안한 자세를 유지 하도록 한다.

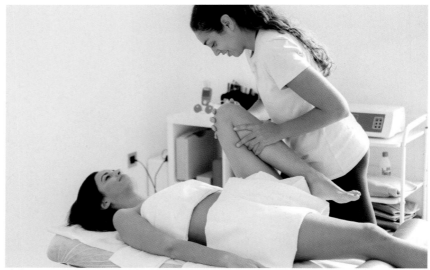

지압은 몸을 치유하고 정상적인 세포로 돌아 오도록 유도 한다.

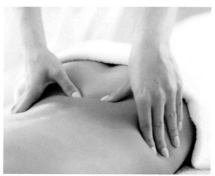

정확한 지압점은 현대인에게 효율성과
창조성을 갖게 한다.

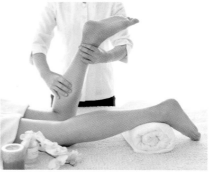

장단지 근육을 부드럽게 마사지 하자.

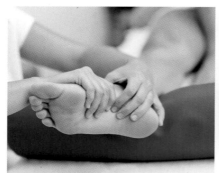

발 건강은 온몸의 축소판으로 건강의 상징이다.

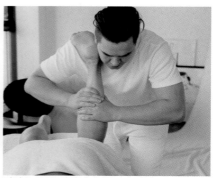

지압은 응급 상황에서 특효가 있다.

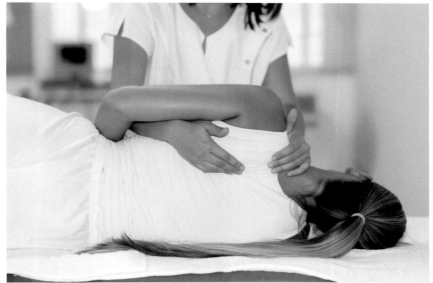

지압 시술을 받고 있는 환자에게 온몸 근육의 긴장을 풀도록 하는 것이 중요하다.

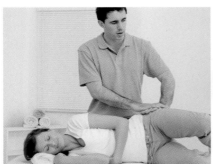

정통 지압에서는 지압사와 환자의 자세를
중요시 한다.

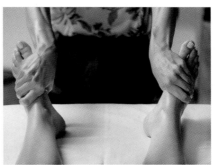

인체의 축소판인 발마사지의 중요성

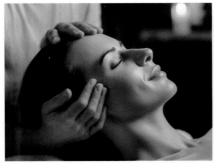

지압은 지압사와 환자 간의 절대적인 신뢰가
요구되는 수기(手技) 치료 요법이다.

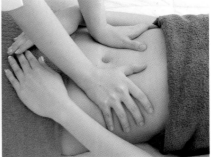

지압 시술을 받고 있는 환자에게 명상으로 유도
하도록 하는 지압법

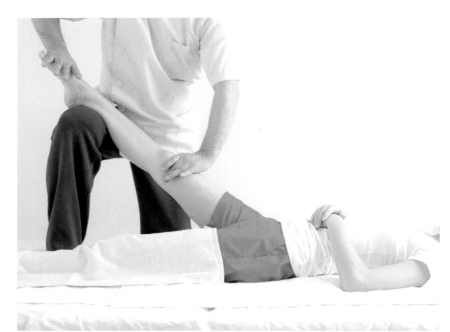

환자의 무릎(슬관절)에 지압 시술을 하고 있는 장면

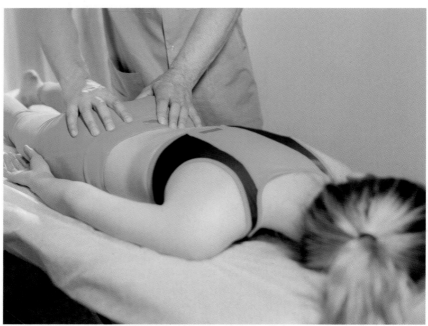

환자의 등과 엉덩이 부분에 정확한 급소점을 찾는 것이 중요하다.

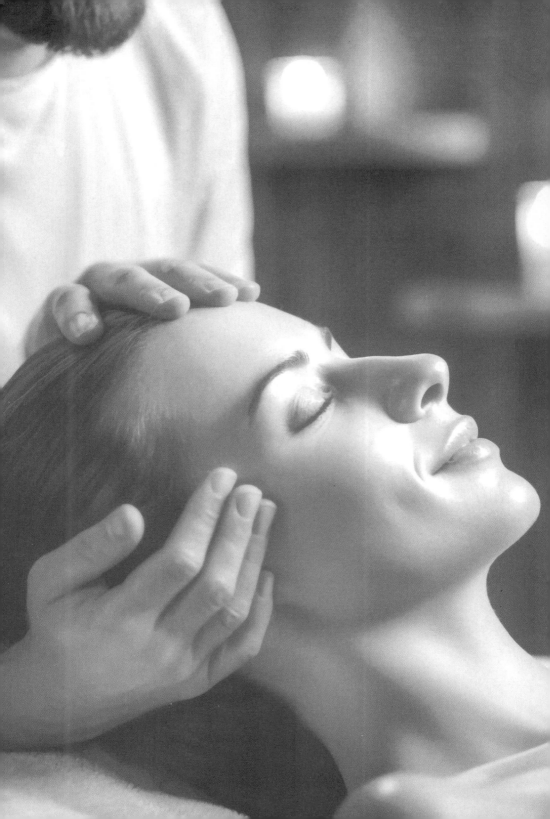

■ 머리말

건강을 약속하는 지압의 신비

지압(指壓)은 동양 한의학(漢醫學)인 경락(經絡)과 경혈 사상(經穴思想)에 그 기본을 둔 치료 기술(治療技術)의 일종이다. 고대 중국 사회에서도 가장 문화가 발달하였던 한대(漢代)에 동양 의학의 근간을 이루고 있는 한의학의 기초가 대성되었고, 그 이후 오늘날까지 한의학은 인류의 건강 증진을 위하는 방편으로서 발전되고 보급되어 왔다.

지압 기술의 발달사를 살펴보면, 아득히 먼 옛날 인류의 태동기(胎動期)로 거슬러 올라가 원시인의 생활 방식으로부터 생존을 위한 지압술이 비롯되고 있음을 알 수 있다.

고증된 자료들에 의하면, 지질시대(地質時代)로부터 인류(人類)가 거주(居住)했었던 것으로 밝혀지고 있다. 이 시대의 원시인들은 그들의 생존을 위해 이미 훌륭한 지압의 기술을 이용하고 있었던 것이다. 가시가 살에 박히면 손으로 빼어내고, 몸이 아프면 문지르거나 어루만져서 낫게 하고, 상처가 나서 피가 흐르거나 오물이 묻은 곳은 혀로 핥거나 해서 본능적인 자연 치료를 하면서 그들의 삶을 연장시켜 왔던 것이다. 이러한 본능적인 행동 속에서 그들은 아픈 곳을 때로는 약하게 때로는 세게 두드리기도 하고 누르기도 하고 주무르기도 하면서 차츰 그 기술을 발전시켜 왔다. 이러한 삶 속에서 그들은 어떤 곳을

6

주무르면 시원하고, 어떤 곳을 누르거나 두드리면 아픈 곳에 효험이 있다는 것을 차츰 알게 되었다. 이 때부터 지압은 발전을 시작하게 된 것이다.

중국의 경우, 동양 의학의 근간이 되고 있는 한의학은 고대 유목민족(遊牧民族)의 생활 양식에 의해 그 기초가 마련된 것으로 보인다. 초목(草木)을 좇아 이곳 저곳으로 떠돌아 다니는 유랑 생활을 해야 했기 때문에 사람이 다치거나 아플 때에 이를 치료하기 위한 약물 등을 저장하거나 보관하는 일이 쉽지만은 않았을 것이다. 이리하여 그들은 약물 치료보다는 휴대하기 쉬운 침이나 칼같은 것으로 병을 다스리는 방법을 연구하기 시작했고 상처의 고통을 줄이기 위해 불을 이용하기도 하였다. 이렇게 하면서 그들은 지금까지 쌓아온 여러 경험과 임상 체험 등을 종합하여 체계적으로 연구하기 시작하였고, 인체의 여러 부위에 따른 임상 치료 작용 등에 대해서도 정리하기 시작하였다. 이렇게 하여 여러 가지의 축적된 경험에 의한 수기작용(手技作用)이 체계를 가진 치료 기술의 일종으로서 거듭 태어나게 되었던 것이다.

여기에서 한 가지 중요한 것은, 고대부터 인류는 모든 것을 자연과 연계시켜 생각하는 사상을 키워왔다는 것이다. 말하자면, 인체(人體)는 대우주의 영향을 받아 영위되는 작은 생명체라는 것이다. 그래서 인체에 병이 들고 아프고 괴로움이나, 병이 치유되어 아픈 것이 씻은 듯이 사라지는 쾌유의 즐거움 등은 모두 대자연의 법칙의 테두리 속에서 일어나는 하나의 현상이라는 것이다. 그리하여 그들은 자연과 인체의 여러가지 관계를 연계시켜 생각하는 철학사상(동양철학사상)을 연구하기에 이르렀고, 이 결과는 독특한 의학 체계를 형성하였는데 이것이 바로 '동양의학 사상'인 것이다.

이와같이 중국의 고대 유목민족의 후예들은 후에 황하유역(黃河流域)에 그들의 진보된 문화를 건설함에 있어 이 계통의 의학을 침(針)과 뜸을 주로하는 의학으로서 발전시켰는데, 이는 그들이 전설적인 이야기를 집성(集成)하여 만들어낸 ≪황제내경(黃帝內經)≫ 등의 문헌을 보면 잘 알 수 있다.

지압(指壓)은 한방의 심오한 물리요법이다. 한방의 특색은 듣는다는 사실을 무엇보다 중요시 하고, 그 들은 것을 깊이 사색하고 명상함으로써 어떻게 하면 질병에 걸리지 않고 건강하게 오래 살 수 있는 체질을 만들 수 있을까 하는 것을 항상 연구하는데 주안점을 삼고 있다고 할 수 있다. 말하자면 한방은 근원적인 치료를 의미한다. 이 말은 예방의학과도 일맥상통한다. 병이 난 후에 이를 치료하는 것보다는 건강할 때 병이 나지 않도록 건강을 잘 지킨다고 하는 사상인 것이다.

서양의학이 병이 난 부위만을 치료 대상으로 삼고 있는데 반해 동양의학은 병이 난 부위 뿐만 아니라 인체 전반적인 부위를 모두 치료 대상으로 삼고 있다.

이와같이 예방의학적인 차원에서 생각한다면 '지압(指壓)'은 더욱 필수적인 동양의학의 밑바탕을 이루는 근간이라 할 수 있다. 지압의 가장 큰 목적은 인체의 나쁜 부위를 점검하고, 병이 날 위험이 있는 부위는 미리 고쳐 두자는 것이다. 따라서 지압의 기술은 평소의 건강 유지에 절대적으로 필요한 삶의 영원한 방편이 아닌가 한다.

요즘들어 지압에 관한 '붐'이 부쩍 일어나고 있는 현상은 의아해할 일이 아니다. 소위 '성인병 → 현대병'이라고 하는 요즘의 범인류병의 주범으로 지목받고 있는 스트레스와 각종 노이로제, 극심한 피로 등을 퇴치시킬 수 있는 '건강 암행어사'야말로 '지압술(指壓術)'임을 아무도 부정할 수 없기 때문이다. '병의 절반은 마음으로부터 싹튼다'고 하는 동양의학 사상의 밑바닥에 깔려있는 심오한 뜻을 수긍한다면 지압의 중요성은 더욱 절실해지는 것이다. '병을 앓아보지 않았을 때에는 건강의 소중함을 모른다'고 하는 말의 이면에 깔린 뜻을 숙고해 보면 평소의 건강 지키기가 얼마나 중요한가를 또한 절감할 수 있을 것이다.

이 책은 아주 쉬운 기초 지압 기술에서부터 전문 지압사(指壓師)가 꼭 알아두지 않으면 안 될 심오한 수준의 오행 지압 기술까지 체계적으로 다루어진 ≪정통 오행지압백과≫이다. 특히 벌침 전문가, 스포츠 마사지사, 카이로 프락틱사 등에게는 필수 서적이라고 본다.

건강은 너나 할 것없이 꼭 지켜야 하는 생존 필수의 것이고 보면, 이 책 역시 한 가정에 한 권씩은 필수적으로 꽂혀 있어야 할 가정 상비서적(常備書籍)이 아닌가 한다.

지압이 무엇인지도 모르고 있었던 사람도 이 책을 활용하여 훌륭하게 지압을 할 수가 있고, 이 책 한 권으로 말미암아 온 가족이 건강을 지킬 수가 있다면 그 얼마나 다행한 일인가?

아무쪼록 독자 여러분의 온 가정에 건강한 웃음꽃이 만발하기를 기원한다.

저자 씀

＊차 례＊

12

16

20

22

제2부 증상별로 누구나 치료할 수 있는
실전 지압 기술(實戰指壓技術)

34

제6장 아름다운 몸매를 가꾸기 위한 지압(指壓)의 특효 기술

제 1 부

완전 초보자를 위한
기초 지압 입문

基礎指壓入門

제 1 장

지압(指壓)이란 무엇인가

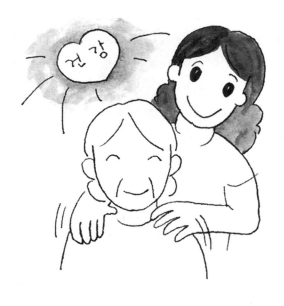

■ 지압은 몸 기능의 이상을 바로잡는 기술이다

'요즘 몸 컨디션이 왠지 이상해서 의사를 찾아갔더니 아무런 이상이 없다고 하더군. 어찌 된 일일까?'

여러분 중에 이런 경험을 가진 사람이 많을 것이라고 생각한다. 의사의 미스는 차치하고 실은 이것은 동양 의학과 서양 의학의 병에 대한 견해와 사고 방식 차이의 일단을 말해주는 것이다.

지압의 본론으로 들어가기 전에 이 동양 의학과 서양 의학의 병에 대한 견해와 사고 방식에 대해 소개해 두겠다. 지압의 사고 방식은 물론 동양 의학의 사고 방식에 기반을 두고 있다.

동양 의학이나 서양 의학(현대 의학)이나 모두 의학의 이상인 '인간의 고통을 없앤다'라는 점에서는 그 목적은 완전히 같지만 그 발달의 기반이 다르듯이 방법에도 사고 방식에도 몇 가지 차이가 있는 것이다.

'분석과 종합' —— 한 마디로 말하자면 동양 의학과 서양 의학의 차이는 이 말로 나타낼 수 있다.

서양 의학에서는 의사는 환자가 오면 우선 청진기를 대고 열을 재고 경우에 따라서는 뢴트겐 사진을 찍는 등의 방법으로 진단을 실시한다. 그 진단의 결과를 기반으로 병명을 결정하고 최후에 그것에 따른 치료 방법을 정한다. 진단→ 병명 결정→ 치료=서양 의학에서는 이렇게 병을 고치려 하는 것이다.

19세기 이래 눈부신 발전을 거듭해 온 서양 의학은 인체를 구성하는 단위인 세포에 병이 있는 것이 인간의 병의 본태(本

態)라고 생각한다. 그리고 이 사고 방식에 기반을 두고 병의 근원을 개개의 조직을 분석하여 병의 원인을 찾으려고 한다.

따라서 호소하는 증상이나 고통이 있어도 몸이나 조직에 변화가 없으면 특별한 이상이 없다, 병이 없다 라는, 치료 방법이 결정되지 않는다, 또는 모르겠다 라는 결론이 내려지는 것이다. 이것이 분석 의학의 약점이라고 할 수 있다.

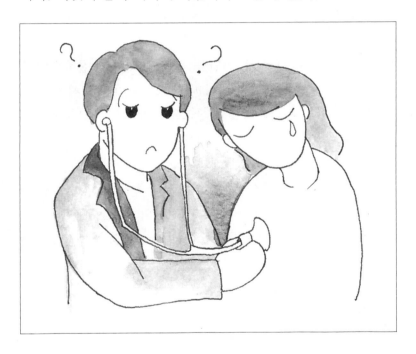

이에 비해 동양 의학에서는 어떤가?

동양 의학은 환자 한 사람 한 사람의 몸 전체에 대해 종합적으로 살펴보고 조사하려고 한다. 동양 의학, 한방의 목표는 생체 활동의 이상을 정돈하는 것이고 그런 의미에서 보건, 장수

의학이라고 할 수 있다.

인간은 추위, 더위, 습기, 비, 바람, 폭풍, 기후 변화라는 기상 움직임 등을 끊임없이 몸 외부로부터 받고 있는데 그때 그때의 자극에 따라 몸의 조화를 잘 유지하고 건강을 보호하고 있다. 또 인간은 정신 생활 속에서 희노애락의 마음의 움직임이나 혼란을 병의 내인(內因)으로서 지니고 있다. 또 음식이 도를 지나치거나 적절함에 미치지 못할 때 여러 조직에 이상이 일어난다.

동양 의학에서는 이들 인간을 둘러싼 내외 물질적 정신적 요인, 특히 정신적 요인을 병의 내인으로서 가장 중시한다. 그리고 이들에 의해 나타나는 증상군을 대상으로 치료하는 것이다. 이 증상군을 한방에서는 '증(證)'이라고 하여 그 병을 표시하고 치료 방법을 강구한다.

그리고 치료상의 특색은 환자 한 사람 한 사람의 몸 전체에 대해 종합적으로 조사하는 것이다. 환자의 체질이나 체력 그리고 병에 대한 저항력의 유무를 조사하고 기능의 과부족을 보충하는 치료를 한다. 이렇게 해서 몸의 기능 조화를 유지하게 하려는 것이 동양 의학의 근본 사고 방식인 것이다.

현대 의학(서양 의학)은 물질 중심주의가 되어 있는데 그에 의해 전염성 질병이나 외과 수술, 그외 여러가지 뛰어난 업적을 이루고 있다. 이에 비해 동양 의학은 생체 기능만을 고쳐 건강을 유지시키는 소위 양생 의학으로 병이 나기 전(한방에서는 미병(未病)이라고 한다)에 고치려 하는 것이 특색이다. 인간의 병 또는 고통을 더 잘 치료하기 위해서는 동양 의학이나 서

양 의학이나 그 장점을 살려야 한다고 생각한다.

덧붙여 말하면 동양 의학은 개인 대상의 의학이기 때문에 그 효과를 볼 수 있는 것은, 생체상으로 변화가 일어나고 기능이 장해를 받았을 때보다 생체상의 변화가 없거나 있어도 극히 적은 것으로, 기능적으로 비뚤어짐이 큰 병일 때라는 것을 알아 둘 필요가 있다.

◼ 현대 의학계에서도 한방 붐이 일고 있다

현대 의학의 맹점, 결점인 부정수소증후군(不定愁訴症候群)에 대한 대책의 무력함이나 약 공해 등의 문제도 동양 의학을 다시 보는 큰 힘이 되고 있다고 생각한다.

동양 의학의 물리 요법(침, 뜸, 안마, 지압)은 약물을 이용하지 않고 단순한 기계적 자극을 생체에 주어 그 변조를 고치는 극히 자연적인 치료법이고 부작용의 염려도 전혀 없다. 그리고 현대 의학으로는 알 수 없는 병이나 증상에 대해 뛰어난 효과가 인정되고 그 가치가 재확인되어 많은 사람들이 이 치료를 받게 된 것이다.

중국에서는 국가의 제도로서 양의(洋醫), 중의(中醫)라는 병립된 입장에서 서양 의학과 동양 의학이 그 장단을 보충하며 의료가 행해지고 있는데 그런 중에 시험되어 큰 성과를 거두고 있는 침 마취는 의학계에 큰 반향을 불러 일으켜 일종의 붐을 일으키고 있다.

동서 의학은 각기 장단이 있다. 사람의 생명과 건강을 지키

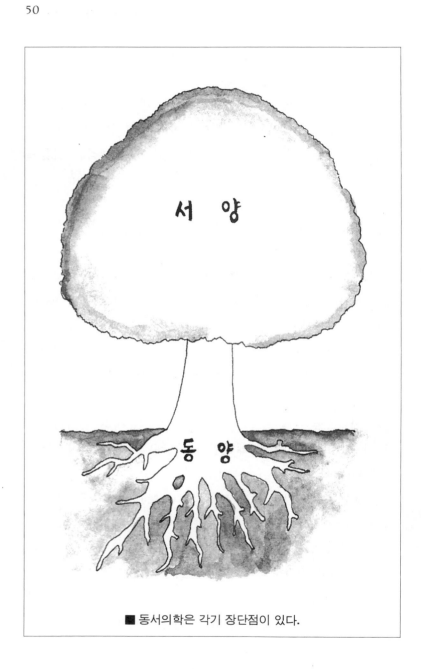

■ 동서의학은 각기 장단점이 있다.

기 위해 두 개의 의학이 함께 융화되어 발전해 나가야 한다고
생각한다.

◤ 에너지 순환이야말로 인간 생명 활동의 기본이다

동양 의학 요법은 침, 뜸, 안마, 지압 등의 물리 요법과 한방
약을 이용하는 약물 요법으로 나누어진다.

전자의 네 가지는 한방 의학에 있어 물리 요법으로서 긴 역
사와 전통 속에 경험을 쌓아 발전해 왔다. 동양 의학의 증(증상
군)에 대한 치료법이다.

원래 동양 의학에 있어서 건강과 질병의 사고 방식은 대략
다음과 같이 요약된다.

우선 내장(內臟) 즉, 간(肝), 심(心), 비(脾), 폐(肺), 신(腎)
의 오장(五臟)과 담(膽), 소장(小腸), 위(胃), 대장(大腸), 방광
(膀胱), 삼초(三焦)의 육부(六腑)가 정상으로 작동되고 있는 것
을 주제로 하여 각각의 계통의 세력(에너지) 순환이 음양의 조
화를 이루어 과부족없이 잘 되고 있을 때가 건강한 것이라고
생각한다.

그리고 그 순환이 원활하지 않고 과한 곳, 부족한 곳이 생기
면 병이 났다고 생각하는 것이다.

인간은 태어나면서 원기(생명력)가 자연계의 정기인 영양소
나 산소 등을 소화기나 호흡기에 받아들여 생명 에너지(세력)
로 오장육부를 영양(榮養)하는 것에 의해 사람의 건강이 유지
되고, 이 에너지의 순환이 정체되어 있으면 병이 나고 막히면

죽음에 이른다고 생각한다.

이 에너지 순환의 경로가 손과 발의 삼음(三陰), 삼양(三陽)의 12경락(經絡)이고 이것이 오장육부에 미쳐 영양하고 정상활동을 영위케 한다. 이 12경락에 몸의 앞과 뒤 정중(正中)을 통과하는 임맥(任脈), 독맥(督脈)의 2경(經)을 더해 14경락이라고 부르고 있다.

이 14경락의 길 위에 경혈(經穴 ; 전신에 365혈), 즉 급소(急所)가 있다. 이 곳이 병의 반응이 나타나는 곳이고 동시에 기혈(氣穴 ; 세력)이 출입하는 곳으로 침, 뜸, 안마, 지압의 치료가 행해지는 곳이다. 이들 물리 요법은 침을 놓는다, 뜸을 뜬다, 또는 누르고 주무르고 쓰다듬고 비비는 등으로 기능이 지나치게 항진되어 있을 때(實證 ; 실증)는 이를 가라앉히고 쇠약해져 있을 때(虛證 ; 허증)는 보충하여 에너지 순환의 과부족을 정돈하려 한다.

보충하고 가라앉히는 것은 동양 의학에 있어 치료의 2대 원칙이고 환자의 체질에 따라 치료 자극법을 결정해 간다.

이 외에 동양 의학으로서는 한방약이 있다. 한방약은 동양 의학에 있어서 약물 요법으로 탕액 요법(湯液療法)이라고도 한다. 한방약이라고 하면 길가에 피어 있는 삼백초나 이질풀류를 달여 먹는 것이라고 생각하는 사람이 무척 많은 것 같은데 이것은 큰 착각이다. 이들 대부분은 민간약(民間藥)인 것이다.

한방약이라는 것은 이제까지 이야기한 한방 의학의 관점에 기반을 두고 한방 의학적인 진단에 의해 지시되고 처방되고 조제된 한방약을 복용하면서 양생하는 것이고 병의 경과에 따라 적당한 처방이 바뀌어 가는 것이다.

한방약과 민간약은 그 재료나 질이 같은 것도 있지만 복용법이 다르다. 한방약은 한방 의학의 사고 방식 논리에서 나온 일정한 법칙에 근거하여 여러 종류의 생약을 배합해서 증상에 따라 사용한다.

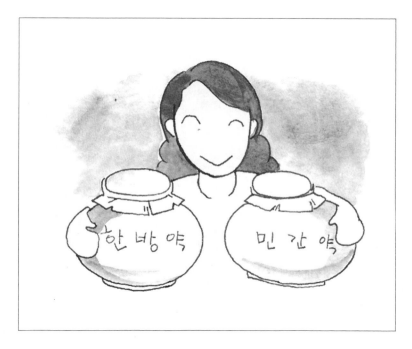

예를 들면 갈근탕증(葛根湯證)에는 갈근탕을 사용하면 병이 회복될 듯한 증상군의 상태를 가리키는 것으로 몸 표면의 발열이나 맥이 빨라지고 강해지며 목이나 등줄기가 뻐근하고 목이 아프고 두통이 있는 증상 조합(症狀組合)이 반드시 있음을 의미한다.

또 환자의 체질을 음(陰), 양(陽), 허(虛 ; 저항력이 없이 약하다), 실(實 ; 저항력이 있다)로 분류하여 그에 따른 약을 처방한다. 따라서 한방약은 1종류만 먹는 것이 아니라 반드시 여러 종류를 조합해서 이용한다. 이것이 민간약과 다른 큰 특징인 것이다. 또 한방약에 의한 한방 치료를 할 때는 전문 한방의를 찾아야 한다.

제 2 장

지압(指壓)의 기초 지식

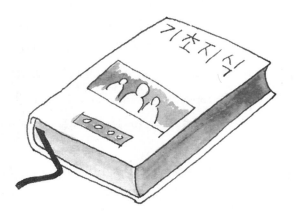

◤ 지압(指壓)의 의미

현재의 지압

동양 의학계의 물리 요법으로서 안마와 침, 뜸 시술이 있다. 지압은 그중 손으로 실시하는 치료법으로서 안마술에서 발전한 독특한 경험 시술이다. 안마(按摩)란, 안(按)은 누르는 것, 마(摩)는 어루만지는 것. 이 두 가지 수법에 의해 안은 기능을 눌러 진정시키고 가라앉힌다. 마는 움직임을 촉진시키는 보(補)의 방법이다. 안마에 의한 흥분과 진정은 동양 의학에 있어 치료의 2대 원칙인 보충하고 가라앉히는 것이다. 안마는 기능을 왕성하게 하고 또는 작용을 억제하여 생체 변조를 정돈하는 수기 요법(手技療法)이다.

지압은 안마 중 안(按)에 해당하는 누르는 것을 주로 하는 치료 기술이다. 이에 덧붙여 유도 등에서 이용하는 활법(活法)이라고 하여 급소를 눌러 '활(活)'을 넣는 방법이나 도인(導引), 안교(옛날부터 전해 오는 운동법)의 수기를 더했고 미국에서 전해져 오는 각종 외래 시술, 예를 들면 정체 요법(整體療法)이라고 불리우는 척추 교정 요법, 골격 교정 요법, 척수 반사 요법 등의 수법을 받아들여 하나의 체계를 만든 수기 요법(手技療法)이다.

현재는 안마사, 마사지사, 지압사라는 명칭으로 법률로 의료 종사자의 신분이 인정되고 있다. 따라서 전문 지압 치료를 행하는 데는 면허가 필요한 것이다.

현재 행해지고 있는 지압법에는 여러가지 유의나 계통이 있지만 대체로 전신 각부를 일정한 순서에 따라 눌러가는 조작과 등뼈나 골격을 바르게 만드는 것을 주체로 하여 여기에 운동 조작이라고 부르는 신체 각부의 관절을 폭넓게 가동 범위 한 것으로 움직이는 각종 운동법이 받아 들여져 있다.

지압의 급소(急所)

지압은 전신 각부에 걸쳐 누르는 조작을 행하는데 이중 특히 중점적으로 실시하는 장소가 있다. 이것이 소위 급소로 몸의 표면에 있던 생체 기능의 비뚤어진 반응이 나타나는 특정 장소이다.

내장에 병이나 이상이 있으면 몸 표면인 피부에 지각 이상 (知覺異常)이 나타나고 근육에 응어리나 통증이 나타난다. 그 급소에 해당하는 부분을 누르거나 주무르거나 어루만지거나 때로 두드리거나 뜸을 뜨면 그 밑에 있는 내장의 변조가 고쳐지고 건강이 유지된다. 지압에서는 이 급소를 보고 지압하는 것이 효과적이다.

지압에 쓰이는 급소는 옛부터 안마술과 마찬가지로 동양 의학(한방)에서 말하는 건강, 병의 사고 방식에 근거를 두고, 내장에서 발하는 에너지의 순환계로서 경락이 있고, 그 속을 흐르는 에너지의 과부족을 정돈하는 것이 지압의 수법이다. 경락 중에서 그 흐름이 멈추기 쉬운 곳을 급소라고 하고 이 급소가 경혈이고 지압의 급소인 것이다.

이 경락은 12장부에 걸쳐져 있는 12경락이 있는데 이 조절계로서 몸의 전면 중앙에 임맥, 후면 중앙에 독맥이 있다. 지

58

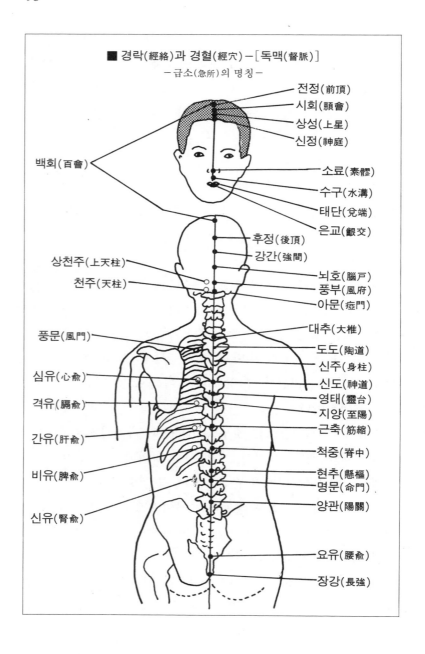

■ 경락(經絡)과 경혈(經穴)ー[독맥(督脈)]
ー급소(急所)의 명칭ー

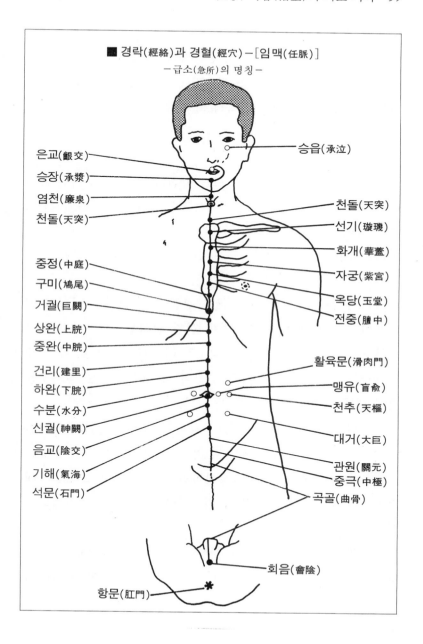

■ 경락(經絡)과 경혈(經穴) — [임맥(任脈)]

－급소(急所)의 명칭－

은교(齦交)
승장(承漿)
염천(廉泉)
천돌(天突)

중정(中庭)
구미(鳩尾)
거궐(巨闕)
상완(上脘)
중완(中脘)
건리(建里)
하완(下脘)
수분(水分)
신궐(神闕)
음교(陰交)
기해(氣海)
석문(石門)

승읍(承泣)

천돌(天突)
선기(璇璣)
화개(華蓋)
자궁(紫宮)
옥당(玉堂)
전중(膻中)

활육문(滑肉門)
맹유(盲兪)
천추(天樞)
대거(大巨)
관원(關元)
중극(中極)
곡골(曲骨)

회음(會陰)

항문(肛門)

압에서는 특히 몸의 후면 중앙(특히 척추)을 중시하여 지압이 행해지는데 이것은 동시에 항상 등뼈를 바르게 조정하는 척추 교정 요법의 치료법과도 통하는 것이다. 또 몸 전면 중앙의 지압도 옛부터의 안마법인 안복(按腹)이 있다.

지압의 효과

지압은 주로 몸을 누른다, 또는 만진다 라는 손의 자극에 의해 피부의 촉각(만진다, 닿는다 라는 감각), 압각(눌리는 감각) 또는 근육이나 힘줄의 일종의 감각(심부감각(深部感覺))이 자극되어 그 흥분에 의해 반사적으로 신경이나 근육의 기능을 조정한다.

따라서 신경통이나 저림, 근육 경련 등을 고치고 전신의 임파액이나 혈액 순환을 촉진하여 신진 대사를 좋게 하고 피로 회복, 건강 증진에 효과가 있다. 또 내장에 대해서도 몸의 내장 반사점(급소)을 치료점으로 하여 그곳에 지압을 실시하는 것에 의해 그 기능을 정비할 수 있다.

건강의 기본은 전신의 기능이 양호한 것은 물론이지만 그날 그날의 피로를 내일로 가져가지 않는 것이 중요하다.

피로에는 육체적인 것과 정신적인 것이 있는데 그 모두 내일로 가져가 축적 피로, 만성 피로가 되면 저항력이 감퇴되고 병으로 진행되는 것이다.

하루의 피로를, 가정에서 지압을 실시하는 것으로 가벼울 때 제거하여 내일의 건강을 약속받을 때 실용 지압(實用指壓)의 의의가 있다.

◢ 지압의 기초 지식

지압은 몸을 손이나 손가락 끝으로 누르는 것이 주가 된다. 따라서 대상이 되는 몸 표면 조직의 넓이나, 단단한가 부드러운가 또는 병의 종류, 만성, 급성, 그리고 지압받는 사람이 자극을 받아들이는 상태에 따라 누르는 힘의 정도를 가감해야 한다. 지압의 기본 수기(手技)에는 누르는 법과 운동법의 2가지가 있다.

(1) 누르기

3단계 조작

누르는 조작은 소위 지압인데 닿는다, 누른다, 뗀다의 3단계로 행해진다.

닿는다는 것은 우선 먼저 손을 몸에 대는 것인데, 대부분의 경우 가볍고 부드럽고 자연스럽게 닿는 것이 원칙이다. 이것은 가볍고 약한 자극을 주어 지압을 받는 사람이 기분 좋게 지압을 받게 하기 위해서이다.

누르는 법은 몸에 댄 손에 힘을 주어 누르는 것인데, 이것은 극히 완만하게 서서히 누른다. 갑자기 눌러 주는 방법도 있으나 보통은 천천히 누르는 것이 원칙이다.

떼는 법도 극히 서서히 힘을 빼고 뗀다. 갑자기 떼는 법도 있으나 흔히 행하지는 않는다.

손가락이나 손바닥 이용법

누를 때 사용하는 부분은 가장 많은 것이 엄지 손가락 안쪽 (母指壓 ; 엄지 지압)이고 다음이 손바닥(手掌壓 ; 수장압), 손목 (手根壓 ; 수근압) 등이다.

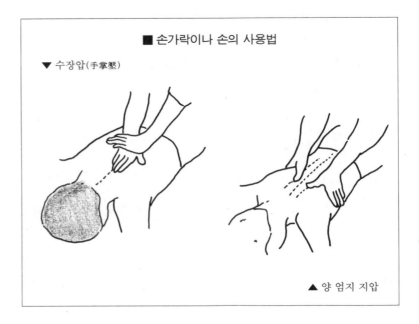

■ 손가락이나 손의 사용법

▼ 수장압(手掌壓)

▲ 양 엄지 지압

그외 지압하는 장소의 넓이나 단단한 정도에 따라 여러 부위가 이용된다. 예를 들면 엄지를 제외한 4개의 손가락 머리나 배를 사용하는 지압(四指法 ; 사지법), 인지와 엄지로 쥐듯 실시하는 이지압(二指壓), 엄지 뿌리로 하는 지압(母指球壓 ; 모지구압) 등이 있고 때로 주먹이나 팔꿈치가 쓰이는 경우도 있다.

● 엄지 지압(母指壓) : 엄지 머리 또는 배를 급소에 대고 팔꿈치를 곧게 펴고 체중을 싣듯이 하여 바로 위에서 누른다. 그

때 엄지를 대는 법은 힘이 바로 위에서 들어가도록 눌러 피부에서 미끄러지지 않도록 한다. 비스듬하게 힘이 들어가면 피부를 긁어 상처가 나게 됨으로 충분히 주의한다.

● **손바닥 지압(手掌壓)** : 손바닥 전체를 이용하여 누르는 방법인데 이것은 비교적 넓은 부분을 지압할 때 쓰인다. 힘은 비교적 많이 들지만 손바닥 전체로 누름으로 조금 강하지만 완만한 힘이 가해진다. 등뼈 위나 넓적 다리 안쪽 등에 한다.

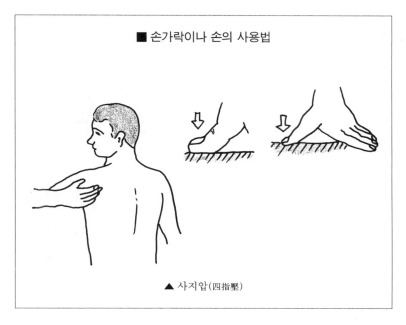

■ 손가락이나 손의 사용법

▲ 사지압(四指壓)

● **손목 지압(手根壓)** : 손목으로 누르는 방법으로 엄지로 누르는 것보다 다소 넓은 범위를 누름으로 이것도 강하지만 완만한 자극이 된다. 엉덩이 등 살이 두툼한 곳이나, 엄지로 누르는 것은 조금 강해 부드럽게 실시하려 할 때 쓰인다.

● 사지압(四指壓) : 엄지를 제외한 4개의 손가락을 나란히
하여 그 손가락 끝으로 눌러주는 방법인데 이것은 가볍고 부드
러운 힘으로 지압할 때나 손 위치 관계상 그것이 실시하기 쉬
울 때 행해진다. 사지(四指)라고 해도 인지, 중지, 약지 3개로
누르는 경우가 많다. 새끼 손가락은 그저 붙이고 있는 정도이
다. 실시하는 장소는 하부 늑간(肋間)이나 옆으로 넓은 부위이
다.

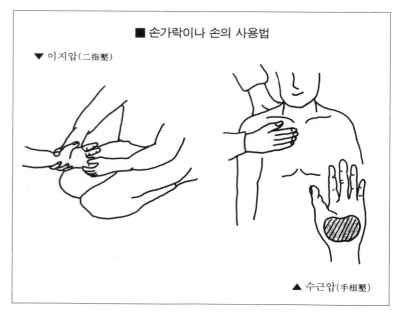

■ 손가락이나 손의 사용법

▼ 이지압(二指壓)

▲ 수근압(手根壓)

● 이지압(二指壓) : 엄지와 인지를 마주하고 집듯이 지압하
는 방법으로 목줄기의 흉쇄유돌근이나 손가락 같이 가늘고 긴
부분에 쓰인다.

● 모지구압(母指球壓) : 엄지 끝을 새끼 손가락 쪽으로 향하

면 엄지 밑 부분에 불룩한 곳이 생긴다. 이것을 모지구(母指球)
라고 하는데 그곳을 몸에 대고 지압하는 방법으로 부드럽지만
다소 넓은 부분의 지압에 쓰인다. 앉은 사람의 어깨를 지압할
때 쓰이기도 하지만 그다지 많이 쓰이지는 않는다.

이 외에 발바닥에 주먹을 사용하기도 하고 어깨나 허리 등
다소 강한 힘이 필요할 때에는 팔꿈치 끝을 사용하기도 하지만
가장 많이 사용되는 방법은 뭐니뭐니해도 모지압(母指壓)이다.

실시하는 사람, 받는 사람의 자세

●**실시하는 사람** : 실시하는 사람(指壓師 ; 지압사)은 받는 사
람 옆에서 가장 적합한 장소에 위치하는데 자세는 좌위(坐位 ;

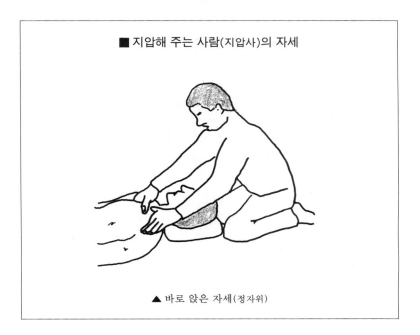

■ 지압해 주는 사람(지압사)의 자세

▲ 바로 앉은 자세(정자위)

앉은 자세), 편슬립위(片膝立位 ; 한쪽 무릎을 세운 자세), 슬립위 (膝立位 ; 양쪽 무릎으로 지지하는 자세), 입위(立位 ; 선 자세) 등으로 적당히 바꾼다.

어떤 경우에나 손가락 끝(손 끝)에서 팔꿈치를 곧게 펴고 어깨에서부터 힘을 손가락 끝 또는 손 끝에 실을 수 있도록 해야 한다.

좌위에서 실시하는 것은 그다지 힘들이지 않고 지압할 때이다. 받는 사람의 옆 또는 머리쪽에 있을 때 정좌(正坐)함으로 허리의 위치가 낮아 강한 힘을 줄 수는 없다.

편슬립위는, 뒷다리는 무릎으로 세워 몸을 지탱하고 한쪽의 넓적다리와 무릎을 직각으로 구부려 앞으로 낸다. 이것은 허리가 높은 자세이므로 힘을 줄 수 있다.

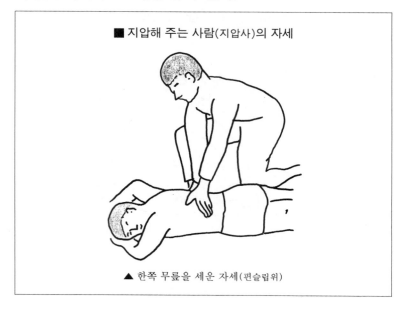

■ 지압해 주는 사람(지압사)의 자세

▲ 한쪽 무릎을 세운 자세(편슬립위)

■ 지압해 주는 사람(지압사)의 자세

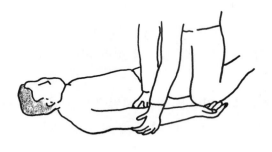

▲ 양쪽 무릎으로 지지하는 자세(슬립위)

■ 지압해 주는 사람(지압사)의 자세

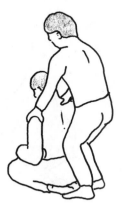

▲ 선 자세(입위)

슬립위는 두 무릎을 세우고 실시하는 것으로 허리의 높이는 좌위와 편슬립위의 중간이다. 따라서 힘을 줄 수 있는 것도 좌위와 편슬립위의 중간이다.

입위는 문자 그대로 서서 실시하는 것인데 이것은 받는 사람이 앉아있을 때로 어깨, 목, 머리를 실시할 때 이 위치를 취한다. 지압하는 장소의 높이에 따라 허리 구부리는 힘을 가감한다.

● 받는 사람 : 지압을 받는 사람에게는 언제나 편한 자세를 취하게 하고 느긋한 기분으로 실시한다. 그를 위해서는 허리

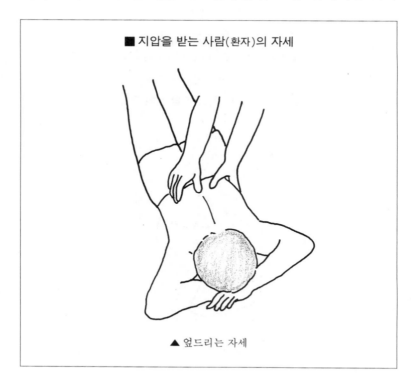

■ 지압을 받는 사람(환자)의 자세

▲ 엎드리는 자세

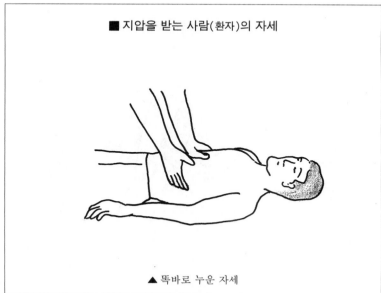

■ 지압을 받는 사람(환자)의 자세

▲ 똑바로 누운 자세

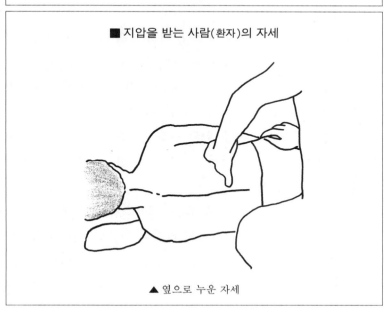

■ 지압을 받는 사람(환자)의 자세

▲ 옆으로 누운 자세

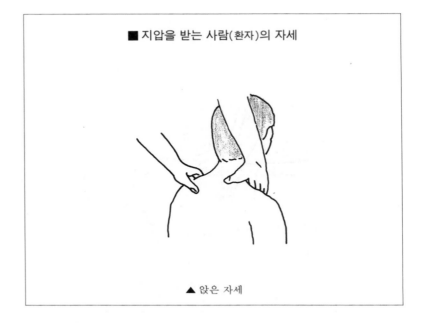

■ 지압을 받는 사람(환자)의 자세

▲ 앉은 자세

띠, 밴드 등 소위 혈액 순환을 방해하지 않도록 주의한다. 또 옷은 가능한 한 헐렁하게, 얇은 옷차림을 한다.

엎드리는 자세는 몸 등을 지압할 때 취하게 하는 위치로 비교적 편안한 자세인데 등을 지압할 때는 가슴 상부에 작은 이불이나 쿠션을 놓고 손을 위로 올려 두 손을 겹치고 그 위에 이마를 얹는다. 얼굴을 똑바로 아래로 내릴 수 없을 때는 얼굴을 옆으로 돌려도 된다.

그리고 압력이 가해질 때 숨을 자연스럽게 내뱉고 누르는 힘에 거역하지 말고 몸을 푼다. 가슴이 아프면 지나치게 눌리는 것이므로 좀 느슨하게 자세를 취하도록 한다. 다리 뒷쪽은 특별한 문제가 없지만 목 뒤의 지압은 세게 얼굴이 눌리지 않도록 이마에 베개 등을 대어 주는 것이 좋을 것이다.

천정을 보고 눕는 것은 가장 편안한 자세로서 특별한 문제
는 없으나 얼굴과 얼굴 전경부(前頸部)를 지압할 때는 베개를
치우는 편이 좋을 것이다. 그 외에는 베개를 베는 편이 편하
다. 팔은 힘을 빼고 배 위에 놓거나 몸 옆에 놓는다. 옆으로 누
운 위치에서는 아래로 향하는 쪽에 다소 무리가 가지만 위쪽은
지압하기 좋다. 이 위치에서는 물론 베개가 필요하다. 밑으로
가는 다리는 펴고 위쪽 다리는 넓적다리와 무릎을 가볍게 구부
려 두면 좋다.

좌위는 편하게 앉는 자세를 취하지만 책상 다리를 하게 해
도 좋다. 어깨 위, 경부(頸部), 머리 등의 지압을 행할 때 좋은
자세이다.

누르는 법, 손가락 전진법

● **누르는 법** : 누르는 법에는 경압법(輕壓法)이라고 하여 기
분이 좋다고 말하는 정도, 쾌압법(快壓法)이라고 하여 약간 아
프지만 기분이 좋다고 말하는 정도, 강압법(強壓法)이라고 하
여 다소 세게 누르는 정도, 이 3가지가 있다.

일반적으로 가정 내에서 가족끼리 실시할 때는 경압법으로
실시하는 것이 가장 좋다. 무턱대고 힘을 준다고 지압이 잘 되
는 것은 아니다. 지압 받는 사람의 반응에 따라 그 누르는 세
기를 가감, 조절할 필요가 있다.

● **힘 넣는 법** : 지압을 하는 장소에 대해서도 부드러운 부
분, 단단한 부분 등 여러가지가 있는데 근육이나 힘줄 또는 뼈

에 닿는지를 잘 파악하며 행해야 한다. 부드러운 자극에 민감한 부분을 세게 누르는 것은 금물이다. 장소에 따라서 특히 민감하기도 하고 아프기도 한 장소가 있으므로 충분히 주의하여 천천히 실시한다.

약한 힘으로 반복하면 점점 익숙해져 간다. 또 조금 아프지만 기분 좋은 곳이 있는데 그곳은 응어리져 있는 부분이고 급소에 해당하는 곳이다. 그런 곳은 정성스럽게 실시할 필요가 있다. 또 특히 아프거나 싫은 느낌이 드는 장소는 극히 가볍게 실시하거나 또는 지압하지 않는 편이 오히려 좋은 곳이므로 충분히 주의하기 바란다.

누르는 방향은 항상 몸의 표면에 대해 직각으로 똑바로 누르는 것이 중요하다.

예를 들면 머리에서는 머리 중심에, 등에서는 똑바로 가슴 또는 배를 향해 누른다. 그것은 힘을 넣은 방향이 비스듬하면 피부가 눌린 방향으로 이동하기도 하고 미끄러지기도 하여 목표 부분에 압력을 가할 수 없기 때문이다. 또 피부를 긁거나 상처를 내게 됨으로 충분히 주의할 필요가 있다.

● **손가락 전진법** : 누르는 장소(급소)의 간격은 일률적으로 정하기 어렵지만 손가락 폭 정도를 적당히 옮기며 실시한다. 또 한 점을 1회 누르는 시간은 3~5초가 적당하다. 너무 빠른 것은 좋지 않다. 한 점 한 점을 천천히 조용히 서서히 압력을 가하고 또 조용히 서서히 압력을 빼듯이 지압한다.

또 어떤 일정한 장소를 끝에서 끝까지 눌러갈 경우 그 장소를 3회 반복하는 것이 보통인데 특별히 응어리가 심할 때는 다시 2회 정도 더 실시한다.

(2) 지압에 필요한 운동법

신체의 교정

지압에 받아들여져 있는 운동법은 보건, 건강 증진의 목적으로 누르는 것과 병행하여 상대를 자연 상태에 두고 몸을 이완시키고 각 관절의 움직임을 충분히 이용하여 몸 전체의 유연성을 되돌리고 관절의 움직임을 부드럽게 하고 힘줄을 풀어 주고 근육의 응어리를 제거하여 젊음을 유지할 수 있도록 운동하는 것이다.

일상 생활 속에서는 각 관절의 운동이 아무래도 편중됨으로 그것을 교정하기 위해 충분히 신체를 펴주고 신체의 불평균을 고치기 위한 운동이다. 여러가지 방법이 있다.

실시하는 법

운동법은 상대가 힘을 뺀 상태에서 운동을 실시하는 것이 중요하다. 각 관절이 움직이는 범위 내에서, 가능한 한 움직이는 것은 자기 자신이 행할 필요도 있으나 일상 생활 속에서는 아무래도 움직이는 범위의 한계까지 한껏 움직이는 운동이 부족하여 힘줄이 줄고 부자연스러운 자세나 체위 또는 변형 등이 나이가 드는 것과 함께 심해지는 경향이 있다. 이럴 때는 타동적으로 움직일 필요가 있다.

이 운동법을 평소에 늘 실시하는 것은 내장의 활동을 원활

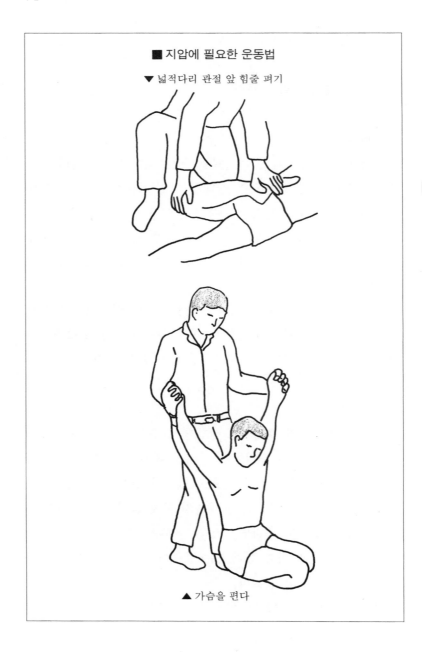

■ 지압에 필요한 운동법

▼ 넓적다리 관절 앞 힘줄 펴기

▲ 가슴을 편다

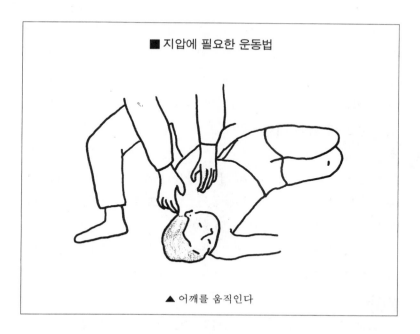

■ 지압에 필요한 운동법

▲ 어깨를 움직인다

하게 하고 노화를 방지하는 효과가 있다.

운동 조작은 결코 무리하게 하거나 급하게 실시해서는 안 된다. 처음에는 움직이는 범위를 무리없이 천천히 반복 실시한다. 이에 의해 서서히 힘줄의 결림이 줄고 부드러워지도록 한다.

1회의 운동 시간은 20~30초로 2~3회 반복한다. 또 받는 사람은 몸을 이완시켜 상대방에게 맡기되 아플 때는 참지 말고 고통을 호소해 지압을 해주는 사람의 힘을 약하게 할 필요가 있다.

(3) 지압에 걸리는 시간

　지압을 실시하는 시간은 사람에 따라 다르지만 대체로 한 곳에 5, 6분에서 10분 정도로, 전신을 지압할 때라도 30분 정도가 좋다. 지압을 너무 오래하면 오히려 피로해져 좋지 않은 때가 있다. 또 지압은 1일 1회가 보통이다. 한 번에 긴 시간을 하는 것보다 짧은 시간이라도 오랜 기간을 계속하는 편이 효과적이다.

　증상별 지압의 경우는 각각 증상을 호소하는 경우가 많으므로 그림으로 나타낸 그 부분을 중점적으로 지압하도록 한다. 기본적인 지압법에 준하고 증상이 나으면 그만 두도록 한다. 지압 시간은 일반적으로 짧은 편이 좋다고 생각한다. 또 1회의 지압으로 편해지지 않더라도 지압 시간을 오래 잡는 것은 좋지 않다.

　노동 뒤의 피로는 주로 육체적 피로이므로 이것을 제거하기 위한 지압은 기본적인 지압과 같은 정도의 시간을 잡아도 좋을 것이라고 생각한다. 그러나 중점적으로 짧은 시간에 조금 힘을 주어 지압하는 편이 좋을 때도 있으므로 몸의 증상을 잘 파악하기 바란다.

(4) 지압할 때의 주의 사항

　① 지압하는 사람의 손은 청결해야 하고 손톱은 잘 깎는다. 지압하는 부분에 상처나 염증이 있거나 벌레에 물렸을 때는 지압하지 않는다.

　② 청결한 수건 또는 손수건을 준비하여 두부, 안면, 경부,

손가락, 발 등의 지압 때 사용한다. 지압은 원칙적으로 옷 위에서 실시한다.

③ 지압을 절대로 해서는 안 되는 경우는 열이 있고 안정을 취해야 할 때, 화농성이나 궤양성 병이 피부 표면에 있을 때, 폐나 심장 등에 위중한 병이나 전염성 병이 있을 때 등이다. 이럴 때 지압하면 오히려 병이 악화됨으로 충분히 주의한다.

조건에 따라서 다소 실시해도 괜찮은 경우도 있지만 일단은 피하는 편이 좋다. 실용 지압은 어디까지나 피로 회복, 건강을 목적으로 실시하는 것이 가장 좋으므로 일단 병이 있을 때는 지압을 하지 않는 편이 무난하다.

◤ 지압을 일상적으로 실시하기 위해서

가정에서 행해지는 지압은 보건, 피로 회복을 목적으로 행해진다. 그날의 피로를 그날 중에 풀어 내일의 힘을 비축한다. 그래서 짧은 시간이라도 매일 실시하는 것이 가장 좋지만 이것은 참으로 어려운 일이다.

제3장의 기본적인 지압을 일단 실시한다. 기본법을 대강 연습하여 익히는 것이 중요하다. 지압은 전신적, 종합적으로 실시하는 곳에 가장 큰 효과가 나타난다. 지압하는 시간은 목욕 후가 제일 좋다. 식사 직후에는 소화 때문에 위장이 활동하고 있으므로 피하는 편이 좋다. 잠자기 조금 전 여유있는 시간에 실시하는 것도 바람직하다.

그런 의미에서는 지압은 증상이나 호소가 있은 뒤 하기 보

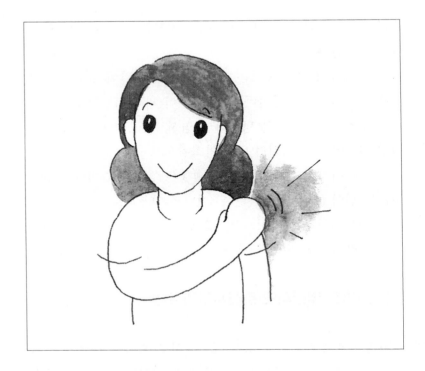

다 노동에 의한 피로를 풀어 준다거나 보건 목적으로 실시하는
편이 좋다. 그리고 짧은 시간이라도 가정에서 단란한 때 손쉽
게 일상적으로 실시할 수 있도록 기본적인 지압을 익혀두는 것
이 중요하다.

제 3 장

기본적인 지압 요령

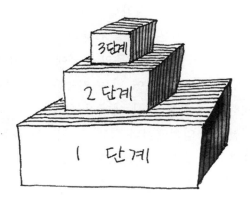

■ 기본적인 지압 요령

(1) 기본 지압은 전신 지압

기본 지압이라는 것은 전신 각부의 기본적인 지압이나 운동법만이 아니고 순서에 따라 전신을 지압하는 것에 의해 몸 각부를 에너지의 과부족없이 건강하게 유지하는 지압이다.

가능하면 이 기본 지압을 매일 실시하는 것이 바람직하다. 이에 의해 몸 기능을 바로잡을 수 있기 때문이다.

기본 지압을 받는 사람은 우선 먼저 엎드린 자세를 취하고 등, 허리, 하지, 목, 머리(뒤)의 순서로 지압하고 천정을 보는 자세로 누워 머리(앞), 얼굴, 목, 가슴, 배, 상지, 하지의 순서로 지압하고 다음에는 옆으로 누운 자세에서 어깨, 등, 허리의 순서로 지압한다. 끝으로 정좌한 자세에서 어깨 지압, 어깨와 목 운동을 실시하여 기본 지압을 끝낸다.

이와같이 기본 지압에서는 몸의 각부에 기준이 되는 지압을 함으로써 지나치게 항진되어 있는 기능은 가라앉히고 쇠약해져 있는 곳은 보충하여 전신 에너지 순환의 과부족을 없애는 것에 의해 전신의 임파액이나 혈액 순환을 촉진시키고 신진대사를 잘 되게 하여 피로를 회복하고 건강을 증진시킨다.

(2) 기본 지압의 응용

증례에 따른 지압도 하루 업무 뒤의 지압도 기본 지압의 응용

이다. 지압하는 법도 응용하지만 지압의 순서 역시 기본 지압의
순서를 따른다. 따라서 가능한 한 전신을 지압하는 가운데 부분
의 이상을 고치려고 한다. 때문에 견정(肩井 ; 어깻죽지)만 지압
하면 어깨 결림이 낫는 것이 아니다. 역시 엎드린 자세로 등뼈
를 바르게 하고 목줄기, 팔 등을 지압할 필요가 있는 것이다. 그
래서 어깨 결림이라도 8~9곳을 순서에 따라 지압하는 것에 의
해 비로소 바르게 고칠 수 있다는 사고 방식이다.

하루 업무 뒤에 실시하는 지압 역시 피로를 풀고 결리는 부
분을 지압하는데 기본 지압을 응용하여 그 순서를 밟아 전신적
으로 지압하도록 조합한다.

(3) 기본 지압의 순서

전신 각부 지압의 기본은 다음과 같은 순서로 실시하는데
왜 그렇게 실시해야 하는지를 설명하겠다.

우선 처음으로 지압을 받는 사람은 엎드린 자세를 취한다.

① 등과 허리의 지압

처음에는 엎드린 자세에서 등과 허리부터 시작한다. 이것은
카이로프랙틱(척추의 균형을 바로잡아 운동 기관의 통증을 다스리는
척추 조정 요법) 이론을 받아들인 것으로 등뼈의 비뚤어짐과 부
정(不整)이 여러가지 병의 원인이 됨으로 등뼈의 조정이 중요하
다고 본다. 그래서 등뼈의 지압과 그 조정 그리고 그 양쪽 근육
이나 힘줄의 경화(硬化)나 결림을 제거할 필요가 있는 것이다.

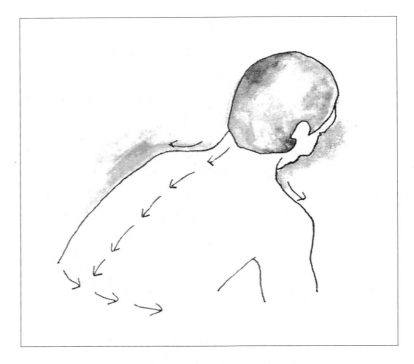

또 동양 의학의 입장에서, 옛부터 안마 시술에서도 몸 후면의 한가운데를 지나는 경락의 하나인 독맥계(督脈系)를 다루어 내장병의 반응이 등뼈나 그 안쪽의 힘줄에 가장 자주 나타나는 곳으로 보았다.

그런 여러가지 의미에서 등뼈를 중심으로 한 등허리 부위의 지압에 중점이 놓여진다. 지압법의 순서로서 우선 등뼈를 목에서부터 선골(仙骨)까지 지압하고 어깨, 등, 허리를 실시한다.

② 하지(下肢)의 지압
허리는 다리 힘줄의 뿌리라고 할 수 있는 곳이므로 허리에

서 엉덩이 부분 그리고 다리 후면을 발 끝까지 실시한다.

③ 목의 지압

하지의 지압을 발 끝까지 실시한 뒤 목옆에 앉아 목뒤를 지압한다.

④ 머리의 지압

엎드린 자세에서 머리의 지압을 실시하기 위해서는 지압을 받는 사람의 머리 옆에 앉아 백회(百會)에서 아래를 향해 머리 뒤를 실시한다.

여기에서 지압받는 사람은 천정을 보고 눕게 한다.

누운 자세에서 머리의 지압을 계속하는데 머리 전면 관자놀이의 지압을 실시한다.

⑤ 안면의 지압

지압을 받는 사람의 머리쪽에 앉아 위에서 손을 뻗어 안면 지압을 실시한다.

⑥ 목 앞쪽의 지압

전경부(前頸部)는 안면과 같은 위치에서 실시한다.

⑦ 가슴의 지압

가슴의 지압 중 쇄골 하부의 지압까지를 머리 쪽에 앉아 실시하는데 흉골의 지압부터는 지압을 받는 사람의 옆에 그 머리를 향해 앉아 흉부의 지압을 실시한다.

⑧ 배의 지압

배에 대한 지압도 가슴과 같은 위치에서 실시한다.

⑨ 상지(上肢)의 지압

상지(上肢)도 그대로의 위치에서 실시하는데 팔의 앞면과 후면은 지압을 받는 사람의 손바닥을 위 또는 아래로 향해 각각 실시한다.

상지 끝 운동법을 실시할 때 지압을 받는 사람의 머리쪽에 위치함으로 그대로 반대쪽으로 옮겨 상지의 지압을 실시한다.

⑩ 하지(下肢)의 지압

하지(下肢)는 천정을 보고 누운 자세로 실시함으로 그 전면을 지압하게 되는데 위쪽은 지압을 받는 사람의 옆에 앉아 발의 지압이나 맨 끝 운동법은 지압을 받는 사람의 발 끝에서 머리쪽을 향해 앉아 실시한다.

이상으로 전신 지압을 끝내는데 엎드린 자세와 천정을 보는 자세에서는 힘줄이나 지압을 실시하기 어려운 곳이 있다. 그때는 옆으로 누운 자세에서 지압을 실시한다.

옆으로 누운 자세의 지압

지압을 받는 사람을 옆으로 눕게 한다. 이때는 위가 되는 쪽의 힘줄이나 관절이 이완되어 지압하기 좋아진다. 특히 어깨, 목은 이 측와위(側臥位)로 실시하면 효과적이다.

정좌 자세의 지압

정좌 자세(正坐姿勢)에서는 허리가 골반 위에 얹혀 안정된다. 어깨, 목, 머리의 지압을 실시하는 사람은 입위(立位)가 편하다. 또 어깨, 목, 팔 운동은 이 자세가 아니면 충분히 실시할수 없다.

이상이 전신의 기본적인 지압의 순서이다. 이와 같이 등, 허리 부분의 지압을 중심으로 시작해서 지압받는 사람을 가능한한 움직이지 않도록 하고 전신을 지압할 수 있도록 배려한다. 언제나 이대로 해야 한다는 것은 아니지만 일단 합리적인 이 순서로 연습하기 바란다.

◼ 엎드린 자세에서의 지압

(1) 등과 허리의 지압

등과 허리의 중심은 척추, 즉 등뼈이고 위쪽에는 늑골이 있고 폐와 심장 등을 감싸고 있으며, 배의 부위는 뒤는 등뼈, 앞은 근육이 내장을 감싸고 있다. 허리는, 서 있는 때는 가장 체중이 많이 걸리는 곳이다. 위 쪽에 있는 견갑골(肩甲骨)에는 팔이 달려있고 팔의 피로는 어깨에 가해진다. 이와같이 등과 허리는 몸의 중심이고 피로도 이 곳에 가장 많이 집중되고 있다.

지압을 받는 사람은 몸의 힘을 뺀 채로 엎드리고 팔을 앞으로 내어 두 손바닥을 겹치고 그 위에 이마를 얹는다. 지압을 받을 때는 숨을 쉬는 느낌을 갖는다. 지압은 위에서 아래로 누

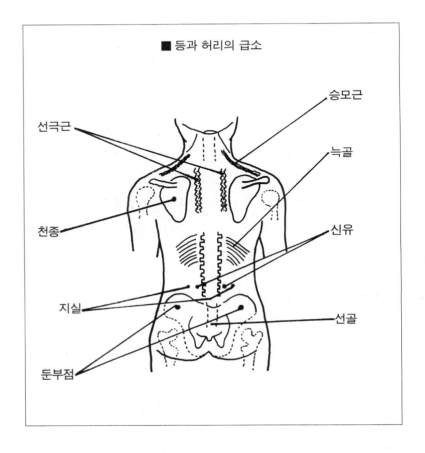

■ 등과 허리의 급소

르고 손가락의 안쪽을 몸에 직각으로 댄다. 힘을 지나치게 가
하면 가슴이 아픔으로 주의한다.

척추의 지압

등뼈 위에 두 손을 얹고 목의 뿌리에서 선골(仙骨)까지 손바닥 지압(手掌壓)을 조용히 3회 실시한다.

누르는 법은 등뼈를 완곡하게 맞추고 허리와 선골은 강하게 눌러도 좋고 지압받는 사람은 눌릴 때 입을 벌려 숨을 내뱉는다. 손은 손 폭의 반 정도씩 옮기고 누르는 손은 팔꿈치를 펴고 힘을 가한다.

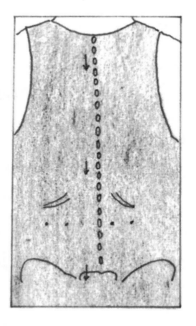

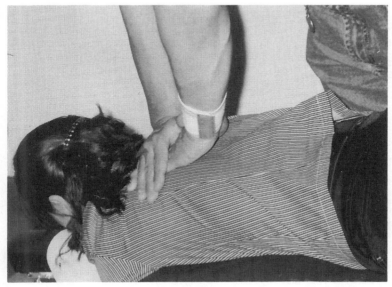

88

등의 제1측선의 지압

등뼈에서 약 1cm 떨어진 곳을 제1경추 옆에서 선골 위까지 양쪽 엄지를 등뼈를 끼고 나란히 누른다. 약 20점을 3회 반복하여 누른다. 조용히 누르고, 힘주는 법은 근육의 단단함 정도에 따라 달리한다.

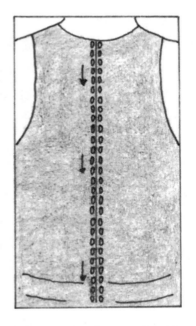

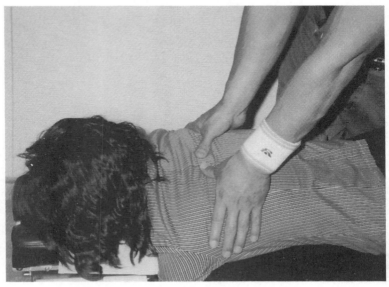

등의 제2측선의 지압

제1측선에서 약 1cm 떨어진 곳에 제2측선이 있고 제1측선의 엄지 지압 보다 다소 강하게 눌러도 좋다. 제1경추 옆에서 제5 요추 옆, 골반 전까지 누른다. 위에서 아래로 약 20점 누르고 3회 반복한다.

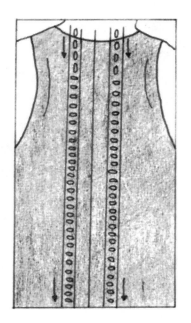

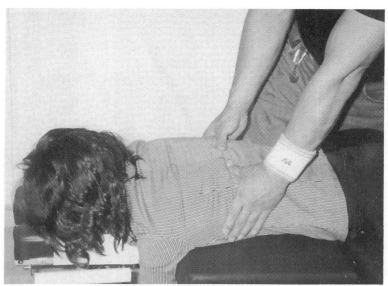

등의 제3측선의 지압

등뼈를 따라 근육이 높아지는 바깥으로 등뼈에서 3cm 떨어진 곳이 제3측선이다. 위는 견갑골 안쪽을 따라 밑으로 늑골 사이를 가볍게 지압한다. 허리 부분은 늑골이 없고 허리가 아플 때의 힘줄로 이곳은 조금 강하게 눌러도 좋다.

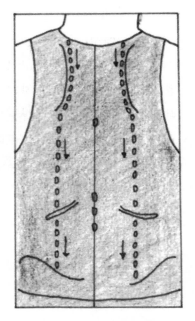

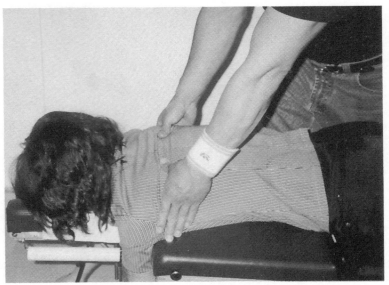

견갑골 한가운데의 지압

견갑골 한가운데의 천종(天宗)의 급소를 지압한다. 조용히 눌렀다 조용히 떼기를 3회 정도 한다. 눌리면 팔 바깥을 향해 통증이 느껴진다.

엄지로 눌렀을 때 통증이 심한 사람은 손목으로 가볍게 누른다.

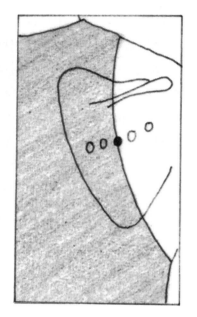

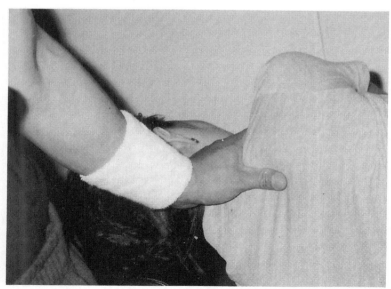

골반 상연(上緣)의 지압

제5 요추 옆에서 골반 상연 (上緣)을 팔(八)자를 쓰듯이 배 안으로 엄지 끝을 눌러 지압한 다. 좌우 6점씩 누르고 3회 반복 한다. 지압을 받는 사람은 배쪽 에 울림이 있고 허리가 가벼워 지는 느낌이 든다. 허리는 조금 강하게, 옆배는 약하게 누른다.

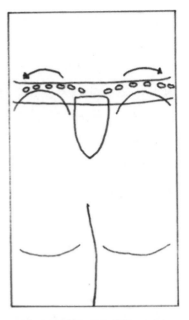

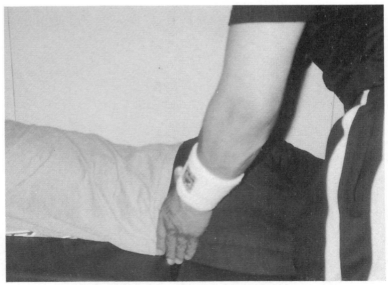

◤ 하지(下肢)의 지압

하지라는 것은 보통 다리만을 말하지만 골반의 **뼈** 하부의 오목한 곳에 대퇴골의 머리가 들어 있고 이것이 넓적다리의 관절이 되고 대퇴를 움직이는 근육이 엉덩이나 허리까지 나가 있다. 결국 하지란 엉덩이에서 발 끝까지의 부위를 가리키는 것이 된다. 인간은 서서 걷기 때문에 양 하지에 몸의 중량이 걸

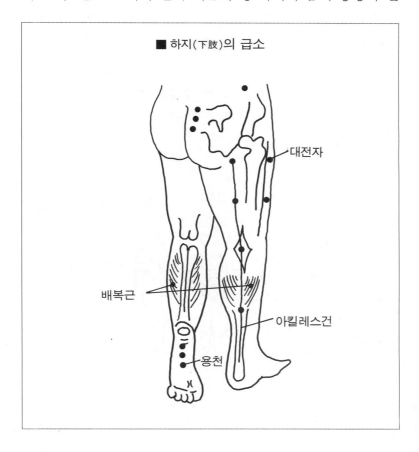

■ 하지(下肢)의 급소

린다. 걸을 때는 교대로 한쪽 다리로 몸을 지탱하게 되고 그
때문에 근육이 강대해진다.

넓적다리와 무릎과 발목의 관절은 걸을 때 구부렸다 폈다
함으로 그 전후의 근육이 피로해지고 특히 무릎 관절은 체중을
지탱하면서 크게 움직이는 곳이기 때문에 가장 많이 피로하다.
또 고장이 쉽게 나는 곳이다. 무릎의 주위는 부드럽게 지압하
고 관절을 잘 움직여 주는 것이 중요하다. 중점을 둘 곳은 엉
덩이와 넓적다리 안쪽의 힘줄로, 이곳은 쉽게 피로해지고 아픈
곳이므로 조금 힘을 주어 누른다.

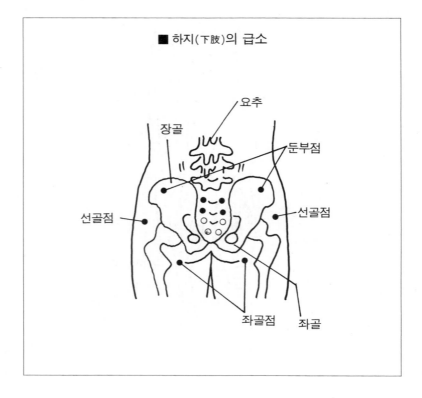

■ 하지(下肢)의 급소

장골부(腸骨部)의 지압

둔부점과 그 좌우를 3점, 조용하고 차분하게 3회 누른다. 이곳은 다리가 피로할 때 가장 반응이 민감하게 나타나는 부위이다.

모지압으로 아픈 사람은 손목으로 누른다. 또 선골 옆 엉덩이 근육(大臀筋 ; 대둔근)도 누른다.

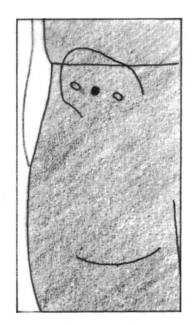

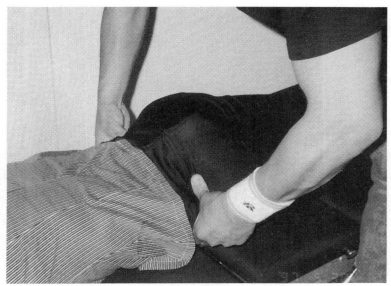

넓적다리 뒤쪽의 지압

엉덩이와 다리의 경계 중심에서부터 무릎 뒤의 오목한 곳까지 누른다. 위는 살이 두꺼움으로 힘을 주고 무릎 부근은 조금 부드럽게 누른다. 손가락 1개폭 정도씩 이동하여 10점을 누른다. 3회. 이 힘줄은 좌골신경이 지나는 곳이다.

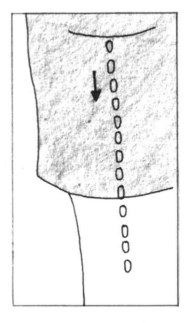

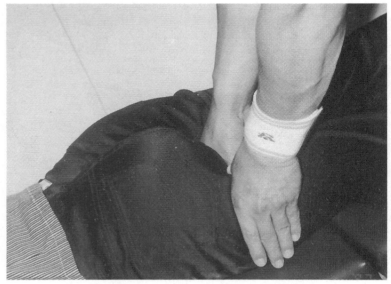

넓적다리 바깥쪽의 힘줄 지압

대전자(大轉子)에 양쪽 엄지를 나란히 하고 무릎 관절 바깥쪽까지 10점 정도 누르는 것을 3회 실시한다. 엄지 폭으로 이동하며 위에서 아래까지 같은 강도로 눌러 간다. 단단한 근막(筋膜)이 있는 곳이므로 다소 힘을 주어 눌러도 좋다.

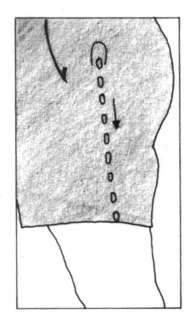

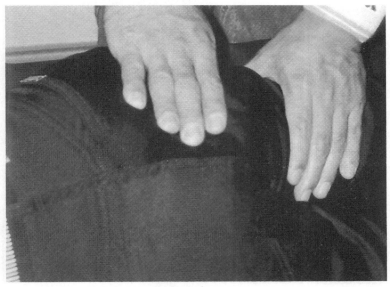

무릎 안쪽의 지압

무릎 안쪽의 오목한 곳은 부
드러운 부위이므로 양 손의 엄
지를 나란히 하고 통증이 가해
지지 않을 정도로 가볍고 조용
히 누른다. 처음에는 맨 가운데
를 양쪽 엄지로 누르고 다음에
그 양쪽을 누른다.

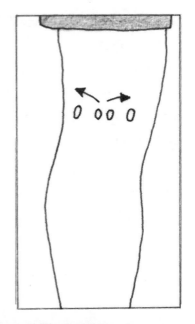

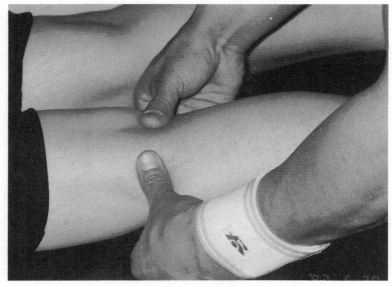

장딴지의 지압

장딴지의 중앙을 양쪽 엄지를 나란히 하여 부드럽게 누르는데 양쪽 엄지와 나머지 4손가락으로 쥐고 조용히 압박한다.

쥐는 법은 손가락 안쪽을 장딴지에 직각으로 붙이고 들어 올리는 느낌으로 위의 근육 부분에서 아래 아킬레스건 부분까지 짚어 간다.

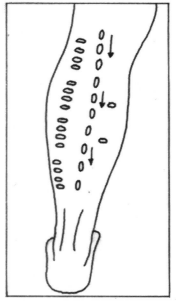

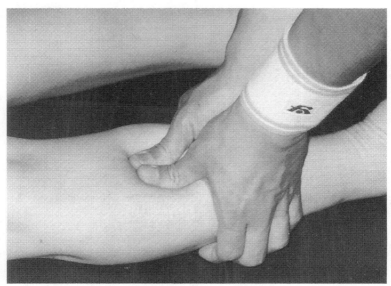

아킬레스건의 지압

아킬레스건(腱) 위에서 아래로 조용히 4점 정도 누른다. 3회. 아래는 뒤꿈치와 뼈에 아킬레스건이 붙어 있는 곳까지 누른다. 피로한 때일수록 아프다. 느낌에 따라 힘을 가감한다.

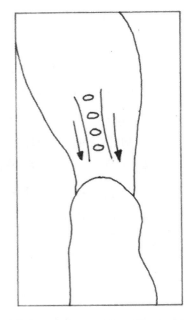

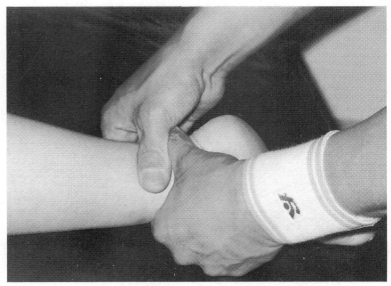

발바닥의 지압

발바닥을 뒤꿈치에서 발가락 끝까지 양쪽 엄지로 교대로 지압한다. 힘껏 눌러도 좋다. 처음에 한가운데를 누르고 그 양쪽을 누른다. 특히 발바닥 한가운데를 잘 지압한다. 이곳은 아주 기분 좋은 곳이다.

발의 피로를 풀고 전신 피로에도 효과가 있다.

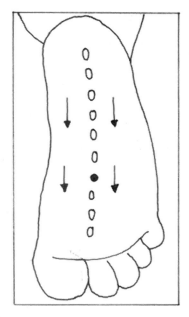

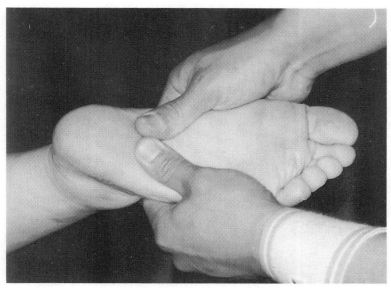

발바닥 두드리기

무릎을 90도로 구부리고 발바
닥이 위가 되도록 하여 한쪽 손
으로 발을 잡고 한 손으로 주먹
을 쥐고 발바닥의 장심에서 뒤
꿈치까지 3, 4회 통통 두드린다.
조금 힘을 주어 두드려도 좋다.

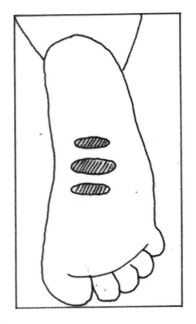

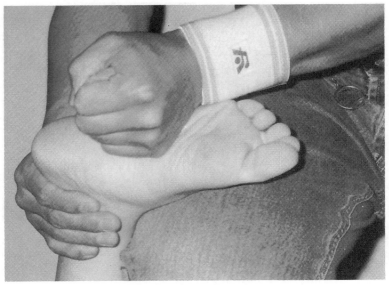

넓적다리 전면 뻗기

무릎을 구부려 뒤꿈치를 엉덩이에 붙이고 무릎 앞에서 손을 넣어 무릎에서 넓적다리를 들어 올리고 또 다른 한 손은 발바닥을 엉덩이에 붙이듯 누르고 넓적다리 앞 힘줄을 뻗는다. 처음에는 천천히 조용히 실시한다. 3회.

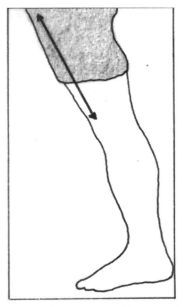

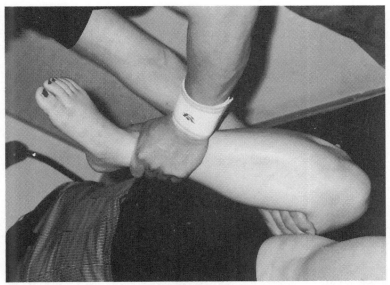

한쪽 다리 뻗기

한쪽 발로 지압을 받는 사람의 발바닥을 밟고 다른쪽 발을 양 손으로 발목 앞과 뒤를 잡고 당기면서 들어올리고 몸을 젖혀 더욱 다리를 잡아당겨 편다. 3회 실시한다.

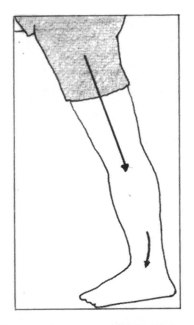

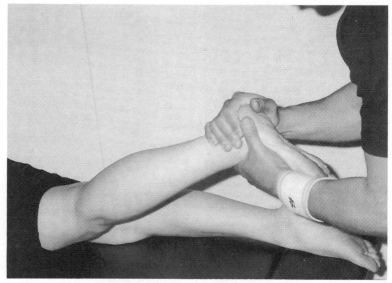

넓적다리 관절 앞 힘줄 뻗기

한 손을 엉덩이에 대고 다른 손을 넓적다리 안쪽에 넣어 무릎 위를 들어올린다. 조용히 무릎을 들어올리고 넓적다리 관절의 앞 힘줄을 가능한 한 편다. 여기에서 잠시 있다가 내린다. 2회 정도 실시한다. 이때 골반이 올라가지 않도록 엉덩이를 단단히 누른다.

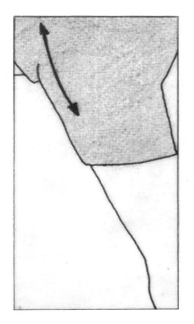

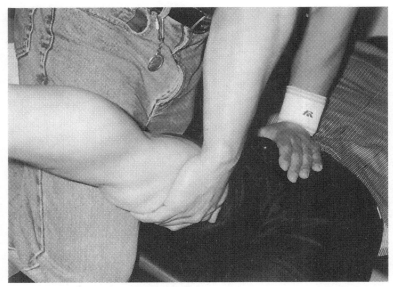

뒤꿈치로 발바닥 밟기

　지압을 받는 사람에게 등을 돌리고 발쪽에 서서 양쪽 뒤꿈치를 발바닥에 얹고 발가락 뿌리에서 장심까지를, 발가락 끝을 바닥에 댄 채 뒤꿈치로 발바닥을 번갈아 밟는다.

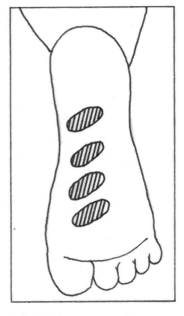

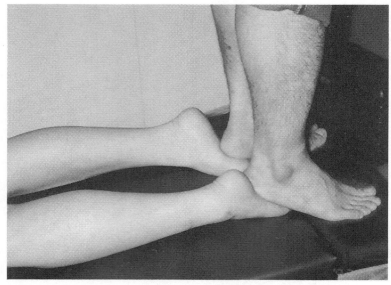

◢ 목의 지압

목은 무거운 머리를 지탱하고 항상 똑바로 서 있어 목 뒤쪽
의 힘줄인 선자근(仙刺筋 ; 척추 기립근)이나 승모근(僧帽筋)이
피로하다. 또 머리로 가는 혈관이나 신경도 많기 때문에 머리
의 혈액 순환 변화나 머리를 사용했을 때의 반응으로써 머리의
피로나 결림이 나타난다.

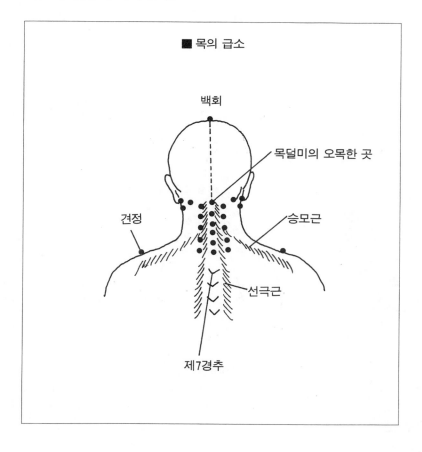

■ 목의 급소

백회

목덜미의 오목한 곳

견정

승모근

선극근

제7경추

　머리를 지탱하고 있는 중심 뼈는 경추(頸椎)인데 이것은 앞으로 완곡하게 되어 있으므로 엎드린 자세에서 너무 앞으로 세게 누르는 것은 좋지 않다.

　또 제1측선이나 제2측선은 다소 강하게 누르지만 측면은 근육이 부드럽고 신경이나 혈관이 달리고 있어 지나치게 누르는 것은 좋지 않다.

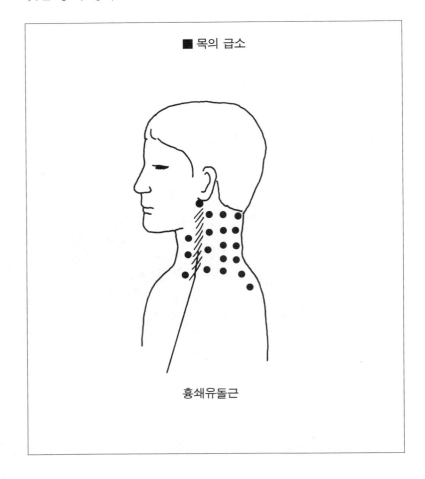

■ 목의 급소

흉쇄유돌근

목의 정중선의 지압

목덜미의 움푹한 곳에서 목 뿌리의 제7경추까지를 양쪽 엄지를 나란히 하고 뼈 위를 조용히 위에서 아래로 5점 정도를 3회 누른다.

누르는 법은 위로 비벼올리는 느낌으로 엄지가 직각으로 닿게 한다.

지압을 받는 사람은 엎드린 자세로 양 손 손바닥을 겹치고 그 위에 얼굴을 놓는다.

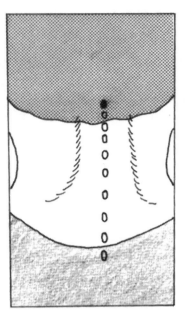

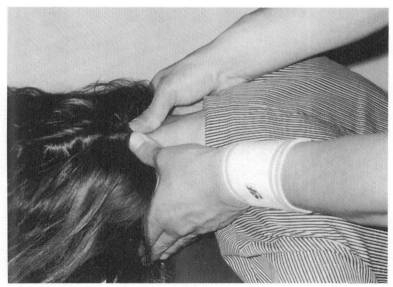

목의 제2측선의 지압

정중선(正中線)에서 1cm 정도 떨어진 제2측선(僧帽筋 ; 승모근)에 지압을 한다.

머리카락이 난 곳에서부터 어깨까지를 5점 지압하고 3회 반복한다.

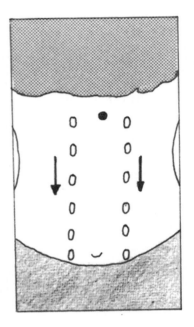

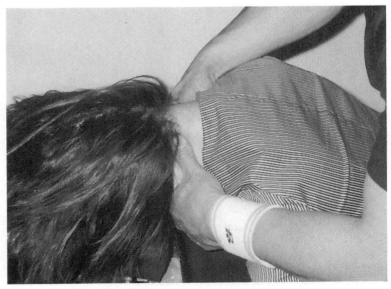

머리카락이 난 곳의 지압

목덜미의 오목한 곳에서 머리 카락이 난 곳을 목 뒤의 유상돌 기까지 후두부와 경부의 경계를 좌우로 벌리면서 지압한다. 그 때 머리카락을 비비지 않도록 주의한다.

힘을 주는 법은 머리의 중심 으로 향하는 방향으로 누른다. 지압을 받는 사람의 느낌에 맞 추어 조용히 누른다.

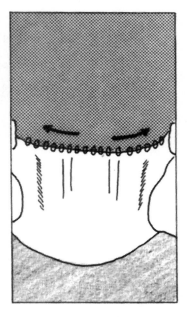

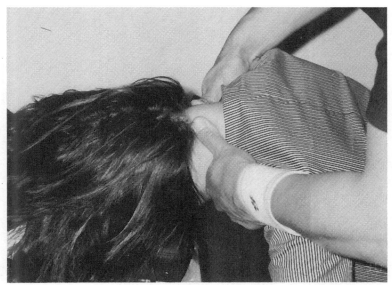

112

목의 옆 힘줄의 지압

정중선에서 2,3cm 떨어진 승모근의 옆 힘줄을 위에서 아래로 4점을 짚는다. 3회 반복한다. 손톱이 닿지 않도록 엄지와 4손가락의 안쪽으로 집도록 한다.

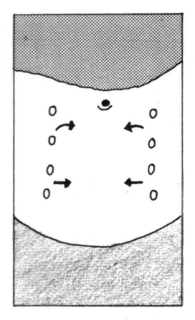

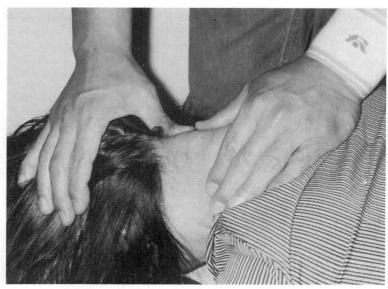

흉쇄유돌근(胸鎖乳突筋)의 지압

목 옆에서 귀 뒤의 유상돌기로부터 앞쪽 밑을 향해 흉골 위까지 큰 힘줄이 있는데 이것이 바로 흉쇄유돌근이다. 이것을 엄지와 인지로 집듯이 지압한다. 엎드린 자세에서는 위쪽만 지압한다. 앞쪽은 목을 누르지 않도록 주의한다.

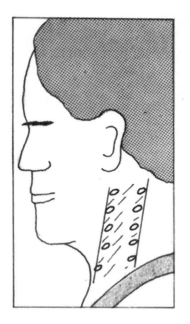

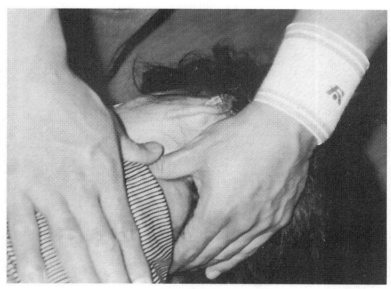

114

견정(肩井 : 어깻죽지의 오목한 부분)의 지압

지압하는 사람은 지압을 받는 사람의 머리 쪽에 앉아 양 손을 뻗어 엄지를 어깨 끝의 급소(견정)에 대고 양쪽 동시에 아래를 향해 누른다. 양쪽 무릎 안에 머리를 껴안지 않도록 무릎을 세우고 실시한다. 제7경추의 옆에서 견정의 급소를 거쳐 어깨까지 지압한다.

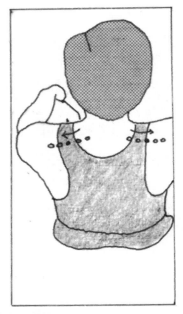

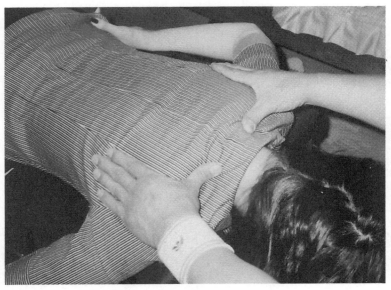

◢ 머리의 지압

전두부와 후두부의 일부 외에는 근육이 없어서 결리는 곳은
없지만 몸이나 마음의 피로 때문에 머리가 무겁고 아프게 된
다. 위는 모상건막(帽狀腱膜)으로 덮여 있고 그 위에 피부가 있
고 모발이 있다. 머리 바깥의 혈관과 머리 속의 혈관은 밀접한
연락이 있고 머리 표면의 혈액 순환을 좋게 하는 것은 뇌의 혈

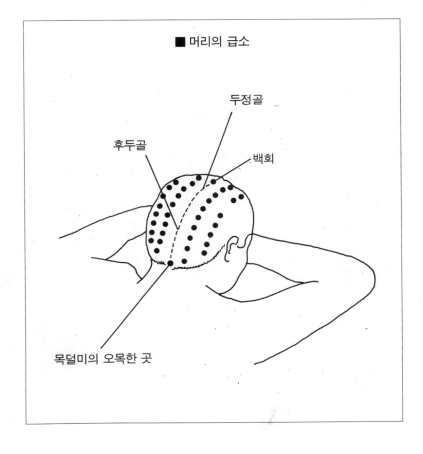

■ 머리의 급소

두정골

후두골

백회

목덜미의 오목한 곳

액 순환을 좋게 하고 머리의 피로나 통증을 제거한다.

머리의 정중선(正中線)은 눌러 울리는 곳이 있고 특히 백회 (百會)는 그 느낌이 확실한 곳이다.

머리는 수건 등을 덮고 하는 것이 좋지만 머리 카락이 상하 지 않게, 또 머리를 움직이지 말고 조용히 지압한다.

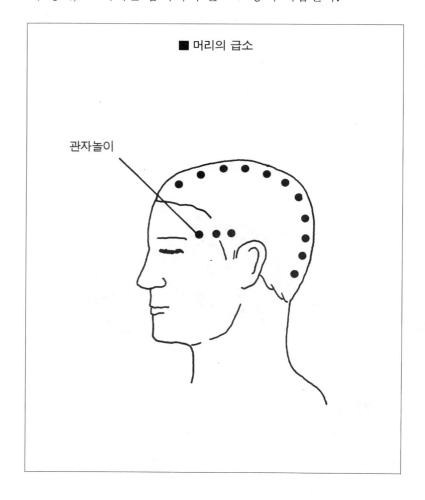

■ 머리의 급소

관자놀이

머리 뒷면(頭後面)의 지압

양쪽 귀의 상단을 잇는 선과 코의 힘줄과 목덜미의 오목한 곳을 연결하는 선이 만나는 곳에 백회(百會)가 있는데 백회와 목의 오목한 곳을 지나는 정중선상을 지압한다. 정중선 옆의 제2측선과 제3측선도 마찬가지로 지압한다.

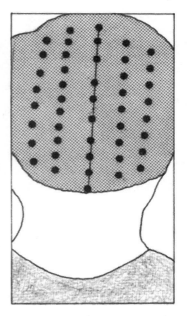

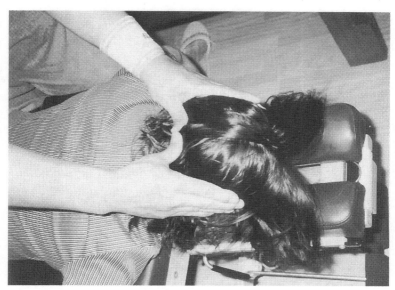

머리의 정중선(正中線)의 지압

엎드려 있던 몸을 천정을 보도록 한다. 지압하는 사람은 지압을 받는 사람의 머리 위에 정좌하고 지압한다.

백회에서 코의 힘줄을 향해 미간까지 정중선을 양쪽 엄지를 두 개 나란히 하고 지압한다.

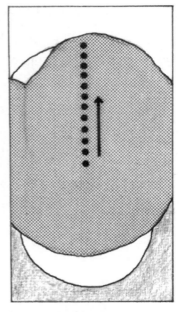

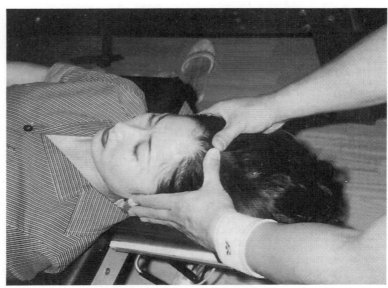

머리의 제2, 3측선의 지압

정중선에서 약 1cm 떨어진 제2측선과 또 약 1cm 떨어진 제3측선을 지압한다. 엄지의 안쪽에 힘을 가하는 느낌으로 누른다. 양쪽 귀를 잇는 선보다 앞으로 이마까지 눌러간다.

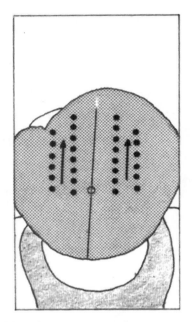

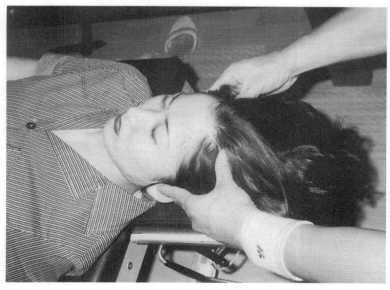

관자놀이의 지압

관자놀이를 앞에서 뒤로 양손의 4손가락으로 누른다. 관자놀이는 눈썹 바깥쪽에서 볼 뼈의 상단을 지나 귀 부위까지이다. 3점을 3회 누른다. 관자놀이는 음식물을 씹는 근육인데 지압하면 느낌이 확실하다.

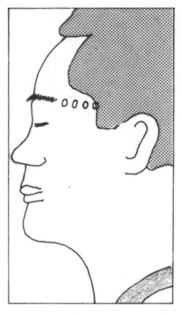

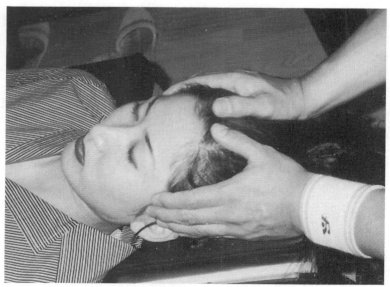

◢ 천정을 보고 누운 자세의 지압

(1) 안면(顔面)의 지압

얼굴에는 눈이나 코, 입이 있고 표정을 나타내는 곳이 있으며, 근육의 움직임이 원활치 않으면 표정도 굳는다. 얼굴의 지압을 실시하면 기분이 좋아지고 근육의 움직임도 원활해지고

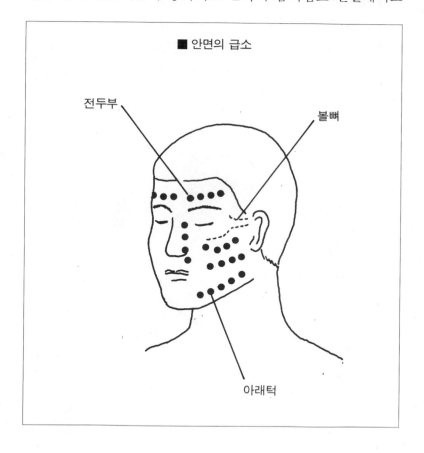

■ 안면의 급소

전두부

볼뼈

아래턱

피부도 매끄러워지고 표정이 좋아진다.

또 안면 신경마비, 얼굴의 신경통, 이빨(齒)의 통증 등에도 효과가 있다. 단, 모두 민감한 곳이기 때문에 극히 조용히 부드럽게 실시할 필요가 있다. 실시하는 사람은 지압을 받는 사람의 머리 쪽에 앉는데 너무 얼굴 가까이 가면 무릎을 벌리고 머리를 끼는 형이 되고 또 얼굴을 위에서 들여다 보게 됨으로 좋지 않다. 어느 정도 팔을 뻗고 지압하도록 한다.

전두부, 눈의 주위, 코, 입의 주위, 볼 등 표정 근육이 주인데 얼굴을 아름답게 하는 것은 중요한 일이다.

얼굴의 급소를 잘 기억하여 자기 자신이 지압하는 것도 젊음을 되찾는 좋은 방법이다.

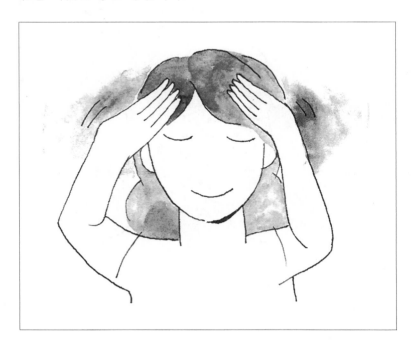

이마의 지압

전두부의 한가운데 눈썹 바로 위에 양쪽 엄지를 나란히 하고 안에서 밖으로 관자놀이까지 눌러간다.

전두부의 이마 주름을 따라 3개 정도의 선을 그어 그것을 좌우로 펴듯 지압하면 좋다.

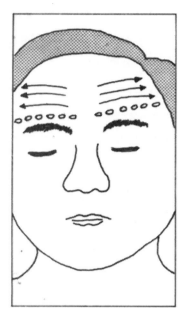

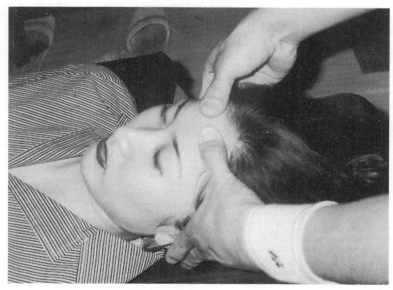

눈썹 밑의 지압

눈썹 바로 밑에서 눈꺼풀 위를 4손가락으로 가볍게 누르고 약간 위로 올리는 느낌으로 조용히 지압한다. 이때 안구를 누르지 않도록 뼈의 가장자리를 누르는 기분으로 한다. 이것을 3점, 3회 지압한다.

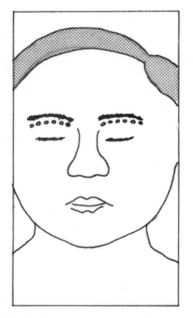

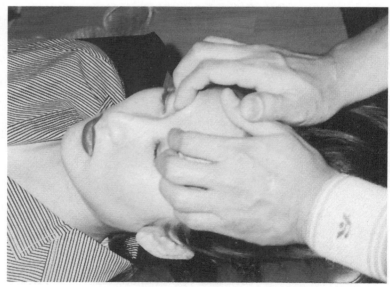

눈의 지압

감은 두 눈 위로 4손가락을 마주하고 나란히 하여 눈을 가리듯이 가볍게 누른다. 1회 3, 4초, 손을 떼고 2, 3회 반복한다. 이것을 조용히 실시하면 심장의 동계(動悸)가 가라앉고 기분이 안정된다.

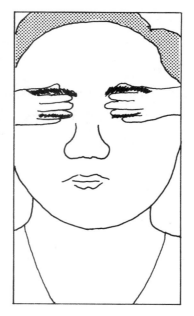

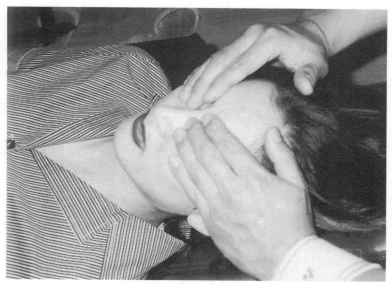

볼 뼈 밑의 지압

코 옆에 양 손의 엄지를 놓고, 볼 뼈를 따라 턱의 각까지 5점 정도 3회 지압한다. 엄지의 안쪽을 볼 뼈 아래에서 눌러 올리듯 조용히 누른다.

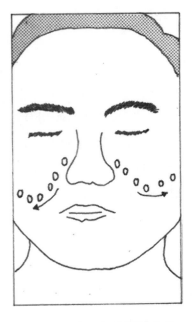

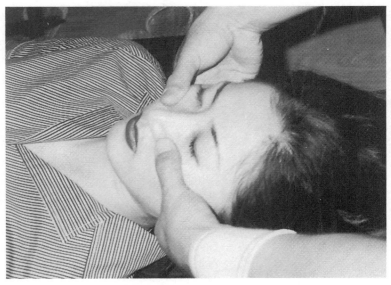

코 밑의 지압

코 밑 중앙, 인중에 양 엄지의 배(안쪽)를 마주하고 가볍게 한 번 누르고 그곳에서 귀 밑을 향해 5점 정도 누른다. 윗니(上齒) 의 뿌리를 누르는 느낌으로 한 다. 3회 반복한다.

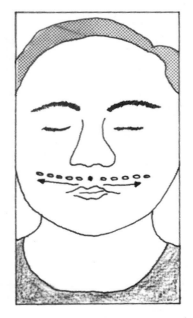

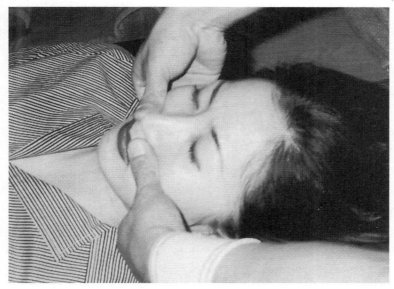

아래턱의 지압

아래 입술 밑 가운데에 엄지를 나란히 하여 지압하고 좌우로 벌려 아래턱을 귀 밑까지 누른다. 아랫니의 뿌리를 누르는 느낌으로 지압한다. 5점 정도를 3회 반복한다. 턱의 각 부분에는 음식을 씹는 근육이 있다.

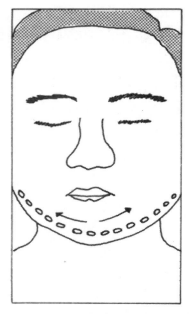

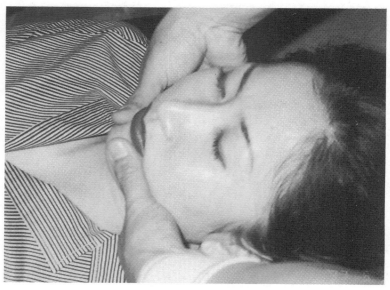

턱 끝의 지압

턱 끝을 엄지와 인지로 집듯이 지압한다. 가운데에서 귀 밑까지 실시한다.

한가운데에서 양쪽을 동시에 집으면서 아래턱 모서리를 5, 6점 지압하고 3회 반복한다. 뼈 위를 근육과 함께 집는 느낌으로 가볍게 지압한다.

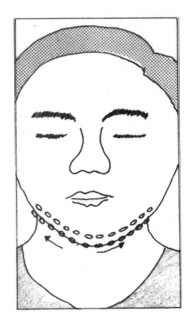

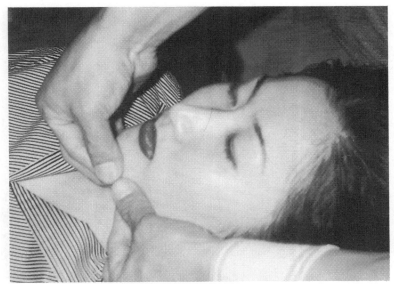

턱 밑의 지압

아래 턱 끝 뼈의 밑을 4손가락의 안쪽으로 입 중앙을 향해 지압하고, 아래턱에서 아래턱뼈 밑을 흉쇄유돌근(胸鎖乳突筋)의 전록(前綠)까지 가볍게 누른다. 가능한 한 뼈의 근처를 주의하여 3곳 정도 2, 3회 실시한다.

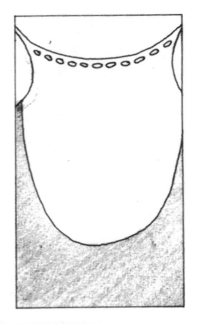

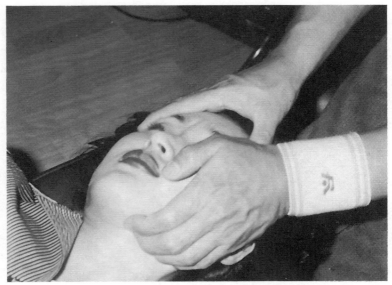

(2) 목 앞쪽의 지압

목 중에서도 특히 전경부(前頸部)는 목구멍 부위이기 때문에 보통 지압을 실시하는 경우는 극히 적다.

경동맥(頸動脈) 등 뇌로 가는 혈관이나 결후(結喉) 등이 있고 중요한 부위이므로 너무 자극을 주지 않는 편이 좋지만 부드럽게 지압하면 효과는 있다. 장시간 실시해서는 안 된다.

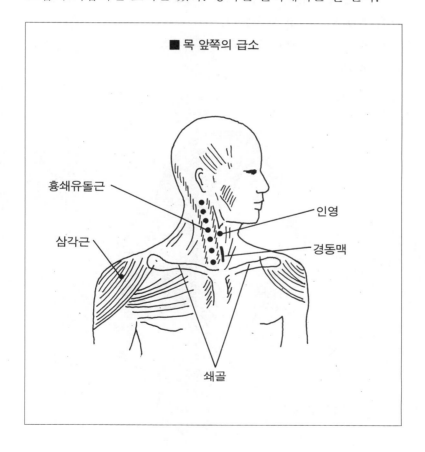

■ 목 앞쪽의 급소

목에는 급소는 없고 한가운데는 후두부의 결후로 기관과 이어지는 부위이다. 이곳은 연골이기 때문에 눌러서는 안 된다.

목을 옆으로 향하면 흉쇄유돌근이 나온다. 이 힘줄의 중앙 앞에서 목 바로 뒤의 경동맥이 통하고 있는 곳에 인영(人迎)이라는 급소가 있다.

순서는 우선 흉쇄유돌근을 주체로 자극하고 이어서 인영을 극히 가볍게 지압한다. 흥분을 가라앉히고 목 힘줄의 결림, 동계를 진정시키는 효과가 있다.

천정을 보고 누워 실시하는 운동법은 극히 가볍고 조용히 할 필요가 있다.

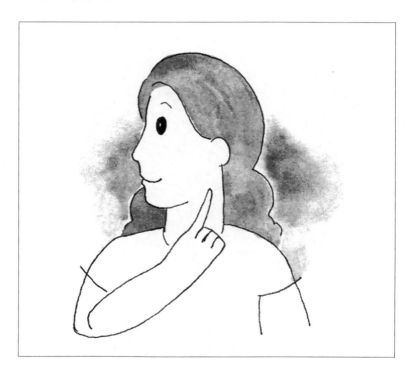

흉쇄유돌근의 지압

지압을 받는 사람의 목을 옆으로 향해 측경부(側頸部)의 흉쇄유돌근을 드러나게 한다. 지압하는 사람은 한쪽 손바닥을 아래쪽 관자놀이에 대고 다른쪽 엄지의 안쪽으로 드러난 흉쇄유돌근의 선을 따라 손가락을 가볍게 얹는 정도의 지압을 한다. 너무 목쪽으로 가지 않도록 주의한다.

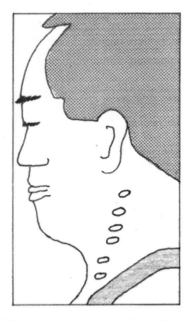

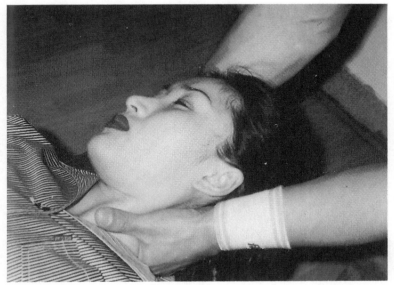

134

인영(人迎)의 지압

흉쇄유돌근의 앞 힘줄 가운데
경동맥(頸動脈)이 맥을 치고 있
는 부위가 인영(人迎)이라는 급
소이다.

2, 3초동안 손가락 무게를 얹
는 정도로, 맥을 짚는 느낌으로
지압한다. 이 한 점 뿐이다. 동
계(動悸 ; 심장의 고동이 보통 때
보다 심하여 가슴이 울렁거리는
일)를 조정시킬 수 있다.

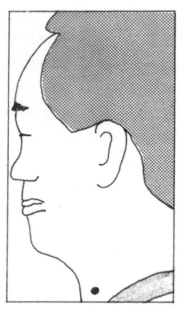

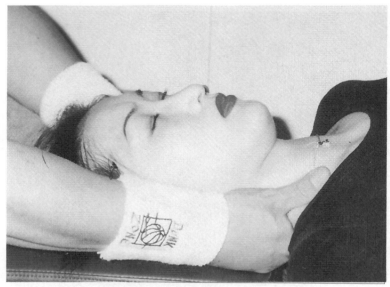

목의 운동

• **목 돌리기** : 양
쪽 귀 밑에 두 손을
대고 가볍게 위로 들
어 올려 무리하지 말
고 조용히 돌리고 끝
날 무렵 가볍게 압력
을 가한다. 반대쪽으
로도 돌린다.

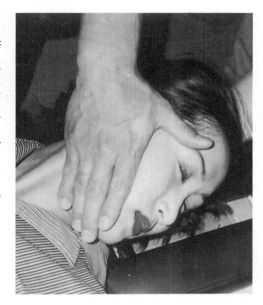

• **목 늘리기** :
가볍게 위로 늘린
다. 3회 실시한다.
머리의 충혈(充血)
을 막는데 좋다.

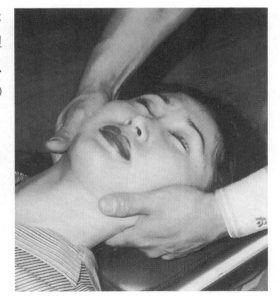

목 옆 힘줄의 지압

지압을 받는 사람을 옆으로 눕히고 흉쇄유돌근 뒤의 힘줄을 양쪽 엄지를 나란히 하여 조용히 가볍게 지압한다. 절대로 힘을 주어서는 안 된다. 유상돌기 밑에서 5점 정도를 지압한다.

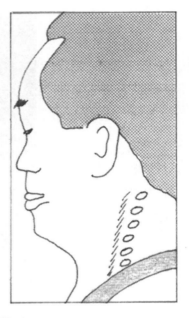

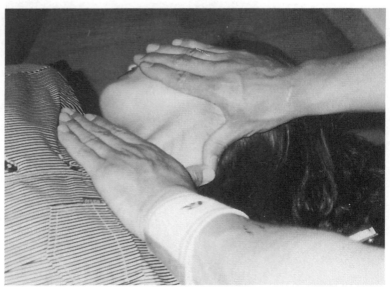

(3) 가슴의 지압

가슴에는 심장이나 폐 등 중요한 장기가 있고 이를 지키기 위해 늑골이나 흉골, 척추가 있다. 흉골 위에는 폐나 심장에 병이 생겼을 때 반응이 나타난다. 늑간에는 늑간신경이 통하고 있다.

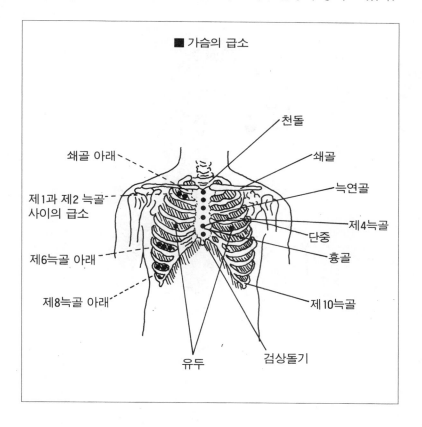

■ 가슴의 급소

급소는 흉골의 위, 늑간, 쇄골의 위와 아래에 있고, 이들을 강하게 누르면 늑골이 아프고 가슴의 통증을 일으킨다. 가슴의

지압은 그다지 행해지지 않고 있지만, 가볍게 실시하면 호흡을
편하게 하고 혈액의 흐름을 좋게 함으로 전체적인 피로가 풀린
다. 또 팔을 앞으로 움직이는 대흉근(大胸筋)이 위쪽에 있으므
로 팔의 피로를 제거하는데 이 힘줄의 지압도 중요하다.

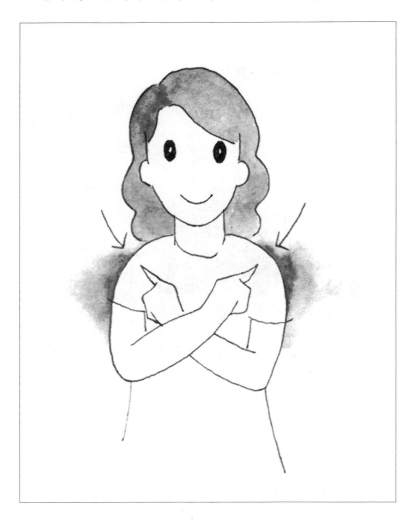

어깨 뿌리의 지압

어깨 뿌리에 양 손 손바닥을 놓고 팔꿈치를 뻗어 똑바로 위에서 좌우 교대로 누른다. 누르는 법은 어깨의 관절을 뒤로 누르고 가슴을 펴는 기분으로 손목에 힘을 주어 조용히 지압한다.

지압을 받는 사람이 숨쉬는 것에 맞추어 천천히 5, 6회 실시한다.

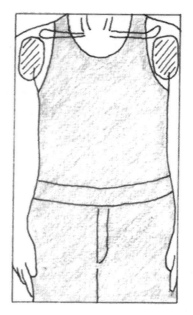

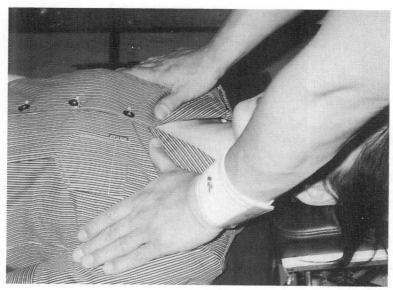

140

쇄골 상부의 지압

흉골의 위, 오목한 곳에 천돌
(天突)이라는 급소가 있는데,
천돌에서 쇄골 위를 어깨 끝을
향해 극히 가볍게 눌러간다. 천
돌을 강하게 누르면 호흡 곤란
을 일으키고 기침이 나오므로
주의한다. 손가락을 얹는 정도
가 좋다.

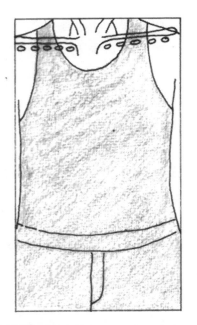

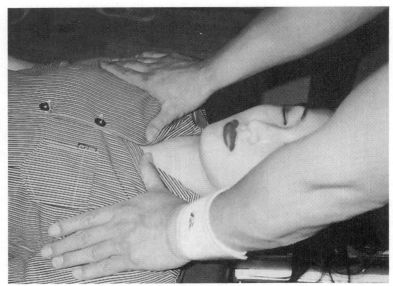

쇄골 하부의 지압

흉골의 양쪽 끝에서 쇄골 밑
을 어깨 끝까지 3회 정도 지압
한다. 엄지의 배쪽을 뼈 밑을 따
라 옆으로 나란히 하고 가능한
한 부드럽게 가벼운 힘으로 눌
러간다.

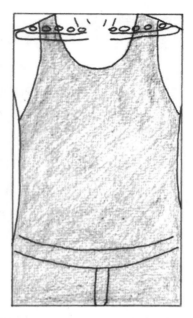

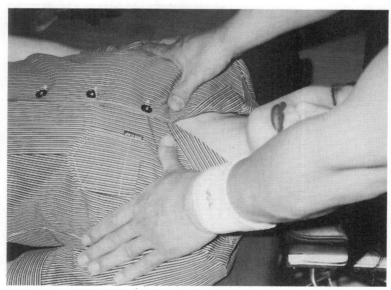

142

흉골부의 지압

흉골의 상단에서 위에서 아래로 양 엄지를 마주하고 가볍게 지압한다. 이것은 뼈 위이므로 특히 가볍게 누른다. 양 유두 사이의 높은 곳에 전중이라는 급소가 있는데 사람에 따라서는 피로할 때 특히 아픔을 느끼기도 함으로 충분히 주의하여 실시한다. 지압은 지압을 받는 사람의 옆에 앉아 실시한다.

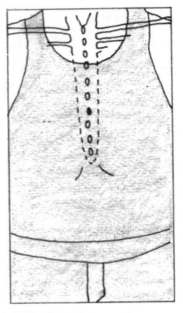

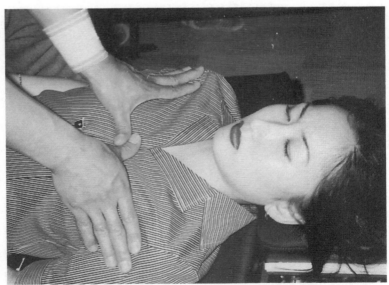

늑간(肋間)의 지압

● 상부 늑간의 지압 : 늑골과
늑골 사이를 늑간이라고 한다.
제1늑간과 제2늑간의 사이를 한
가운데에서 밖으로 향해 엄지의
안쪽으로 가볍게 지압해 간다.
다음에 제2늑골과 제3늑골 사이
와 제6늑골 밑까지 각 늑간을
지압한다.

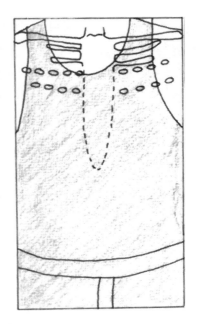

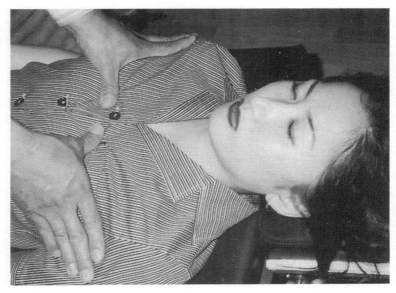

144

• 하부 늑간의 지압 : 제7늑골까지의 늑골은 흉골에 이어져 있는데 제7늑골에서 밑의 늑골은 앞 끝이 제7늑골과 이어져 있다. 제7늑골에서 밑의 늑간은 엄지를 제외한 4개의 손가락의 안쪽으로 각각 늑간에 대고 가볍게 지압한다.

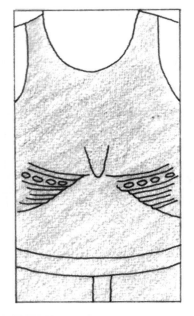

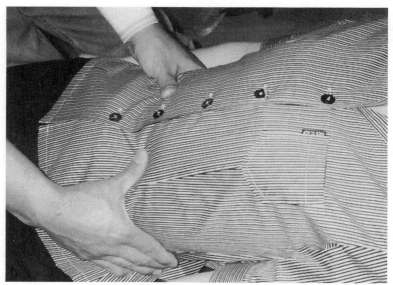

(4) 배(腹)의 지압

배에는 위장 등의 소화기가 들어 있고 그 밑에는 생식기와
방광 등이 있다. 가슴과 달리 배는 근육만으로 감싸여 있는 것
이 특징으로 외부에서 지압을 하거나 자극을 가해도 좋은 곳이
다. 옛부터 안복(按腹)이라 해서 배에 하는 안마와 같이 배의
지압은 특히 위장 활동을 좋게 한다.

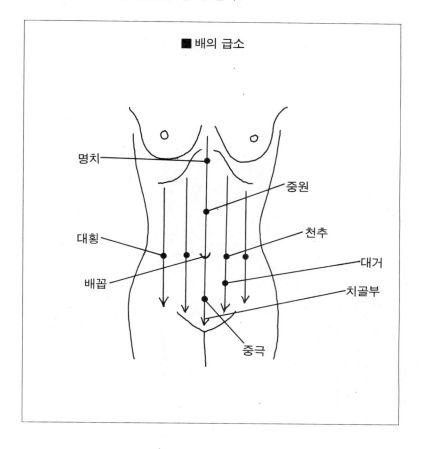

■ 배의 급소

146

　지압은 배의 내부로 힘을 가하여 직접 내장에 영향을 줌으로 지압을 받는 사람이 숨을 들이쉬고 내쉬는 것에 맞추어 천천히 실시한다.

　지압은 정중선(正中線)이 중심이 되는데 이것은 좌우 근육이 힘줄로 이어져 있는 곳으로 내장 변화의 반응이 잘 나타나는 곳이다.

　그 양쪽의 복직근(腹直筋)이라는 세로의 힘줄도 위장 작용과 깊은 관계가 있다.

　배의 지압은 배가 비어 있을 때 배변(排便)을 한 뒤에 실시할 필요가 있다. 또 혁대나 밴드는 풀거나 느슨하게 해준다.

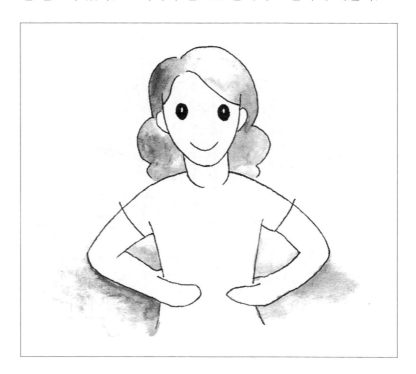

배의 정중선의 지압

양쪽 엄지를 모아 정중선을 급소에서 배꼽을 따라 치골부 (恥骨部)까지 누른다. 손가락의 안쪽으로 조용히 눌러넣는 기분 으로 실시한다. 한 번에 3초씩, 위에서 아래까지 10점 정도 지 압한다.

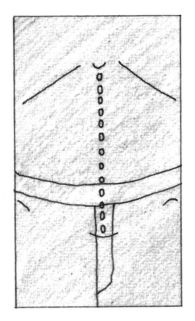

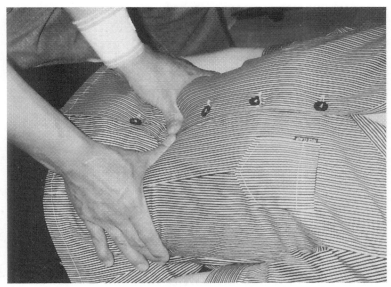

늑골 하부의 지압

급소로부터 제7늑골에서 밑 늑골 옆이 궁(弓)자 모양으로 밖으로 벌어져 있으므로 제7늑골을 따라 급소에서 팔(八)자를 그리듯이 제11늑골까지 손가락 끝을 비스듬히 위를 향해 지압한다. 급소가 단단하거나 잡히는 것이 있을 때는 천천히 약한 힘으로 2, 3회 지압한다.

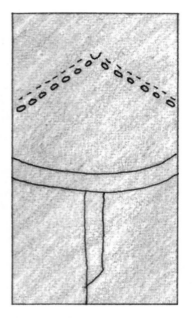

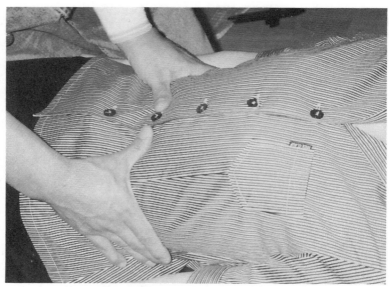

배의 제2측선의 지압

제2측선은 정중선 2cm 바깥쪽을 정중선의 지압의 경우와 같이 늑골 밑에서 치골까지를 지압한다. 이것은 복직근 위에 해당한다.

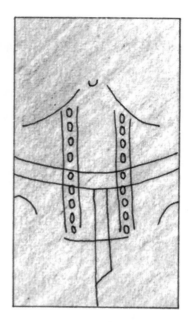

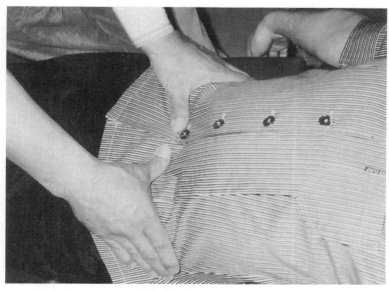

배의 제3측선의 지압

정중선에서 4cm 정도 바깥쪽을 양쪽 엄지로 지압한다.

복직근 바깥의 힘줄에 해당한다. 이것은 제2측선보다 약한 힘으로 지압한다.

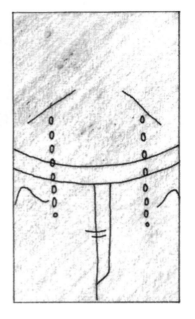

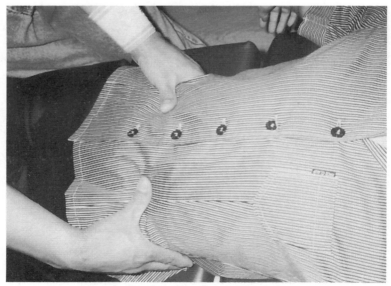

치골부(恥骨部)의 지압

지압을 받는 사람의 발쪽을 향해 치골부 위에서 뼈 위를 요골(腰骨) 모서리까지 지압한다.

한 번 지압에 3초 정도의 쾌압(快壓)을 2회 반복한다. 힘은 치골의 아래쪽에 주물러 넣는 기분으로 지압한다.

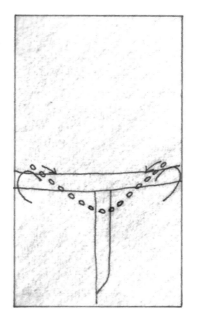

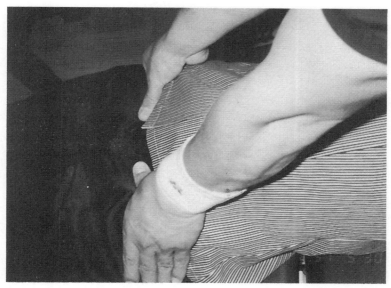

배꼽의 지압

배꼽 위에 양쪽 손바닥을 나란히 놓고 양쪽 4손가락을 누르면서 당긴다. 다음에 2개의 엄지로 앞으로 눌러간다. 즉, 배의 노를 젓듯 소장(小腸)을 중심으로 지압한다. 5~6회를 천천히 실시한다.

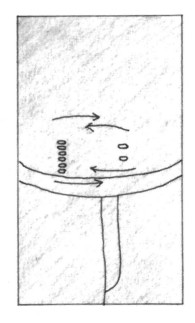

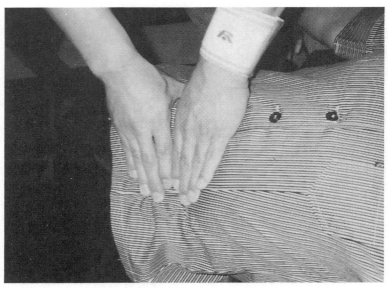

배의 마무리 지압

① 양 손을 집어 넣어 요추(腰椎)의 양 끝을 4손가락으로 들어올리듯 지압한다.

② 다음에 좌우의 옆배를 손바닥으로 짜듯이 들어올린다.

③ 끝으로 배꼽에서 합장하여 배를 손가락 끝으로 가볍게 지압한다.

이 ①②③ 3가지 지압을 3회 반복한다.

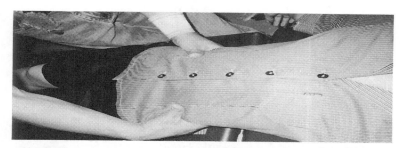

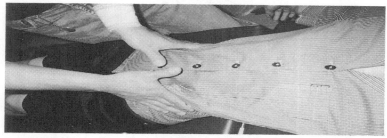

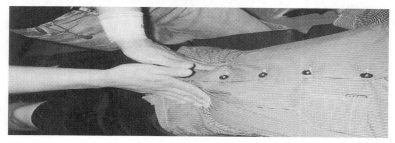

(5) 상지(上肢)의 지압

손을 사용하여 노동하는 것은 인간이 지니는 특징이다. 특히 손 끝 재주는 인간만이 지닌 것이다. 그 때문에 팔에는 피로가 쌓이고 신경통이나 저림이 일어난다. 또 팔 피로의 영향은 모두 어깨로 간다.

나이가 들면 소위 오십견(五十肩)이라고 해서 어깨 관절의

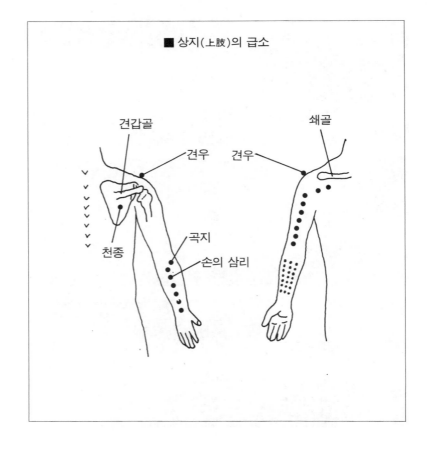

■ 상지(上肢)의 급소

움직임이 나빠지기도 하고 움직일 때마다 큰 고통이 따른다.
이것은 병이라기 보다 중년에 나타나는 일종의 노화 현상이다.
지나치게 사용한 탓도 있으나 50대가 되면 이런 변화가 일어
난다. 팔 지압을 하여 관절이나 근육을 부드럽게 잘 움직여 두
는 것이 중요하다.

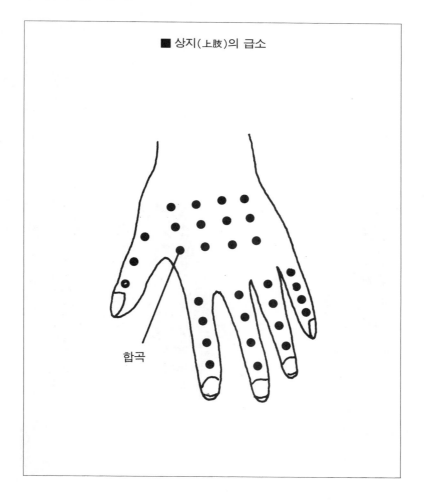

■ 상지(上肢)의 급소

합곡

상완 전면(上腕前面)의 지압

지압을 받는 사람은 팔을 옆으로 뻗는다. 팔 전면의 알통이 생기는 근육 위를 양쪽 엄지를 모아 팔 뿌리에서 팔꿈치까지 가볍게 지압한다. 알통이 있는 곳은 근육이 도망치지 않도록 살며시 지압한다.

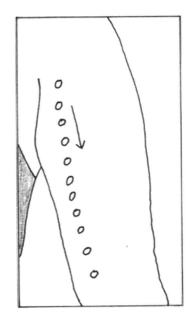

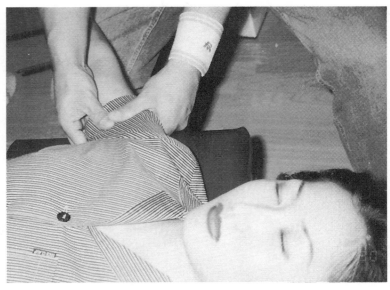

상완 뒤쪽의 지압

지압을 받는 사람은 손바닥을 바닥에 댄다. 팔 뒤쪽을 양쪽 엄지를 옆으로 나란히 하여 어깨 뿌리의 삼각근에서 팔꿈치까지 집는 느낌으로 지압한다. 이때는 엄지에 닿는 쪽에 중점을 두고 지압한다.

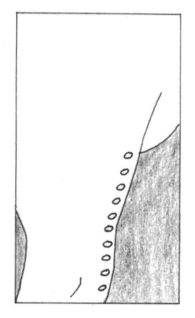

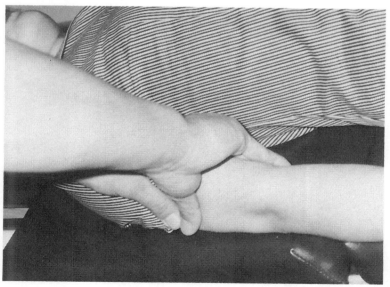

158

팔꿈치 전면의 오목한 곳의 지압

지압을 받는 사람은 손바닥을 위로 한다. 팔꿈치의 전면 오목한 곳의 중심에 양쪽 엄지를 나란히 놓고 가볍게 지압한다. 다음에 그 양쪽을 지압하고 이들 3점을 3회 반복한다.

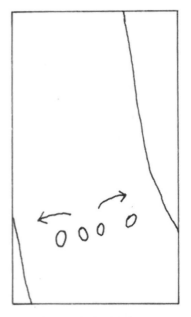

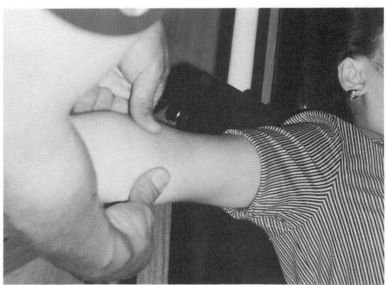

전완 전면(前腕前面)의 지압

　팔꿈치에서 손목 관절까지 전면을 3개 선을 따라 지압한다. 중심을 지압하고 다음에 그 양쪽 선을 따라 지압한다. 정중선을 주로 지압하는데 위쪽은 다소 강하게 아래는 힘줄이 됨으로 약하게 지압한다.

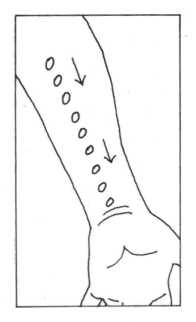

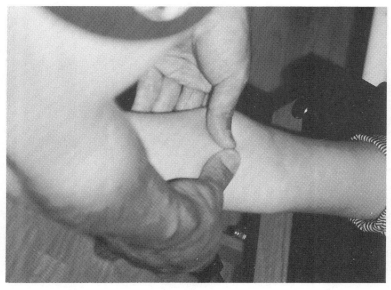

전완 뒤쪽의 지압

지압을 받는 사람의 손바닥을 밑으로 향하게 한다. 팔꿈치의 윗면에 생기는 옆주름 바깥쪽 급소, 곡지(曲池)에서 손목 관절까지 10점, 다음에 그 양쪽 선을 지압한다.

힘을 넣는 법은 다소 강해도 좋지만 양쪽은 뼈를 세게 누르지 않도록 충분히 주의한다.

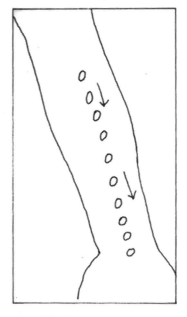

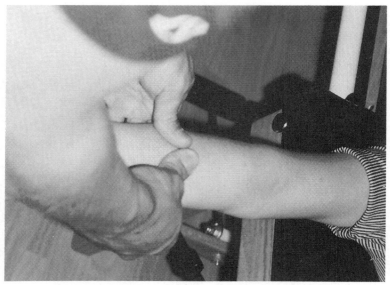

손바닥의 지압

지압을 받는 사람의 손바닥을 위로 향하게 하고 엄지와 인지, 새끼 손가락과 약지 사이에 지압을 받는 사람의 새끼 손가락을 끼워넣고 손바닥을 펴듯이 양쪽 엄지로 손바닥 한가운데 선에서 양쪽으로 번갈아 지압한다.

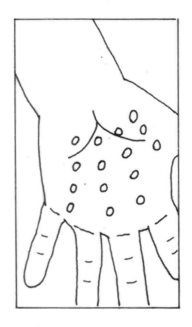

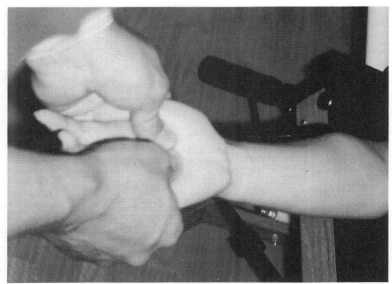

손가락의 지압

한 손으로는 지압을 받는 사
람의 손등 쪽에서 손목을 잡고,
다른쪽 손으로는 지압받는 사람
의 손가락을 하나씩 엄지와 인
지 사이에 끼워 당기는 느낌으
로 손가락 관절들을 지압한다.

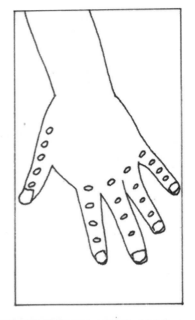

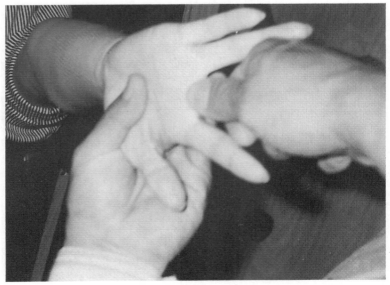

어깨의 운동과 팔 늘리기

끝으로 손목을 두 손으로 잡고 상지를 일단 90도 각도까지 뻗는다. 그리고 머리쪽으로 45도 정도 펴서 가볍게 당긴 뒤 원 위치로 돌린다.

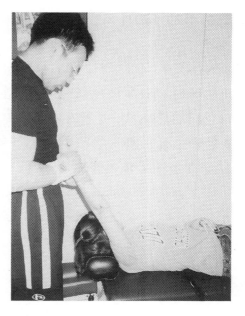

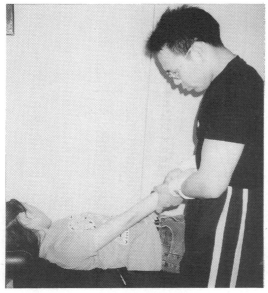

[주의] 한쪽 상지(上肢)가 끝나면 반대쪽 상지의 지압도 '(5) 상지(上肢) 의 지압' 순서와 같이 실시한다. 끝으로 '어깨의 운동과 팔 늘리기'를 실시한다.

(6) 하지(下肢)의 지압

인간은 두 다리로 서고, 다리는 걷는 작용과 몸을 지탱하는 작용을 하고 있다. 그런 만큼 강한 힘을 지닌 근육이 많이 있다. 생후 1년이 지나면 서기 시작하고 그때부터 다리의 근육은 발달하여 평생 계속 걷는 것이다. 피로를 풀고 관절의 움직임을 좋게 하기 위해 지압을 실시한다.

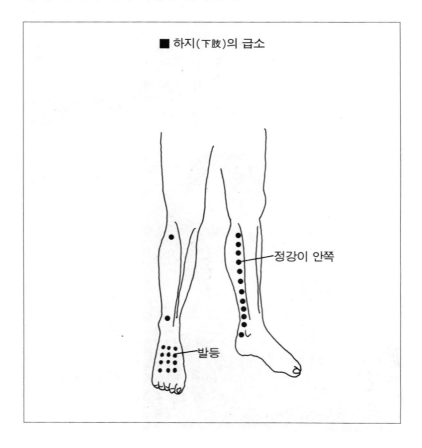

■ 하지(下肢)의 급소

정강이 안쪽

발등

하지(下肢)라고 하면 둔부(臀部)도 포함되는데 둔부의 지압은 엎드린 자세 때 실시함으로 천정을 보고 누운 자세의 하지의 지압은 넓적다리의 뿌리에서 아래 전면(前面)을 지압한다.

다리는 넓적다리 전면에 무릎을 펴는 굵은 근육의 대퇴사두근(大腿四頭筋), 정강이 앞의 힘줄인 전경골근(前脛骨筋)이 있어 쉽게 피로하다. 정강이 앞은 발의 삼리(三里)라는 급소가 있다. 전신의 관절 중에서는 무릎이 가장 고장이 일어나기 쉬운 곳이므로 특히 주의하여 지압한다.

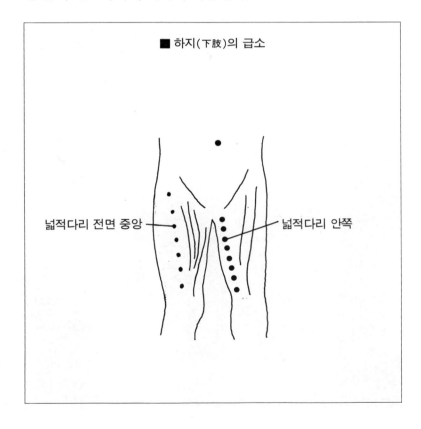

■ 하지(下肢)의 급소

넓적다리 전면 중앙

넓적다리 안쪽

넓적다리 전면의 지압

넓적다리 전면 한가운데의 부드러운 근육을 양쪽 엄지를 모아 넓적다리 뿌리에서부터 아래로 무릎까지 지압해 간다. 위에서 아래까지 약 10점을 3회 실시한다. 윗쪽을 지압할 때는 안쪽의 손 엄지는 위를, 바깥쪽 손은 옆으로 향해 지압한다. 위에서 3분의 1 정도 되는 곳에서 양쪽 엄지를 옆으로 서로 마주한다.

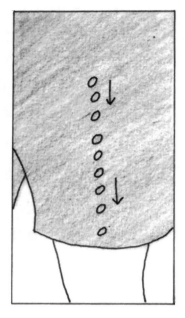

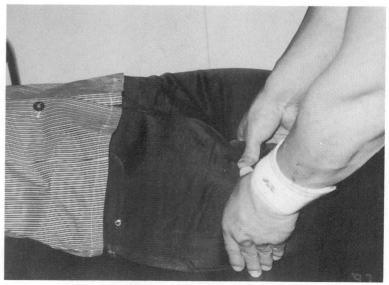

넓적다리 안쪽의 지압

무릎을 ㄱ자로 구부려 옆으로 벌리고 넓적다리 안쪽이 위로 나오도록 한다. 뿌리에서부터 무릎까지 지압하고 아플 때는 손의 뿌리로 지압한다. 조용히 지압하고, 뒹굴뒹굴 움직이는 것은 금물이다.

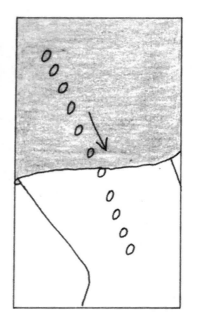

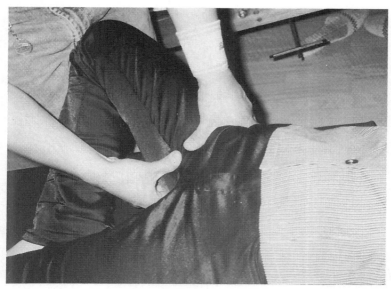

넓적다리 안쪽 늘리기

지압을 받는 사람은 한쪽 발을 ㄱ자로 구부리고, 그 발의 뒤꿈치를 다른 쪽 무릎 위에 얹는다. 지압하는 사람의 한쪽 손은 장골(腸骨)의 위 모서리를 고정하고 다른쪽 손은 무릎 안쪽에 대고 조용히 지압한다. 3회 실시한다. 고정시킨 채 손으로 가볍게 지압한다.

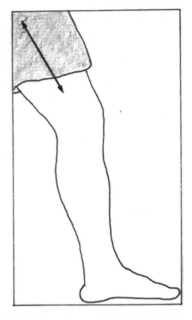

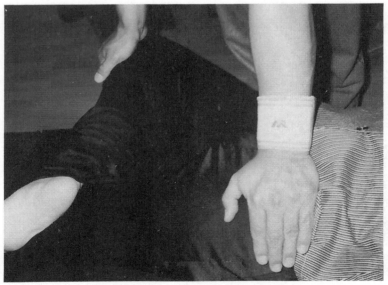

무릎 주위의 지압

무릎 뼈 주위를 양쪽 엄지로 원을 그리듯 3회 지압한다. 무릎 아래 슬개인대(膝蓋靭帶)에서 시작해서 무릎 주위를 돌아 무릎 위에서 끝난다. 좌우 6점 정도를 지압한다. 무릎(슬개골)의 움직임을 좋게 할 수 있도록 지압한다.

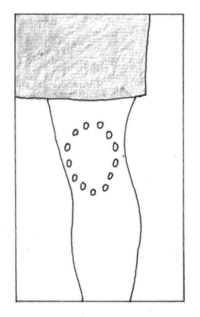

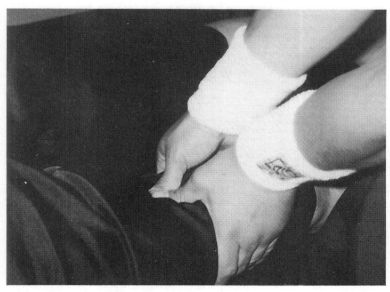

정강이의 지압

• **정강이 앞 힘줄의 지압** :
정강이의 앞, 경골 바깥쪽의 힘
줄에서 삼리(三里)를 지나는 선
상(線上)을 무릎 관절 아래에서
바깥 복사뼈까지 지압한다.
10~12점을 다소 강하게 지압하
고, 삼리는 정성껏 지압한다.
3~5회 실시한다.

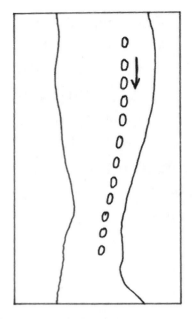

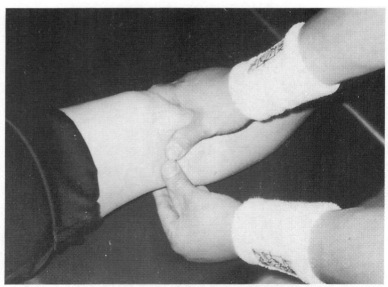

● **정강이 안쪽의 지압** : 4개
의 손가락을 정강이의 안쪽에서
정강이 뼈의 뒤끝에 대고 무릎
안쪽에서 안복사뼈까지를 지압
한다. 이때 엄지는 정강이의 앞
힘줄에 대고 동시에 지압해도
좋다.

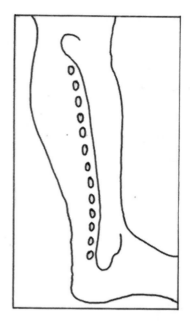

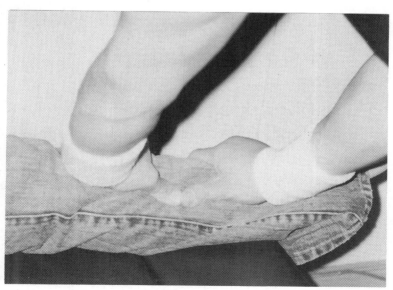

발등의 지압

발 앞에 정좌하고 양쪽 엄지를 발등뼈 사이에 대고 2개의 뼈 사이를 동시에 지압한다. 발의 뿌리와 뼈 사이는 좁으므로 뼈를 너무 세게 지압하지 않도록 주의하고 발가락 끝을 향해 점차 힘을 넣어간다.

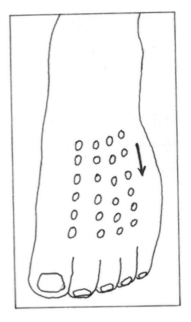

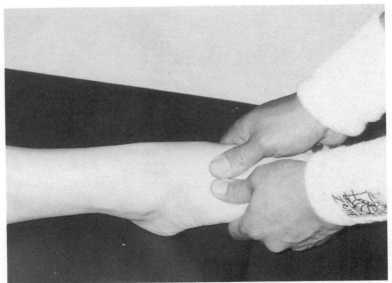

장딴지 늘리기

한쪽 손으로 발 뒤꿈치를 잡고 그 손의 앞팔 전면에서 지압을 받는 사람의 발바닥의 발가락 끝을 누르고, 다른 한 손으로 무릎을 누른다. 잡고 있던 뒤꿈치를 당겨 내리는 동시에 발가락 끝을 눌러 발을 강하게 굴신시켜 장딴지의 힘줄을 늘린다.

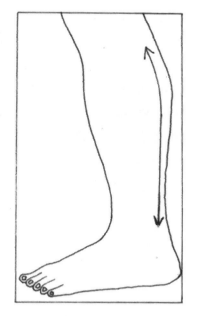

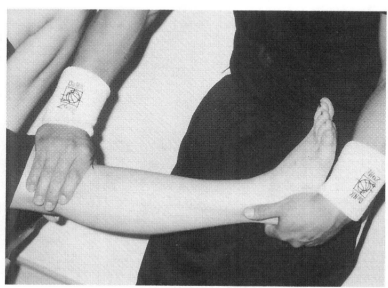

174

한쪽 다리 늘리기

왼쪽 무릎으로 오른발을 지탱하고 왼발목 전후를 양 손으로 잡아 발을 들어올려 그대로 똑바로 당긴다. 끝으로 가볍게 당겨 힘을 가하는데 허리에 대해 넓적다리의 관절이 당겨지는 느낌이 들도록 실시한다.

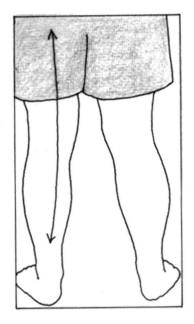

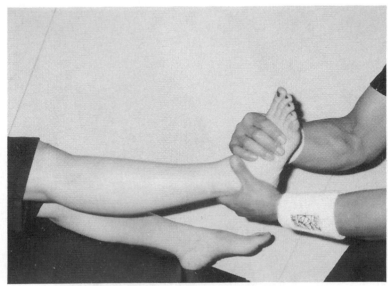

양쪽 다리 늘리기와 진동법
(振動法)

두 손으로 지압을 받는 사람의 뒤꿈치를 잡아 무릎을 편 채 다리를 들어올리고 다리를 당기면서 상하로 진동시킨다. 진동이 배나 허리에 울리도록 실시한다. 다리를 많이 들어올리면 진동이 강하게 배에 전해진다.

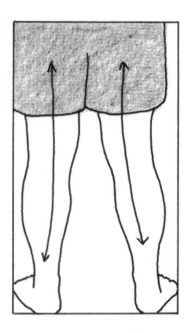

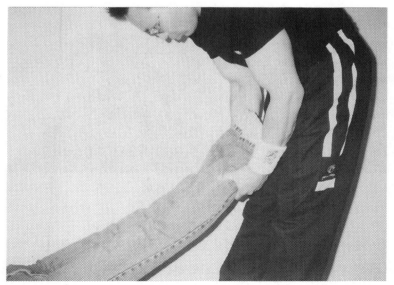

◢ 옆으로 누운 자세의 지압

옆으로 누운 자세에서 지압을 받는 것을 측와위(側臥位)로 지압을 받는다라고 한다. 엎드린 자세나 천정을 보는 자세로 지압할 수 없었던 곳을 지압한다. 또 윗쪽이 된 목의 옆 힘줄이나 어깨, 허리, 상지(上肢) 등은 힘줄이 느슨해짐으로 지압하기 쉬워지고 특히 운동을 하기 쉬워진다.

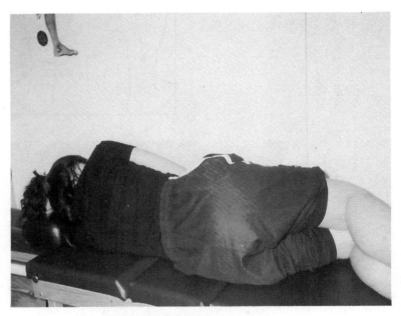

■ 옆으로 누운 자세

지압을 받는 사람은 옆으로 누운 사람의 뒤에 정좌하거나 한쪽 무릎을 세운 자세에서 지압하는 장소에 위치한다.

어깨의 지압

지압을 받는 사람은 옆으로
누워 있으므로 어깨가 느슨해
진다. 목 뿌리로부터 제7경추의
옆에서 어깨 끝까지 엄지를 위
에서 대고 5점 정도 지압한다.
어깨 끝 쇄골(鎖骨)과 견갑골
(肩甲骨) 바깥 돌기가 만나는
곳, 그 사이를 지압하도록 한다.
한 손으로 어깨를 누른다.

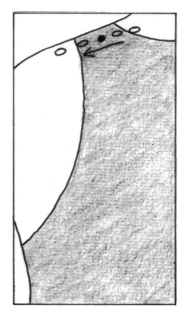

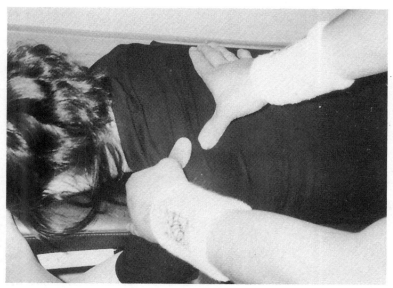

어깨의 운동법

합장하듯 두 손으로 어깨의 앞과 뒤를 끼워 잡고 아래로 누르면서 어깨의 관절을 크게 돌리듯 움직인다. 한쪽으로 5~6회 돌린 후 반대로 돌린다. 팔의 뿌리가 풀리고 어깨가 편해진다.

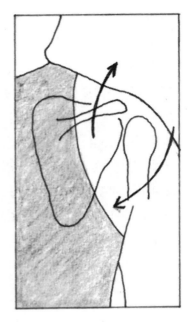

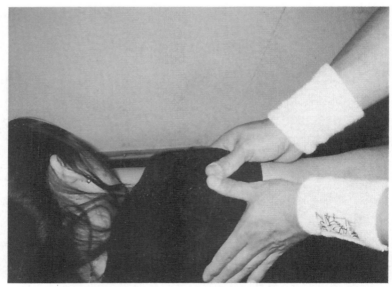

등의 지압

견갑골과 척추 사이의 선(제2 측선)을 어깨에서 허리를 향해 지압하는데, 옆이 됨으로 견갑 골이 내려가 좁아져 근육이 풀 린다. 엄지로 위에서 아래로 지 압해 간다. 허리 부분에서는 손 을 옆으로 바꾸어 엄지 끝이 등 뼈에 직각으로 향하도록 지압한 다. 허리는 특히 정성껏 지압한 다.

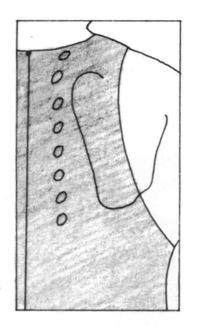

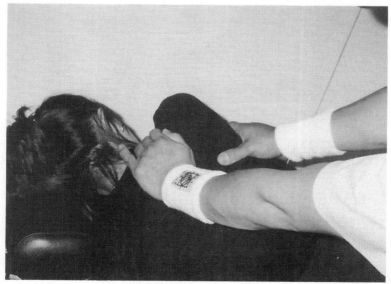

허리의 회선(回旋)

지압사는 지압을 받는 사람의 등 부근에 앉고 한 손을 어깨 앞에, 다른 한 손은 둔부에 대고 어깨를 뒤로, 둔부를 앞으로 눌러 허리를 비틀듯이 극히 가볍게 무리하지 않는 정도로 지압한다.

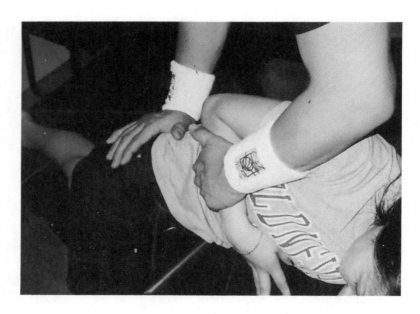

◢ 정좌 자세(正座姿勢)의 지압

정좌한 자세를 정좌위(正坐位)라고 하는데, 이것은 골반 위에 척추가 똑바로 얹힌 안정된 자세가 된다. 정좌하면 어깨를 위에서 지압하기 쉬워진다. 또 목도 잘 움직일 수 있다. 어깨, 팔 운동은 정좌가 아니면 충분히 할 수 없다.

지압하는 사람은 지압하는 장소의 높이에 따라 좌위, 무릎

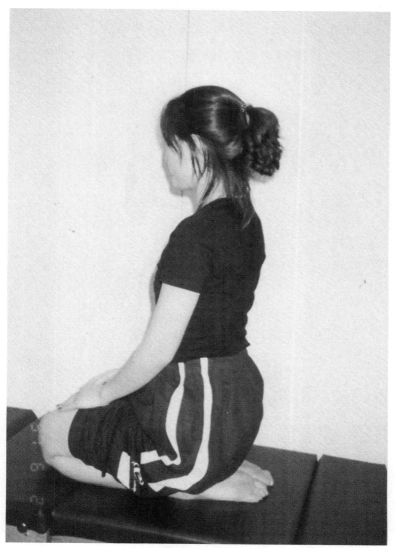

■ 정좌 자세

을 세운 자세 또는 입위를 취한다. 지압을 받는 사람의 허리, 어깨, 목, 머리의 힘줄은 다소 긴장되지만 지압하는 사람은 이 편이 쉬운 점이 있다. 지압을 받는 사람은 반드시 정좌하지 않아도, 가부좌를 해도 상관없다. 허리는 편한 자세로 있을 필요가 있다.

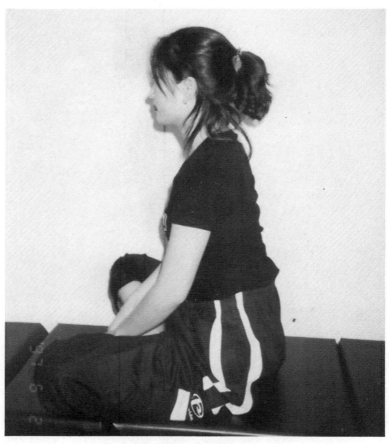

■ 책상다리 좌위(坐位)

어깨의 지압

제7경추 옆에서 견정(肩井)을 지나 견갑골과 쇄골 사이를 지나 어깨 끝까지를 지압한다. 양쪽 측면도 마찬가지로 팔꿈치를 곧게 펴고 체중을 실어 지압한다. 3회 실시한다.

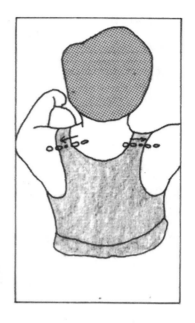

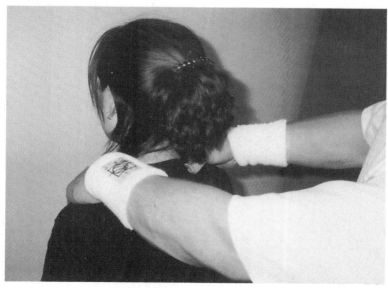

어깨의 운동법

•가슴 펴기 : 지압을 받는 사람이 뒤로 쓰러지지 않고 가슴을 충분히 젖힐 수 있도록, 등에 다리의 넓적다리 전면에서 무릎을 붙여 지탱하고 지압을 받는 사람의 양쪽 손바닥을 들어 팔만 뒤 바깥쪽으로 당긴다. 사람은 앞으로 웅크려 고양이 등이 되기 쉬우므로 1일 3~4회 천천히 실시하여 오랜 시간에 걸쳐 조금씩 가슴을 펴간다.

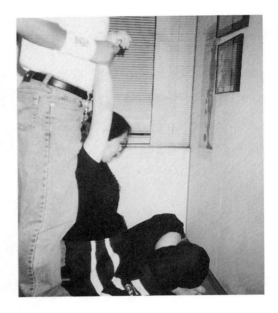

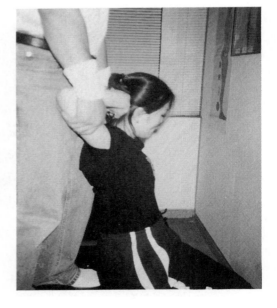

• 팔 뒤로 올리기 : 지압을 받는 사람의 양 손목을 들어 팔꿈치를 편 채 뒤로 들어올리는 운동이다. 팔은 그다지 뒤로 올라가지 않으므로 무리하면 지압을 받는 사람의 몸이 앞으로 구부러진다. 조용히 팔을 들어올린 후 다 간 곳에서 일단 멈추었다가 원상태로 되돌린다. 2, 3회 실시한다.

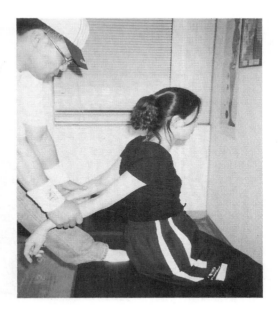

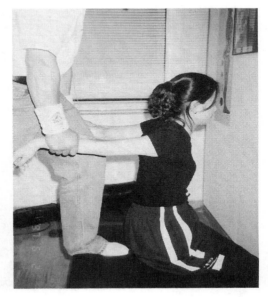

●등 펴기 : 지
압을 받는 사람은
손을 머리 뒤에 포
갠다. 지압 받는
사람의 등에 넓적
다리와 무릎 전면
을 대고 팔꿈치의
앞을 들어 뒤로 벌
려 등뼈, 특히 흉
추를 뒤로 편다.
지압을 받는 사람
은 팔꿈치를 뒤로
펼 때 숨을 들여마
시고 팔꿈치가 앞
으로 되돌아올 때
숨을 내뱉는다.

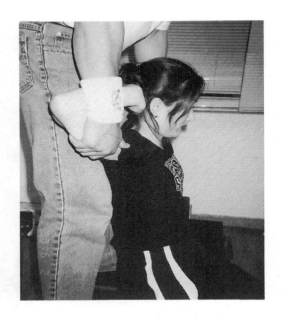

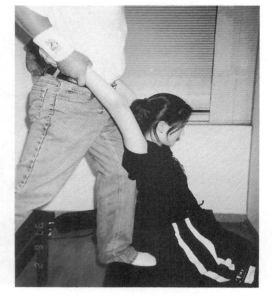

목의 운동

●목 뒤로 젖히
기 : 엄지를 제7경
추에 대 운동 축으
로 삼고 일단 목을
앞으로 구부린 다
음 조용히 뒤로 젖
히고, 젖힌 곳에서
조금 압력을 가한
다. 절대로 무리를
해서는 안된다.

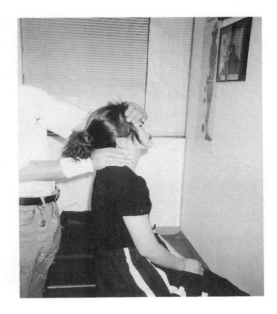

●목 옆 구부리
기 : 한 손으로 어
깨를 누르고 다른
손으로 목을 옆으
로 구부린다.

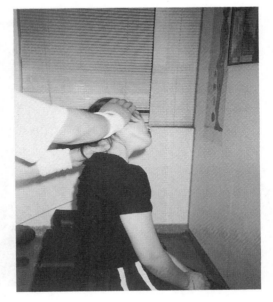

188

●목 펴기 : 양 손 손바닥을 관자놀이에, 양쪽 엄지를 풍지(風池)에 대고 양쪽 엄지에 머리가 오도록 하고 그대로 엄지로 누르면서 조용히 위로 들어 올린다 (신두법이라고도 한다). 빈혈 기미가 있는 사람은 하지 않도록 주의한다.

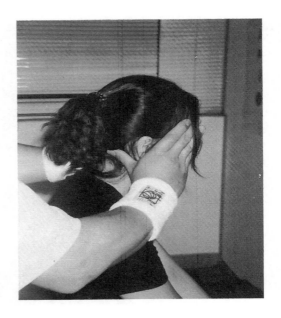

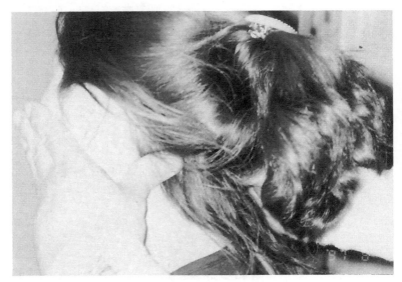

제 4 장

증상에 따른 기초 지압

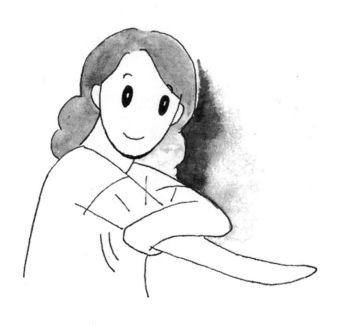

◪ 두통이나 머리가 무거울 때

두통이라도 머리 속의 병이나 뇌막의 이상, 머리 속에 뭔가 생겼을 때가 원인인 두통이나, 열이 있는 두통에는 지압을 해도 낫지 않는다.

보통, 지압을 해도 좋은 두통이라는 것은 정신적인 것이 원인이 된 과다한 긴장이나 걱정과 불안 등의 심신 피로에서 오는 두통, 눈의 피로, 어깨 결림에서 오는 두통, 기후 변화, 여성의 생리 이상에서 오는 두통, 위장이 나빠서 오는 두통, 그

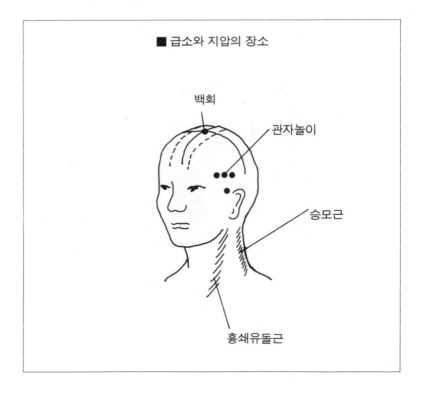

■ 급소와 지압의 장소

백회

관자놀이

승모근

흉쇄유돌근

외 분명치 않은 원인으로 일어나는 두통, 이런 두통에는 지압
이 효과적이다.

　머리 피부로의 지압 자극은 머리 속의 혈액 순환을 좋게 하
고 피로나 통증을 제거하고 기분을 안정시킬 수 있다. 또한 머
리 부분의 지압은 스트레스를 해소시켜 주며 잡다한 일상으로
부터 쌓인 긴장감을 덜어주는데 효과가 있다.

　지압 요법을 실시할 때 주의해야 할 점은 너무 무리하지 않는
것과 정성껏 지압하는 일이다. 아무리 효과가 뛰어난 지압이라
하더라도 너무 무리하면 역효과가 난다는 점을 잊지 말자.

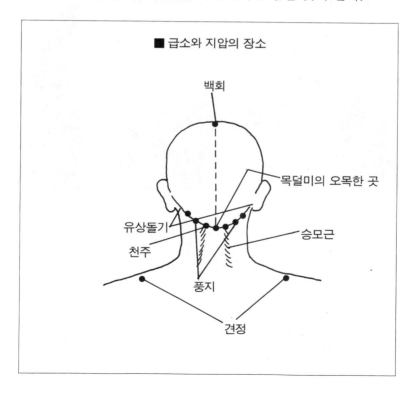

■ 급소와 지압의 장소

백회(百會)의 지압

백회에서 정중선(正中線)을 그은 곳까지 지압한다. 3회 실시한다. 지압의 중심은 백회이지만 그 앞뒤의 급소도 잘 보고 누른다. 지압을 실시하는 사람(지압사 ; 指壓師)이나 지압을 받는 사람(환자) 사이에는 무엇보다도 신뢰의 교감(交感)이 있어야한다. 상대방에 대한 끝없는 믿음이야말로 치료하는 사람이나 치료받는 사람에게 있어서 무엇보다도 필요한 요건이다.

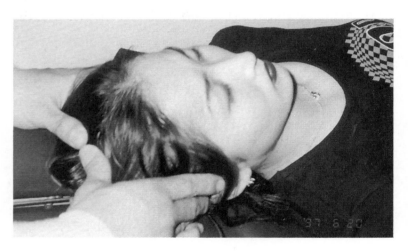

관자놀이의 지압

귀 앞에서 눈썹이 난 곳까지를 손의 뿌리로 양쪽에서 3점 정도 조용히 누르고 한 번 멈춘다. 적당한 지압은 흥분에서 오는 두통에 효과가 있다.

이때 너무 과격한 지압이 되지 않도록 주의해야 한다. 지압사는 지압을 받는 사람이 평온을 유지할 수 있도록 신경을 써야 한다.

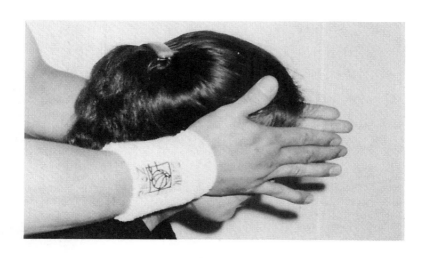

목덜미의 움푹한 곳에서 귀 뒤까지의 지압

목덜미의 오목한 곳에서 머리카락이 난 곳을 유상돌기까지
한 손으로 머리를 누르고 다른쪽 엄지로 6점을 3회 지압한다.

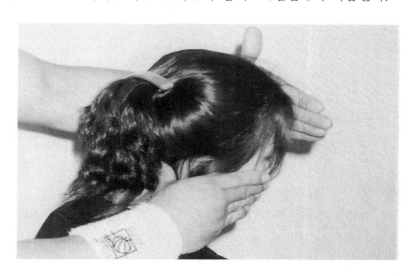

천주(天柱)의 지압

천주는 목덜미의 오목한 곳의 옆에서 후두부의 뼈가 승모근
으로 이동하는 곳이다. 반대쪽의 이마 방향으로 빼듯이 지압한
다. 이때 지압을 실시하는 사람(지압사)은 지압을 받는 사람
(환자)이 통증을 느끼지 않도록 적당한 힘의 세기로 누른다.
힘의 방향(지압사의 손의 진행 방향)은 반대쪽으로 미는 듯한 상
태가 좋다.

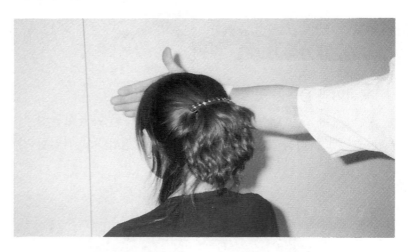

목을 뒤로 젖힌다

한 손을 목 뿌리에, 한 손을 이마에 대고 목을 우선 앞으로
구부린 다음 다시 뒤로 구부릴 때 한 번 멈춘다. 3회 실시한다.
무리하지 않는다.

건강을 목적으로 하는 지압은 항상 무리하지 않아야 한다.
치료와 예방 효과는 무엇보다도 적당한 지압에 의해서만 가능
하기 때문이다.

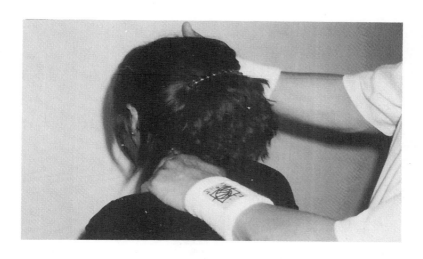

신두법(伸頭法)

4개의 손가락을 관자놀이에, 엄지를 풍지(風池)에 대고 엄지의 안쪽에 머리를 얹어 젖히고 조용히 들어올려 잠시 멈춘 다음에 조용히 힘을 뺀다.

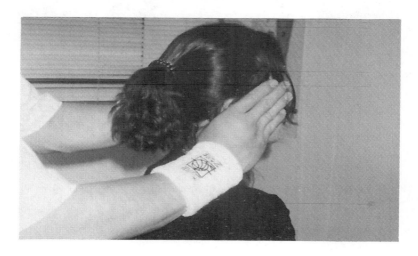

196

견정(肩井)의 지압

지압을 받는 사람은 그림과 같이 엎드린다.

좌우 견정을 지압하되, 제7경추에서 어깨의 끝까지 5점을 3회 지압한다.

지압에 있어서 몇 번이고 강조해도 지나침이 없는 한 마디는 '올바른 자세'이다.

지압을 받는 사람이나 지압을 실시하는 사람 모두가 다 바른 자세로 지압에 임해야 한다. 견정(肩井)의 지압에 있어서는 똑바로 밑을 향하도록 지압한다.

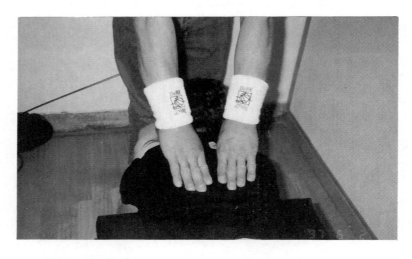

곡지(曲池)의 지압

곡지는 팔꿈치를 구부렸을 때 옆 힘줄 바깥쪽 부분을 말한다. 이곳을 엄지의 안쪽으로 한쪽씩 3회 누른다. 머리에서 먼 곳이지만 이곳의 지압은 의외로 흥분을 가라앉히는데 효과가 있다.

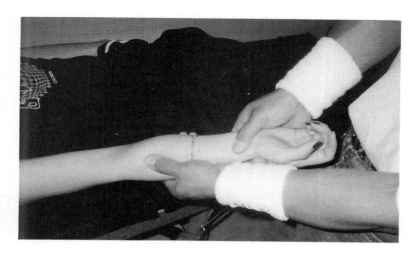

발 삼리(足三里)의 지압

천정을 보고 눕는다. 정강이의 앞 힘줄에 있는 삼리(三里)를 지압한다. 양 엄지를 모아 삼리를 조용히 정성스럽게 3회 누른다. 피의 흐름을 아래쪽으로 유도한다.

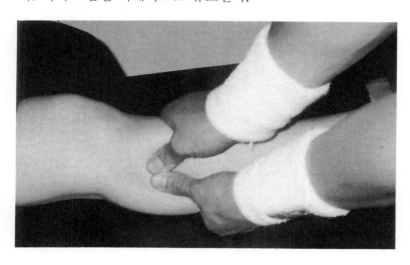

◤ 목의 힘줄이 결릴 때

목은 무거운 머리를 지탱하고 또 머리로 가는 신경이나 혈관이 지나는 중요한 곳이다. 때문에 피로가 쌓이는 곳이기도 하다. 팔이나 손을 이용해도, 또 정신적인 피로, 걱정이나 불안이 있어도 목의 힘줄이 당긴다.

특히 중년이 되어 목뼈에 변화가 있으면 목의 움직임이 나빠지고 목, 어깨, 팔에 통증이나 저림, 결림이 생긴다. 이것을 경완증후군(頸腕症候群)이라고 한다. 경추에 변화가 있으면 어

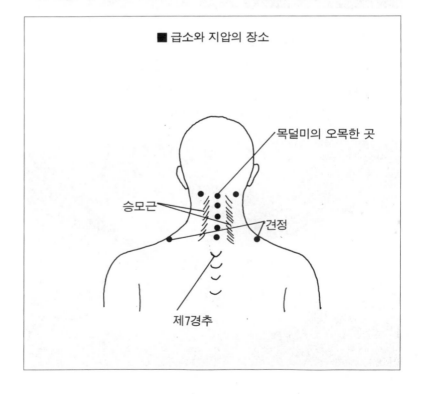

■ 급소와 지압의 장소

목덜미의 오목한 곳

승모근

견정

제7경추

깨나 손에 저림이나 통증이 있을 수 있고 이것은 목의 힘줄 결림이나 목의 움직임을 좋게 함으로써 고칠 수 있으므로 목의 지압이나 운동법이 중요하다.

목에 이상이 생기면 전신의 중요한 부분들이 함께 고장나는 결과를 가져올 수 있다. 위로는 머리를 받치고 있고 아래로는 몸체와 연결되어 있기 때문에 우리 몸에서 목이 차지하는 비중은 실로 중요하다고 아니할 수 없다.

이토록 중요한 목 부위에 대한 지압이나 운동은 온몸의 건강을 위해서도 필요불가결하다고 할 수 있다.

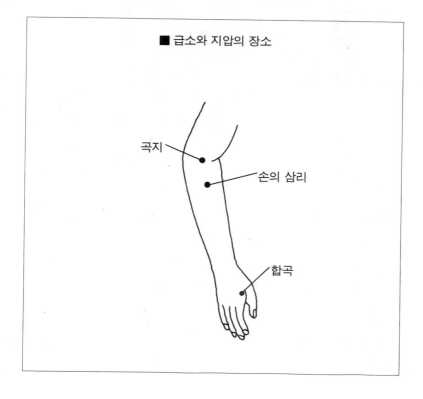

■ 급소와 지압의 장소

곡지

손의 삼리

합곡

목의 힘줄 주물러 내리기

기분을 가라앉히고 목 힘줄의 피 흐름을 좋게 하기 위해 머리 뒤에서 목의 힘줄 끝까지 한쪽 손바닥으로 3회 주무른다. 이때 다른 한 손으로는 이마를 지탱한다.

평소에 화를 잘 내거나 신경질적인 성격의 소유자, 또는 다혈질의 성격을 가진 사람에게 이 지압을 실시하면 의외로 효과가 있다.

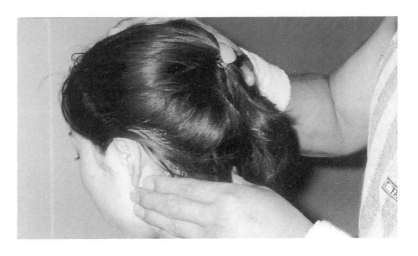

목의 옆 힘줄의 지압

엄지와 4손가락을 마주하고 풍지(風池)에서 아래로 제7경추까지 승모근(僧帽筋)을 집듯이 5점 지압한다. 3회 실시한다.

환자의 증상이나 건강 상태에 따라 지압하는 횟수를 가감할 수 있다.

이 때에도 역시 적당한 수준이 좋다. 너무 무리하면 역효과가 나기 때문이다.

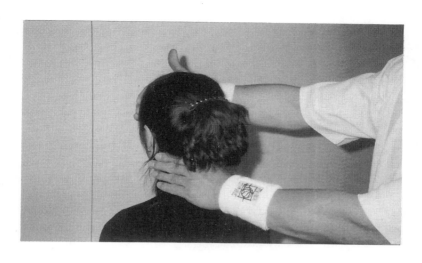

흉쇄유돌근의 지압

흉쇄유돌근의 밑에는 목에서 머리로 가는 혈관이나 신경이 있고 이것을 푸는 것이 목에서 팔로 가는 신경이나 혈행(血行)의 상태를 좋게 한다.

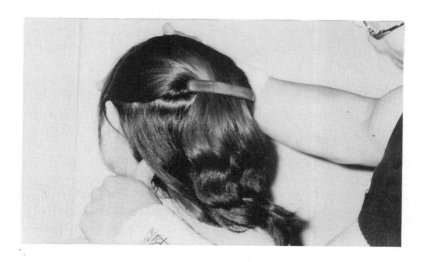

202

신두법(伸頭法)

엄지의 안쪽에 머리를 얹듯이 지탱하고 손바닥은 볼에 대고 머리를 뒤로 젖히는 기분으로 가볍게 지압한다. 이 지압은 계속하여 3회 실시한다.

이 지압을 실시하고 나면 두뇌의 혈행(血行)이 좋아지기 때문에 머리가 상쾌해진다.

또한 이 지압은 머리의 피를 내린다.

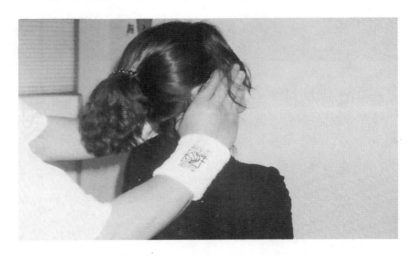

목덜미의 오목한 곳에서 제7경추 자리의 지압

지압을 받을 사람(환자)이 우선 엎드리도록 한다. 그리고 지압을 실시하는 사람(지압사)이 지압을 실시하기 좋은 자세로 준비한 다음 마음을 가다듬고 정성껏 지압에 임해야 한다.

지압을 실시하는 방법은 엎드려서 머리의 정중선을 목덜미의 오목한 곳에서 제7경추까지를 양 엄지를 나란히 하여 6점 누른다. 계속하여 3회 지압한다.

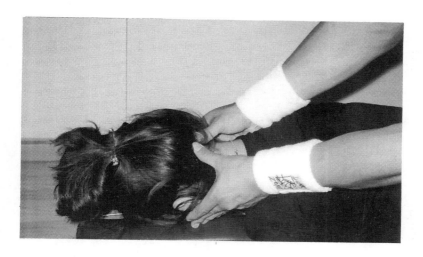

목의 제1측선의 지압

승모근의 힘줄에서 목과 후두골의 경계인 천주(天柱)에서 제7경추의 옆까지를 양 엄지를 나란히 하여 위에서 아래로 5점 정도 누른다. 3회 실시한다.

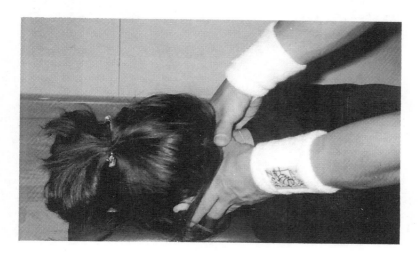

견정(肩井)의 지압

제7경추의 옆에서 어깨 끝까지 견정을 지나 승모근 위를 한 쪽 6점 좌우 동시에 지압한다. 3회 실시한다.

이 지압은 어깨의 뻐근함을 해소시켜 줄 뿐만 아니라 상체의 혈행(血行)을 좋게 하므로 지압 후에도 상쾌한 기분을 맛볼 수 있다.

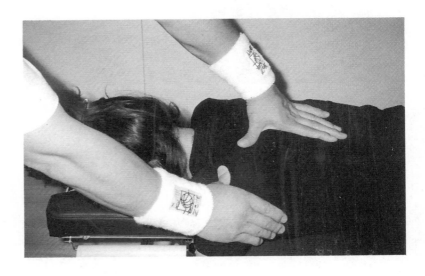

목 뒤로 젖히기

목의 뿌리를 한쪽 손으로 누르고 다른 한쪽 손은 이마에 대고 조용히 뒤로 젖힌 후 멈춘다. 3회 실시한다.

처음에는 통증이 생기지 않도록 조심해서 주의하고 조용히 한다.

너무 무리하면 역효과가 나기 쉽다는 것을 늘 염두에 두지 않으면 안 된다.

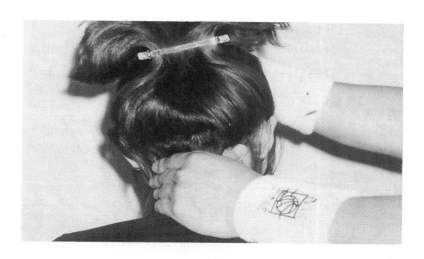

목 옆 구부리기

한쪽 손으로 어깨를 누르고 다른 한쪽 손은 귀 위에 대고 조용히 옆으로 구부려 멈춘다. 3회 실시한다. 반대쪽도 마찬가지로 한다. 아플 때는 무리하게 하지 않는다.

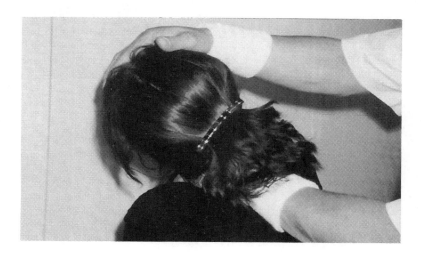

목을 돌린다

한 손을 아래 턱에 대고, 후두부에 다른 한 손을 대고, 목을 조용히 돌린다. 무리하지 않도록 주의한다. 오른쪽으로 돌렸으면 반대쪽도 한다.

이와같은 동작을 반복하여 계속 실시한다. 지압을 받는 사람의 증상이나 건강 상태에 따라 적당한 횟수를 실시하도록 하되, 일반적으로는 5~6회 정도가 알맞다.

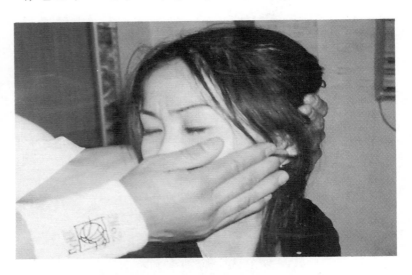

곡지(曲池)와 삼리(三里)의 지압

곡지와 삼리를 엄지의 안쪽으로 조용히 눌렀다가 다시 조용히 뗀다.

각 급소를 모두 3회씩 누른다.

이 두 개의 급소는 지압을 받는 사람이 천정을 보고 누워서 실시하도록 한다.

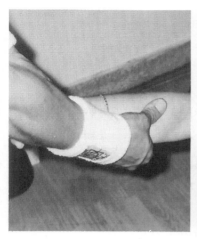 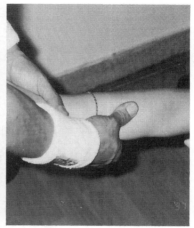

합곡(合谷)의 지압

손의 엄지와 인지의 뿌리 뼈가 만나는 곳의 오목한 부분으로 인지쪽을 향해 조용히 누르면 손이 무거워진다. 3회 정도 지압한다.

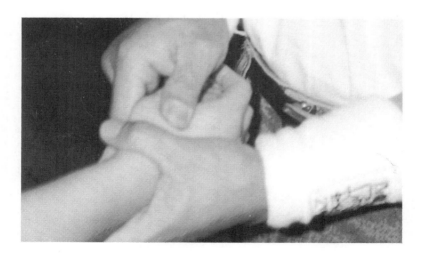

◤ 어깨가 결릴 때

어깨가 결린다는 것은 어깨나 등의 근육에 뭐라 할 수 없는 무거운 느낌이나 둔통(鈍痛)이 있는 상태를 말한다.

왜 어깨가 결리는가는 분명치 않지만 근육 속에 피로 물질이 쌓여 신경이나 혈관을 압박하기도 하고 또 피로로 인하여 근육 활동이 나빠지기 때문에 일어난다.

원인은 심신의 피로, 내장 질환 특히 위장 질환일 때 반사적

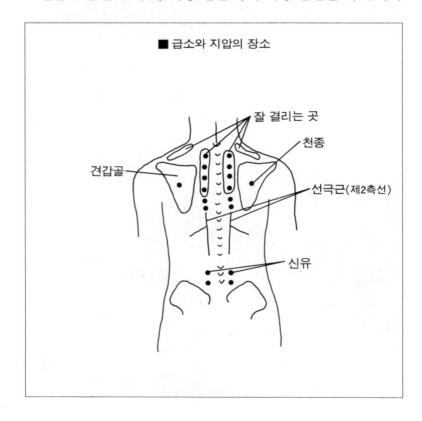

■ 급소와 지압의 장소

잘 걸리는 곳
천종
견갑골
선극근(제2측선)
신유

으로 어깨가 결린다. 고혈압이나 동맥 경화, 기(氣)가 막히는 업무를 했을 때도 일어난다. 손 끝을 사용하는 섬세한 작업을 했을 때도 어깨가 결린다.

이와같이 어깨는 우리 몸에서 여러가지의 역할과 임무를 담당하고 있으며, 그 기능도 다양하지만 그와 비례하여 신체 각 부위의 이상을 체크하여 보여주는 근육 건강의 바로미터이기도 한 것이다. 말하자면, 어깨가 결리거나 이상 증세가 있을 때는 신체의 어딘가에 분명히 이상 징후가 나타나고 있다는 것을 간파하지 않으면 안 된다는 것이다. 따라서 어깨에 대한 지압은 매우 중요하다.

급소를 순서에 따라 정성스럽게 지압하면 결림이 풀린다. 또 어깨 결림의 원인이 되는 질환 치료도 중요하다.

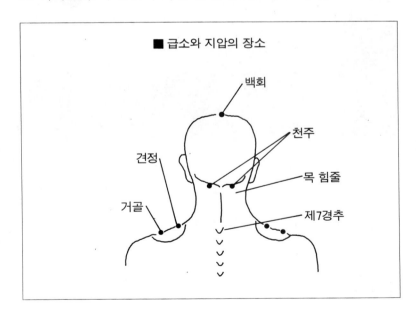

■ 급소와 지압의 장소

백회

천주

견정

목 힘줄

거골

제7경추

등뼈의 지압

인간의 신체는 등뼈에 의해 지탱되고 유지된다고 해도 과언이 아니다. 신체적인 모든 결함은 등뼈의 이상에서 오는 경우가 많다. 그만큼 등뼈에 대한 지압은 중요하다고 볼 수 있다.

먼저 지압을 받을 사람이 엎드린다. 등뼈를 목의 뿌리에서부터 허리까지 손바닥 전체로 조용히 누른다. 손바닥은 반씩 이동시키고 허리의 부분은 세게 눌러도 좋다.

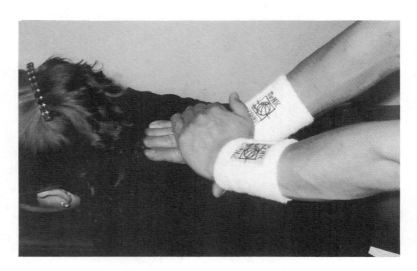

등의 제2측선의 지압

등의 제2측선(선극근)을 제7 경추의 옆에서 제3 흉추까지는 엄지를 아래 방향으로 해서 누르고 제4 흉추에서 허리까지는 엄지를 나란히 하여 실시한다.

이 지압은 평소에 어깨가 자주 결리는 사람에게 지속적으로 하면 효과가 있다.

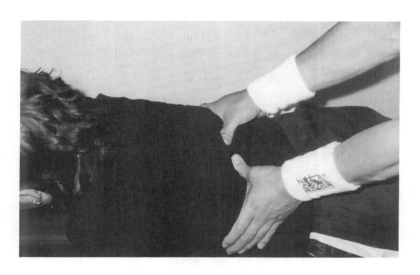

목 힘줄의 지압

어깨 결림 때는 힘줄 위의 목의 힘줄도 결림으로 천주에서 제7경추의 옆까지 승모근을 조용히 지압한다. 3회 실시한다.

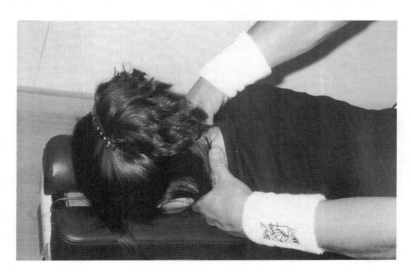

어깨의 파악압(把握壓)

4개의 손가락과 엄지를 마주하고 제7경추에서 어깨 끝까지 구석구석 조용히 단단히 집는다. 주로 엄지에 힘을 준다.

누르면서 동시에 집는 듯한 느낌이 들도록, 올바른 자세로 지압을 실시한다.

이 지압은 어깨 결림에 탁월한 효과를 발휘한다.

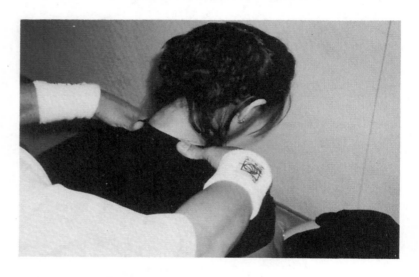

견정(肩井)의 지압

견정을 지나는 급소를 제7경추의 옆에서 어깨 끝까지 양 어깨를 동시에 지압한다. 팔꿈치를 펴 체중을 실어 조용히 지압하고 조용히 뗀다.

이 지압은 어깨의 힘줄(근육)이 뭉쳤을 때라든가 목덜미의 근육이 긴장하여 단단해졌을 때 실시하면 효과가 있다. 결림을 풀어주고 심신을 편안하게 해준다.

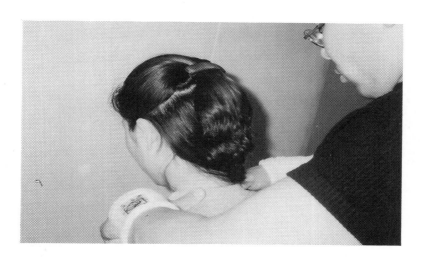

팔 펴기

한쪽 손 손바닥의 엄지와 약지를 두 손으로 잡고 위로 당긴
다. 두 팔을 교대한다. 어깨가 들어 올려져, 어깨의 힘줄이 이
완된다.

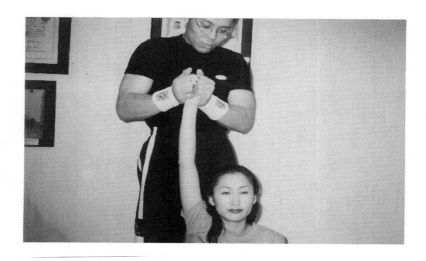

팔 벌리기

앞으로 웅크리는 자세는 어깨 결림의 원인이 된다. 지압하는 사람의 넓적다리 전면을 지압 받는 사람의 등에 대고 두 팔을 뒤로 펴고 가슴을 젖히면서 벌린다.

어깨가 무겁고 결린다거나 흉부 근육의 결림에도 효과가 있다. 이 때에도 역시 너무 무리하게 진행하지 않도록 한다. 바른 자세로, 너무 서두르지 말고 유연하게 실시하도록 한다.

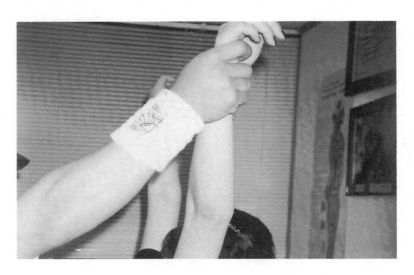

팔의 과도한 사용이 원인일 때

● **천종(天宗)의 지압** : 견갑골(肩甲骨) 중심의 천종에서 팔의 뿌리까지를 지압한다. 아픈 사람에게는 손의 뿌리로 지압한다. 너무 무리하면 역효과가 나므로 주의한다.

건강한 사람에게 이 지압을 행할 때에는 혈관에 쌓인 노폐물을 제거해 준다면 생각으로 적당히 실시한다.

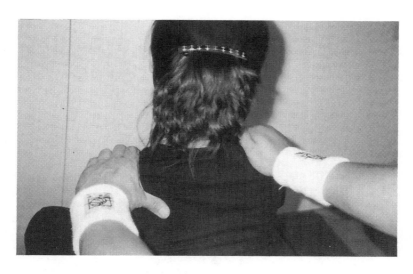

● **곡지(曲池)의 지압** : 팔꿈치를 구부리는 곳의 주름이 있는
바깥쪽의 곡지를, 엄지의 안쪽을 조금 밖으로 향해 지압한다.
이곳을 누르는 것이 어깨 결림에 효과가 있다.

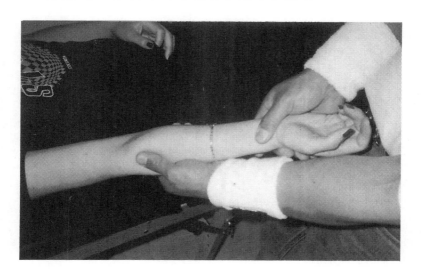

두뇌의 피로가 원인일 때

• 관자놀이의 지압 : 손의 뿌리를 관자놀이 양쪽에 대고 귀에서 눈썹까지 3점을 한 번 누르고 3, 4초 동안 천천히 실시하도록 한다.

이 지압을 실시하면 두뇌의 피로가 풀려 정신이 맑고 산뜻해진다.

또한 어깨의 경직된 근육을 푸는 데에도 효과가 있다.

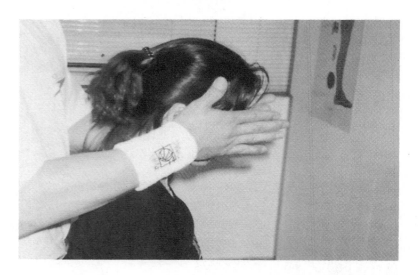

• 흉쇄유돌근의 지압 : 엄지와 인지로 조용히 실시한다. 특히 귀 뒤의 뼈에서 나와 있는 힘줄 부분을 크게 집는다. 아래쪽은 가볍게 해도 좋다.

이 지압의 목표는 두뇌의 피로를 풀어주는데 있으므로, 아래쪽 보다는 위쪽에 신경을 집중하여 지압하는 것이 바람직하다. 너무 무리하지 않도록 한다.

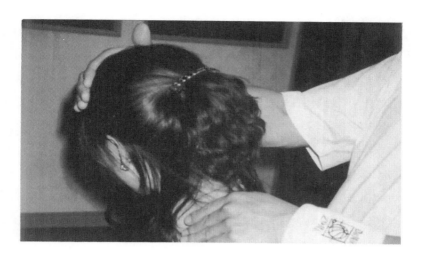

위가 나쁜 것이 원인일 때

배(腹)에 지압을 하여 위장 상태를 좋게 한다. 그 하나로서 배의 정중선을 급소에서 아래로 지압하여 둔화된 위장 활동을 좋게 한다.

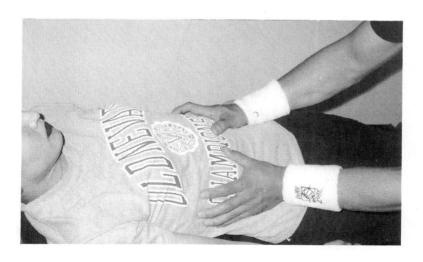

■ 가슴의 통증 (늑간 신경통)

등에서 가슴에 걸쳐 늑골 사이를 달리듯 아픈 것이 늑간 신
경통이다. 기침이나 재채기를 했을 때는 더욱 심하게 아프다.

감기에 걸리거나 가슴을 치거나 지나치게 피로할 때도 늑간
신경통에 걸린다. 늑골의 질환이 원인일 때도 있으나 특별한
원인을 알 수 없을 때도 있다. 중년의 빈혈성인 여성에게 잘
일어나는 것 같다.

열도 없고 그다지 심하지 않을 때는 지압이 효과적이므로

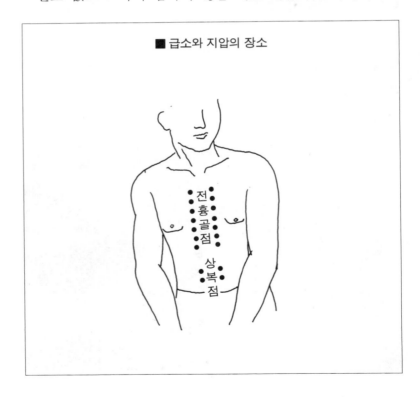

■ 급소와 지압의 장소

전흉골점

상복점

가볍게 실시한다. 아픈 곳은 5번에서 9번까지의 늑간이 많은
것 같고 전흉골점(前胸骨點), 측흉점(側胸點), 척추점(脊椎點)
등에 통증이 나타난다. 이것을 기준으로 가볍게 지압한다.

그러나 가슴에 대한 지압 요법이 효과가 없는 경우도 있다.

이 경우는 가슴에 특별한 질환이 있거나 원인이 확실한 이
상이 있는 때이다.

이러한 질병이나 원인이 확실한 흉부 이상에는 지압 요법이
통하지 않는다.

심신에 피로가 쌓여 나른하거나 정신적인 스트레스, 또는
충격에 의해 가슴이 답답하고 통증이 생겨난 경우에는 지압의
뛰어난 효과가 확실하게 해결해 준다.

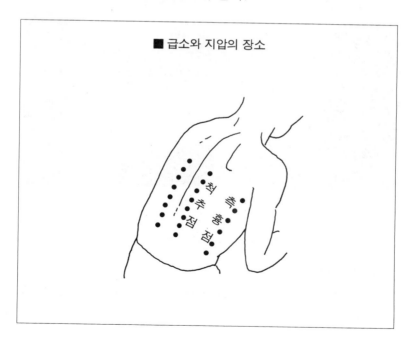

■ 급소와 지압의 장소

220

옆 가슴의 지압(指壓)

옆 가슴이 아프거나 결릴 때에는 그 아픈 곳을 중심으로 지압을 실시한다.

늑간(肋間)을 뒤에서 앞으로 가볍게 누르고 옆 가슴의 가운데 선에 압통점이 있으므로 이 부분은 손가락을 멈추고 압력을 조금 지속한다.

이와같은 지압 요법으로, 지압을 받는 사람(환자)의 증상이나 건강 상태에 따라 적당히 실시한다.

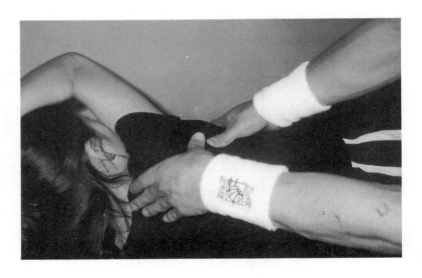

늑간 신경의 늘리기

양쪽의 3손가락을 같은 늑간 사이에 마주 놓고 늑간 신경을 따라 비스듬히 상하로 늘려간다.

가슴 근육의 피로를 푸는데 효과가 있고, 늑간 신경통의 예방과 치료에도 효험이 있다.

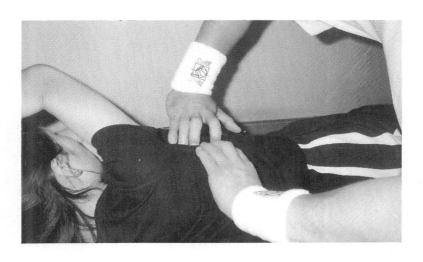

상부 늑간(上部肋間)의 지압

상부 늑간 신경통일 때는 천정을 보고 누운 자세에서 상부 늑골 사이를 양쪽 엄지로 정중(正中)에서 밖을 향해 순서대로 밑으로 간다. 조용히 가볍게 지압한다.

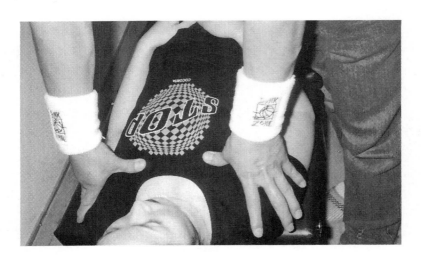

하부 늑간(下部肋間)의 지압

하부(下部)가 아플 때는 제7늑간에서 아래 늑간의 부위에 지압을 한다.

여기는 4개의 손가락으로 늑간을 가운데에서 비스듬히 위 바깥을 향해 지압한다.

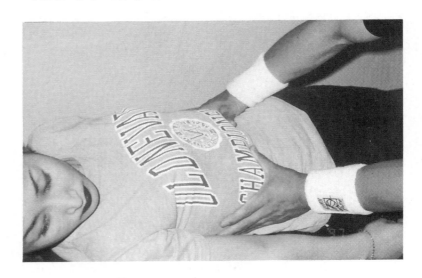

가슴의 정중선의 지압

가슴 가운데 흉골 위를 양쪽 엄지를 나란히 하여 조용히 지압한다. 젖가슴 높이에 단중이 있으므로 여기는 주의해서 가볍게 지압한다.

지압을 받는 사람(환자)의 상태에 따라 힘의 세기를 조절한다. 지압에 있어서 무엇보다도 중요한 것은 '힘의 밸런스'이다. 환자에게 적당한 힘의 세기를 지압사가 올바로 판단하는 것이 효과적인 지압을 하기 위한 첫걸음이다.

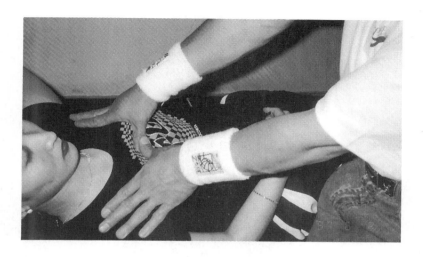

등의 제2측선의 지압

늑간 신경통이 조금 편해진 다음에 실시한다. 등뼈 옆의 압통점의 통증이나 선극근(仙棘筋)의 결림을 푼다. 가슴이 아픔으로 가볍게 누른다.

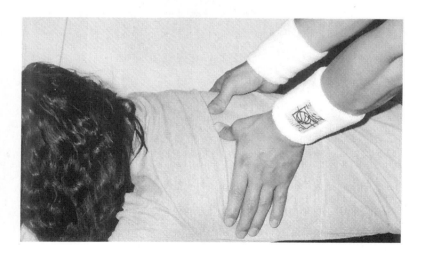

견정(肩井)의 지압

견정(肩井)만을 위에서 양쪽 엄지로 조용히 다소 강하게 누른다. 양쪽 엄지에 힘을 넣고 나머지 4개의 손가락은 지탱만 한다.

상체의 결림이나 통증을 해소시키는 데에는 견정에 대한 지압이 효과적임은 두말할 나위가 없다. 이 때에도 역시 무리하지 말고 적당한 지압을 실시하는 것이 중요하다.

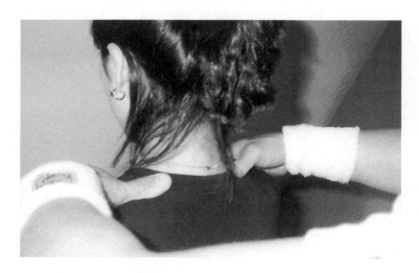

천종(天宗)의 지압

천종을 한쪽씩 조용히 엄지로 누른다. 이 지압은 특히 통증을 완화시키는데 효과적이다.

천종을 조용히 지압하면서, 아울러 천종의 주위도 천천히 지압하도록 한다. 손가락으로 눌러보아, 지압을 받는 사람이 아플 때는 손의 뿌리로 누르도록 한다.

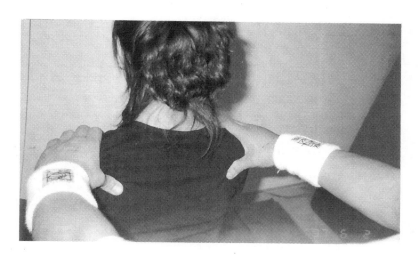

운동법(運動法)

통증이 조금 나아지면 천천히 조용히 숨을 들이마시면서 삼각근(三角筋)을 두 손으로 들어올리고, 늑간(肋間)을 들어올렸을 때 숨을 내쉰다.

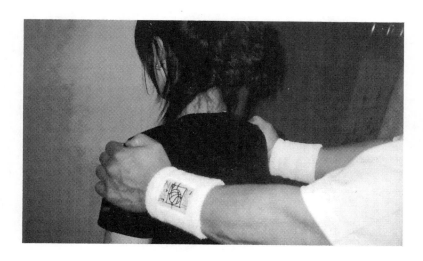

▰ 오십견(五十肩)의 경우

중년이 되면 사십요(四十腰), 오십견(五十肩)이라고 해서 허리나 어깨가 아프고 운동 장해가 일어나기 시작한다.

오십견(五十肩)이 되면 관절의 움직임이 나빠지고 어깨가 아파 팔을 들어올릴 수 없게 된다. 머리를 빗기가 힘들고 손을 올리지 않고 움직이는 것만으로도 통증이 있다.

원인은 노화 현상의 일종이라고도 하지만 확실치 않다.

50대에 많은 견관절(肩關節)의 이상이고 중년이 되어 일어나는 하나의 이상 증세이다.

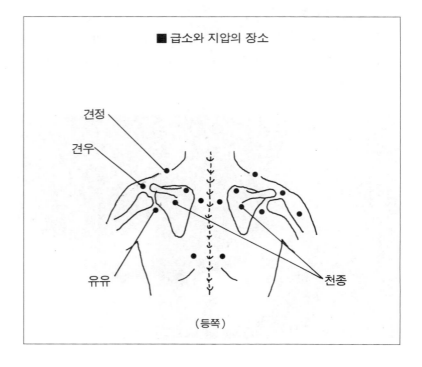

■ 급소와 지압의 장소

견정

견우

유유

천종

(등쪽)

주로 어깨의 관절 주위의 변화인 것 같으므로 어깨 관절에 대한 지압과 운동법이 좋은데 오십견(五十肩)에서는 특히 자기 자신이 가능한 한 움직이는 것이 중요하다.

나이가 들면 누구나 다 노화 현상은 일어나기 마련이고, 노화 현상이 짙어짐에 따라 신체 각 부위의 기능도 저하된다.

인간은 모두가 다 노화 현상을 막을 수는 없다. 그러나 노력에 의해 어느 정도 노화의 진행 속도를 늦출 수는 있다.

그 가장 확실한 방법은 다름아닌 운동 요법이다. 적당한 운동에 의해 사람은 보다 건강하게 장수할 수가 있는 것이다. 이 책에서 연구·검증하여 가르치고 있는 지압도 결국 운동 요법의 하나인 것이다.

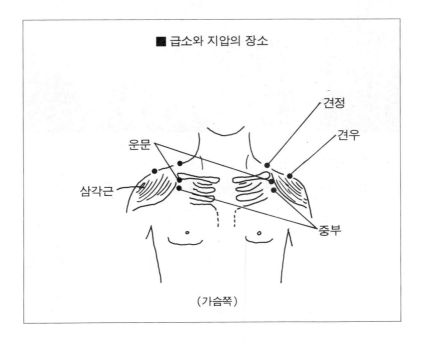

■ 급소와 지압의 장소

견정

견우

운문

삼각근

중부

(가슴쪽)

228

견우의 지압

팔을 올리면 어깨 끝에 생기는 오목한 곳의 견우에서 아래로 삼각근의 가운데를 지압한다.

어깨의 관절이 노화 현상으로 나빠지거나, 무리한 사용으로 결림이 있거나 할 때 이 지압을 실시하면 효과가 있다. 이 지압을 행할 때에는 어깨 관절 속에 힘이 통하도록 한다.

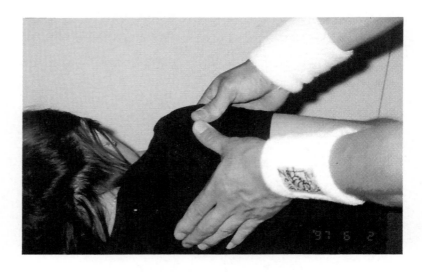

천종(天宗)에서 팔 뿌리까지의 지압

팔의 근육이 굳어지는 듯한 느낌을 받는 때에나 어깨의 관절에 이상이 있을 때에는 천종(天宗)과 팔 뿌리 주변을 지압하면 효과가 있다.

한쪽은 어깨의 앞에서 지탱하고 천종에서 팔 뿌리까지를 엄지로 가볍게 지압한다.

삼각근(三角筋)의 뒤쪽도 잘 지압한다.

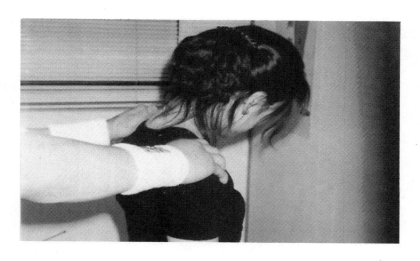

삼각근(三角筋)의 지압

어깨 끝의 삼각근을 4개의 손가락과 엄지로 끼듯이 집고 들어올리며 주무른다. 교대로 실시한다.

팔을 위로 들어 올리면 아프므로 좌우 교대로 실시한다.

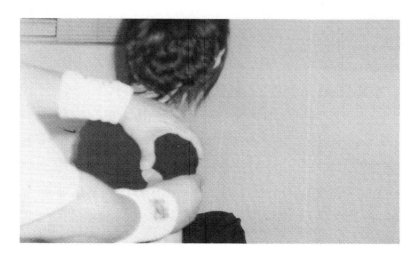

중부(中府)와 운문(雲門)의 지압

천정을 보고 눕는다. 어깨 관절 앞의 중부와 그 2cm 위의 운문을 조용히 지압한다. 오십견(五十肩)일 때는 결리는 증상이 나타나는 급소이다.

지압을 받는 사람이 통증을 느낄 정도로 세게 지압을 하는 것은 좋지 않다. 서서히 강약을 조절하여 반복 지압을 실시하므로써 어깨의 통증이나 결림을 해소시킬 수 있도록 해야 한다.

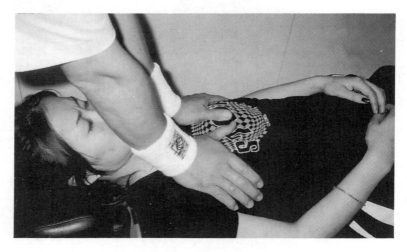

곡지(曲池)와 팔 삼리(三里)의 지압

오십견일 때는 팔쪽까지 통증이 있을 때가 있다. 특히 곡지와 삼리가 있는 전완후외측(前腕後外側)의 힘줄을 잘 지압하는 것이 중요하다.

이 경우에도 역시 무리하게 진행하지 않도록 유의한다. 힘의 세기를 조절하여 상대방이 편안함을 느끼도록 지압하는 것이 중요하다.

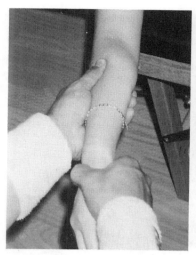 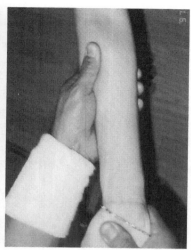

합곡(合谷)의 지압

합곡은 엄지와 인지의 뿌리 뼈 사이의 급소인데, 오십견의
경우 이곳이 아플 때가 있다. 엄지로 지압한다.

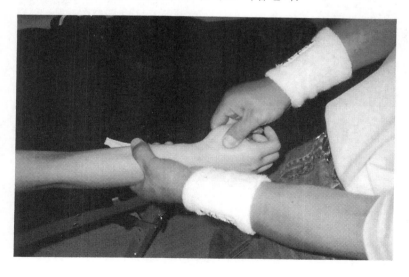

견관절을 돌린다

어깨의 관절을 회전시킴으로써 긴장된 근육이나 노화 현상으로 굳어진 어깨의 근육을 유연하게 만들 수 있다.

두 손으로 어깨의 앞과 뒤를 끼듯이 잡고 아래로 누르면서 어깨의 관절을 크게 돌려 한쪽에 5~6회 움직이고 반대로도 돌린다.

이 경우에도 너무 무리하게 진행하지 않도록 한다.

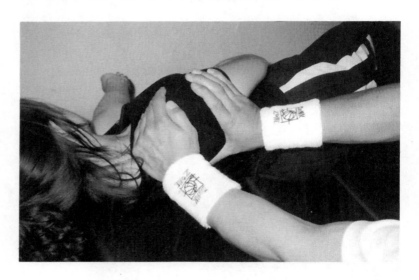

팔 늘리기

상지(上肢)를 90도 각도로 벌려 앞으로 45도 더 뻗어 가볍게 당겼다가 제위치로 돌린다. 올릴 수 없는 사람은 무리하지 않도록 한다.

이 지압(운동)을 매일 지속적으로 실시하면 어깨 결림의 예방은 물론 오십견(五十肩)에도 탁월한 효과가 있다.

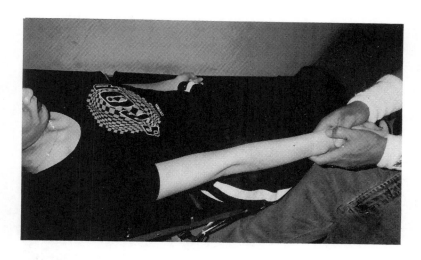

어깨의 운동

한쪽 손으로 어깨의 관절을 지탱하고 다른쪽 손으로 팔꿈치를 잡고 상하 좌우로 움직이고 돌린다. 움직일 때 아픈 관절은 무리하지 않는다.

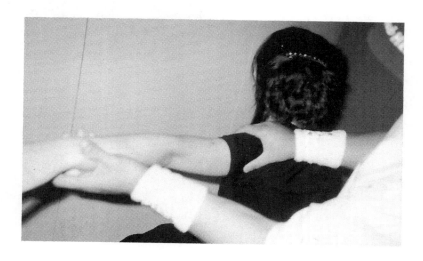

자기 운동(自己運動)

● **어깨의 운동** : 지압이 끝나면 스스로 기둥 등에 손을 대고 벌레가 기듯 손가락 끝을 가능한 한 위로 올려간다. 매일 반복하여 실시한다.

어깨의 근육이 약간 뻐근해질 때까지 힘의 강약을 조절하여 실시하되 결코 무리해서는 안 된다.

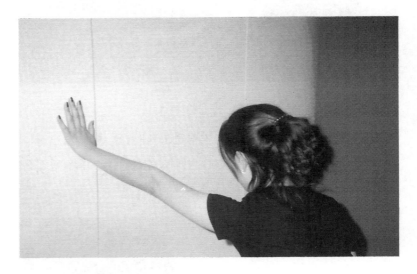

● **다리미 체조** : 다리미와 같은 무거운 물건을 들고 그것을 전후 좌우로 흔든다. 반동을 이용하여 어깨의 움직임을 좋게 하는 운동이다.

어깨가 무겁다든지 결릴 때 이 운동을 하면 산뜻한 기분을 느낄 수 있다. 이 운동 역시 너무 무리하지 않도록 한다. 정성 어린 지압이나 운동은 신체 기능 저하에 대한 예방과 치료 효과를 증대시켜 준다는 사실을 기억하자.

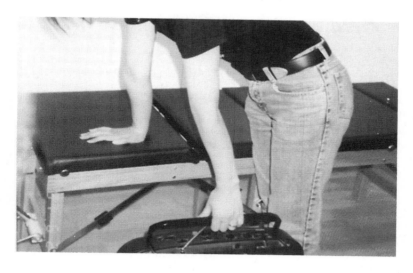

● 팔 올리기 : 나쁜 손을 잡고 자신의 어깨가 아플 때까지
올린다. 수직보다 머리 위로 손이 가면 팔의 무게로 내려지고
어깨나 가슴이 펴진다.

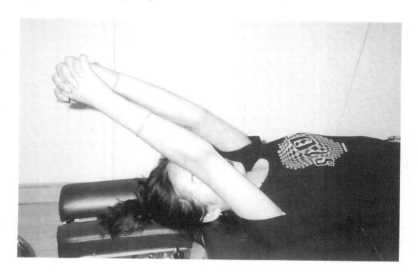

◢ 손의 피로 · 팔의 신경통

　팔은 일상 생활에서 가장 많이 쓰이는 곳으로 피로나 냉증 때문에 팔의 통증이나 저림을 일으키는 경우가 많다.

　팔의 신경통에는 어깨에서부터 아픈 경우, 팔의 바깥쪽(엄지쪽), 안쪽(새끼 손가락 쪽), 한가운데(정중앙)가 아픈 경우, 팔꿈치에서부터 위가 아픈 경우, 팔꿈치의 밑이 아픈 경우와 아픈 느낌도 여러가지이다.

　일반적으로 팔 뒤쪽의 바깥쪽이 많이 아프고 심지가 무거워지는 통증이 많다.

　팔의 냉증, 피로, 외상, 경추(頸椎)의 질환이나 변화 등으로 경수(頸髓)에서 나오는 신경이 영향을 받아 팔의 통증, 손가락

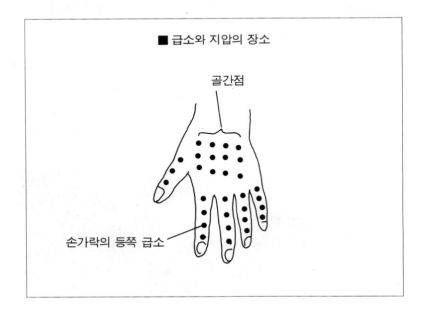

■ 급소와 지압의 장소

골간점

손가락의 등쪽 급소

끝 저림이 일어나는 것은 경완증후군(頸腕症候群)이라고 부르고 일반적으로 중년이나 초로(初老)의 사람에게 많다.

이러한 손의 통증이나 팔의 저림 등에는 지압 요법이 특효적이다. 급소와 지압의 장소를 확실하게 익혀두고 올바른 지압으로 건강을 지킬 수 있도록 노력하기 바란다.

너무 과격하거나 무리한 지압은 오히려 부작용을 낳는 경우가 있으므로 항상 올바른 지압요법으로 최상의 효과를 거두어야 할 것이다.

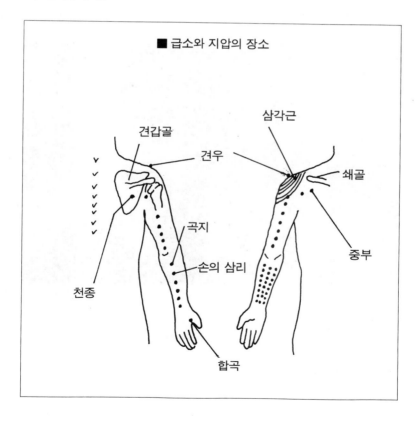

■ 급소와 지압의 장소

238

팔 뿌리의 지압

무거운 물건을 오랜 시간 들고 있다든지 팔을 너무 무리하게 사용한다든지 하는 경우에 나타나는 증세가 팔의 통증이나 결림이다.

이러한 때에는 팔에 대한 지압을 통하여 증세를 가라 앉힐 수 있다.

천종(天宗)에서 팔 뿌리까지를 엄지를 이용하여 지압한다. 이 부분의 힘줄 결림을 제거하고 통증을 제거하는 것은 팔 전체의 피의 흐름을 좋게 한다.

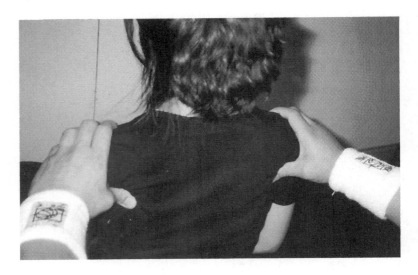

팔 뿌리 앞쪽의 지압

팔 뿌리의 앞쪽 중부 급소에 손 뿌리를 부드럽게 대고 지압한다. 한쪽 손은 뒤에서 지탱한다. 팔의 무거운 기분이나 통증이 완화되고 결림이 해소된다.

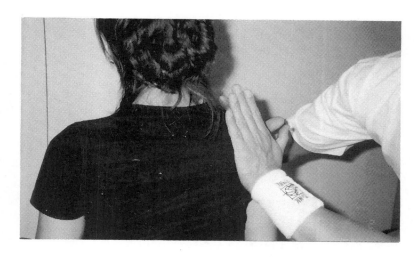

삼각근(三角筋)의 지압

어깨 끝의 삼각근을 전후에서 양손 엄지와 나머지 4개의 손
가락을 마주하여 집듯이 정성껏 지압한다. 삼각근 전후의 결림
을 제거한다.

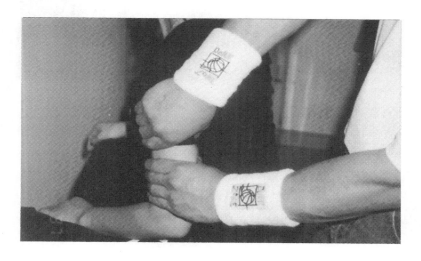

팔 앞쪽의 지압

알통이 생기는 곳을 팔 뿌리에서 팔꿈치의 오목한 곳까지 가볍게 지압한다.

이 때 지압을 받는 사람은 팔에 힘을 빼고 가벼운 마음으로 지압을 실시하는 사람(지압사)에게 자신의 몸을 맡기도록 한다. 위에서 아래로 12점 정도를 3회 반복하고 팔을 바꾸어 실시한다.

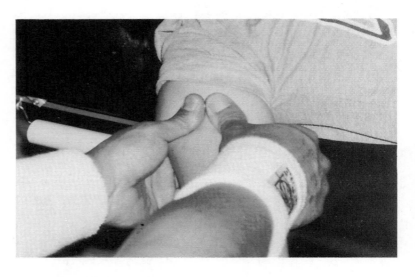

팔 뒤쪽의 지압

손바닥을 바닥에 붙이고 상완(上腕) 뒤쪽을 어깨 뿌리에서부터 팔꿈치까지 근육을 지압한다. 위에서 아래까지 7점 지압을 3회 실시한다.

이 때에도 너무 무리하지 않도록 유의하고, 최선을 다하는 마음가짐으로 서로 간에 신뢰감을 구축하도록 노력해야 한다.

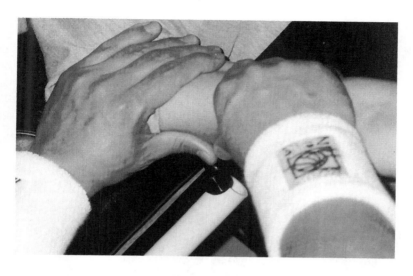

팔꿈치에서 손목까지 앞쪽의 지압

손바닥쪽의 팔꿈치에서 손목까지 한가운데를 10점 정도 3회 지압한다. 양쪽이 아플 때는 그 힘줄에 지압을 실시한다.

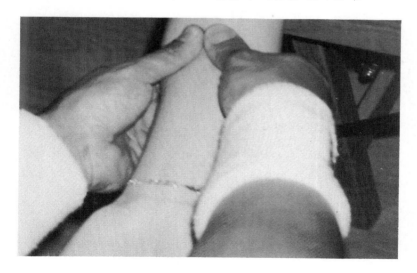

곡지(曲池)와 손 삼리(手三里)의 지압

곡지에서 삼리로 이어지는 선은 팔 신경통일 때 가장 아픈 곳이다. 이 선을 따라 정성껏 지압한다.

이때 지압을 받는 사람이나 지압을 실시하는 사람 모두에게 절실히 필요한 것은 서로에 대한 믿음의 교감(交感)이다. 이것은 마치 환자가 의사를 믿고 자신의 몸을 수술대 위에 던지는 것과 같다.

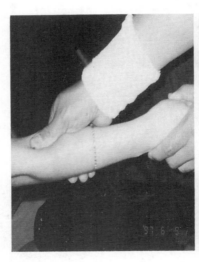 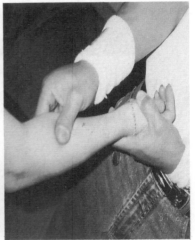

합곡(合谷)의 지압

합곡도 통증이 잘 나타나는 곳이다. 이곳을 엄지로 지압하는데 인지의 뿌리 쪽으로 누르면 손가락에 전해져 손의 통증이 덜해진다.

이 경우에도 너무 무리하지 않도록 한다. 적당한 힘의 세기로 정성껏 지압하는 것이 중요하다.

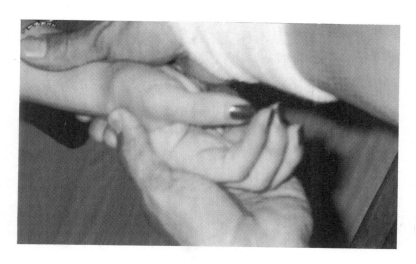

손등과 손가락의 지압

손등의 뼈 사이를 손목에서 손가락으로, 각 뼈 마디 사이를 지압한다. 손가락은 한 개씩, 엄지와 인지로 끼우듯 당기는 느낌으로 정성껏 지압을 실시한다.

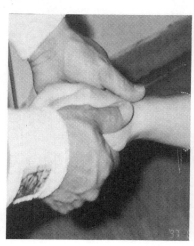
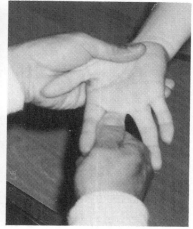

손바닥의 지압

손바닥이 아플 때는 손바닥을 위로 향하고 두 손으로 잡아 엄지를 좌우 교대로 지압한다. 다음에 손을 옆으로 하고 두 손의 4개의 손가락으로 지압한다.

이러한 지압은 온몸의 긴장을 완화시켜 줄 뿐만 아니라 팔 전체의 신경 긴장 완화에도 도움이 된다. 또한 정성껏 지압해 주면 전신의 피로 회복에도 상당한 효과가 있다.

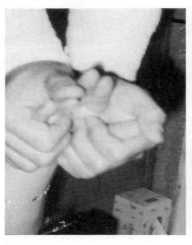 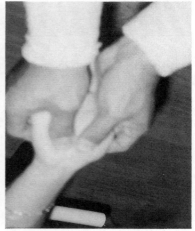

팔 늘리기

손 끝을 두 손으로 잡고 위로 올리면서 지압을 받는 사람의 옆을 지나 머리쪽으로 이동, 비스듬히 뒤 위쪽으로 가볍게 당긴다. 무리는 하지 않는다.

이 지압은 팔의 피로를 풀어주면서, 한편으로는 가슴의 통증을 치료·예방하는 데에도 도움이 된다.

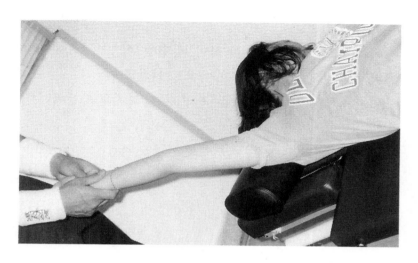

흉쇄유돌근의 지압

팔의 통증이나 저림은 목의 결림이나 뼈의 이상에서 오는 경우가 많으므로 흉쇄유돌근을 위에서 아래로 엄지의 안쪽으로 부드럽게 지압한다.

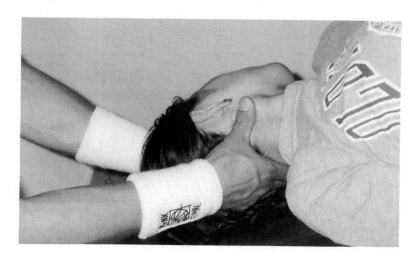

246

목 뒤 힘줄의 지압

목 힘줄 승모근을 집듯이 하여 머리카락이 난 곳에서 어깨 뿌리까지를 지압한다. 이때 한 손으로 어깨를 누른다.

너무 세게 꼬집듯이 한다거나 과격하게 문지르는 행위는 지압에 있어서 금물이다.

항상 조심스럽게, 그리고 정성을 다하여 차근차근히 진행해 나아가는 것이 중요하다.

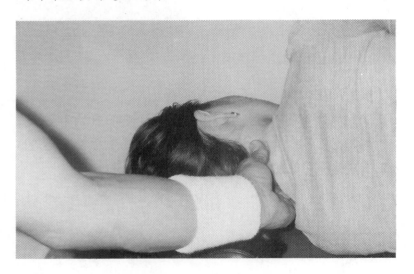

어깨 승모근(僧帽筋)의 지압

옆으로 누우면 어깨의 승모근이 이완되기 때문에 제7경추에서 어깨까지를 엄지와 나머지 4개의 손가락으로 지압한다. 반대쪽의 어깨도 마찬가지로 지압한다.

이 때에도 역시 너무 무리하지 않도록 한다. 지압하는 힘의 세기는 적절하게 잘 조절하는 것이 필요하다.

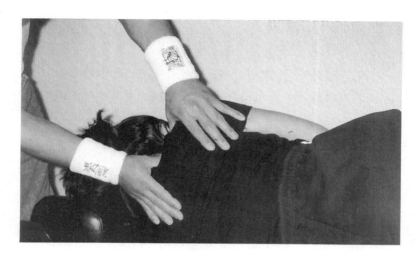

견정(肩井)의 지압

엎드린다. 양쪽 견정을 위에서 아래로 누른다. 3회 정도 조용히 눌렀다가 조용히 뗀다. 팔의 통증은 어깨를 풀어주는 것이 중요하다.

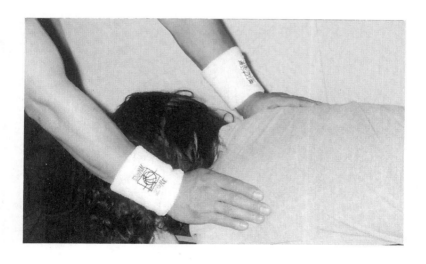

◢ 허리가 아플 때

허리는 인간이 서서 걸을 때 중심이 되는 곳으로 허리 위에 체중이 걸린다. 걸을 때나 여러가지 노동, 작업을 할 때 가장 힘이 많이 가해짐으로 허리 근육이나 뼈에 무리가 가 허리의 통증이 일어난다.

요통을 일으키는 원인은 여러가지가 있고, 뼈나 관절 이상에 의한 요통, 외상 때문에 일어나는 요통, 최근에는 추간판(椎間板) 헤르니아에 의한 경우가 많다는 것도 알게 되었다.

아무튼 허리는 우리의 신체에 있어서 더없이 중요한 부위이다. 신체를 지탱하고 활동하는 힘의 근간이 되고 있는 부위가

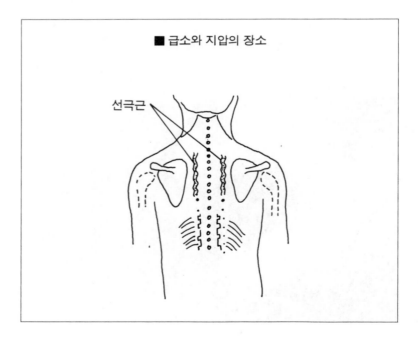

■ 급소와 지압의 장소

선극근

바로 허리인 것이다.

이토록 중요한 허리에 이상이 생기면 몸의 중대한 위기 상황이 도래한다. 한 마디로 허리가 고장나면 온몸의 활동 기능이 정지된다고 할 수 있을 만큼 신체에 타격을 초래한다.

그러므로 허리는 언제나 보호되어야 하고, 무리가 될 때에는 그 원인을 제거하여 항상 정상 상태를 유지시켜야 한다.

지압이 효과가 있는 것은 자세가 나쁘기 때문에 일어나는 허리 힘줄의 피로나 근육의 통증, 허리의 신경통, 위장이 나빠 반사적으로 오는 요통 등이다. 뼈에 변화가 있는 요통에는 지압은 효과가 없으므로 전문의를 찾을 필요가 있다.

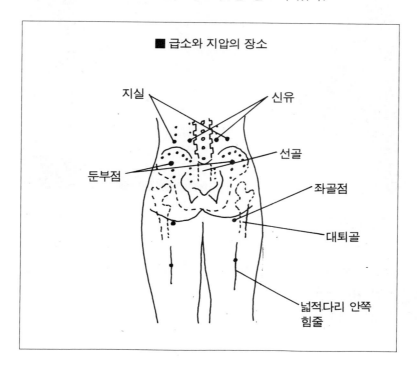

■ 급소와 지압의 장소

250

등뼈의 지압

등뼈 위에 두 손을 겹치고 목의 뿌리에서 흉추, 요추, 선골부까지를 지압한다. 특히 허리에서 선골의 위 부분을 정성껏 누른다.

이때 등뼈 마디 마디를 정성껏 지압한다. 물론 급소를 정확하게 찾아서 누르는 것이 중요하며, 절대로 무리하게 지압을 강행하지 않아야 한다. 무리함은 분명히 역효과를 낳는다.

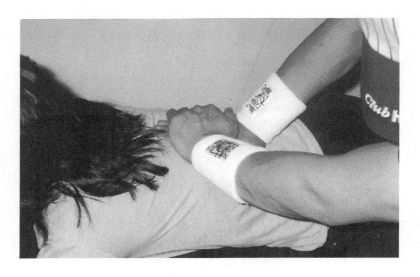

신유(腎兪)의 지압

신유(腎兪)는 허리 통증의 중심이 되는 곳으로 제2측선상에 있고 등뼈 옆 근육의 덩어리이다. 엄지로 신유와 그 상하를 정성껏 지압한다.

이 지압은 허리 부근의 근육 덩어리에 쌓인 피로를 풀어주는 효과가 있다.

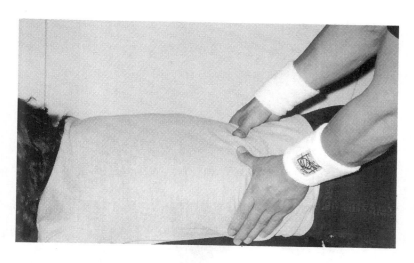

지실(志室)의 지압

신유 옆 세요(細腰)의 가장 아픈 곳에 지실(志室)이라는 급소가 있다. 양쪽 엄지로 옆에서 안으로 향하는 방향으로 지긋이 누른다.

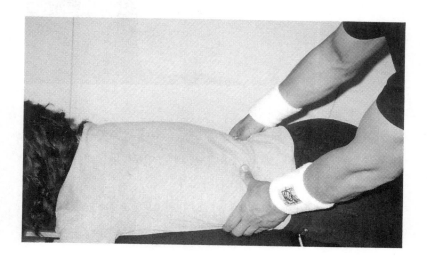

허리의 힘줄 풀기

허리 제3측선의 지실을 중심으로 푼다. 두 손을 모아 앞쪽 지실을 두 엄지로, 마주한 쪽 지실을 양쪽 4개의 손가락으로 누르고 노를 젓듯 지압한다.

말하자면 앞뒤로 쓸어 문지르듯이 지압해 나간다. 이때 너무 무리하지 않도록 하고, 차분하게 정성껏 지압하도록 한다. 허리의 힘줄에 쌓인 피로가 풀려 산뜻한 기분이 된다.

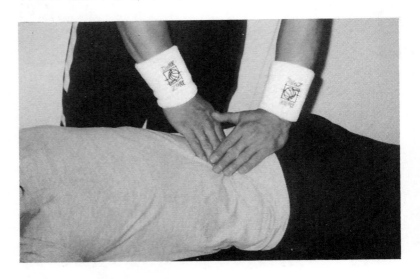

선골부(仙骨部)의 지압

선골부의 정중선 바로 옆 선을 제5요추에서 미골(尾骨)까지 양쪽 엄지를 나란히 하여 시간을 들여 조용히 누른다. 선골(仙骨)에는 다리로 나오는 신경이 있다.

다른 부위에 비해 조금 더 많은 시간을 할애하여 정성껏 지압할 필요가 있다.

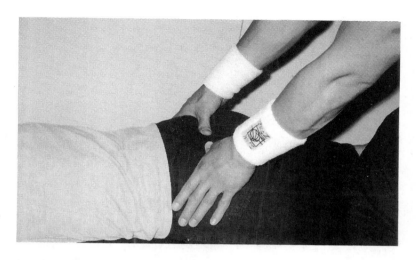

장골부(腸骨部)의 지압

손을 허리에 댈 때 닿는 뼈가 장골(腸骨)이고 그 뼈의 모서리 아래에 둔부점(臀部點)이라고 하는 아픈 곳이 있고 그것을 엄지 또는 손 뿌리로 지압한다.

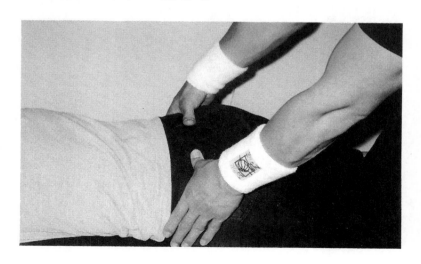

허리 비틀기

옆으로 누워 한 손을 어깨에 대고 다른 손은 앞쪽으로 대어 앞으로 눌러 허리를 비틀고 모두 엉덩이 쪽을 가볍게 지압한다. 이 때에도 물론 무리는 하지 않는다.

이 지압을 하고 나면 허리 전체가 산뜻한 기분이 된다. 허리와 엉덩이 부근의 둔중함(묵직한 기분)을 해소시키는 데 효과가 있다.

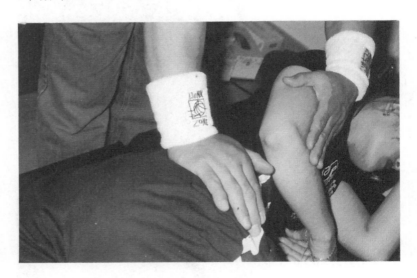

혼자서 하는 체조

• 다리 안쪽의 힘줄 늘리기 : 무릎을 편 채 다리를 가능한 한 올리고 그곳에서 발끝을 구부리면 다리 안쪽의 힘줄이 세게 당겨진다. 이 동작은 다리의 근육에 쌓인 피로를 풀어줄 뿐만 아니라 둔부에서 허리로 연결되는 근육에까지도 영향을 발휘하여 몸 전체가 가뿐해지는 효과를 보인다.

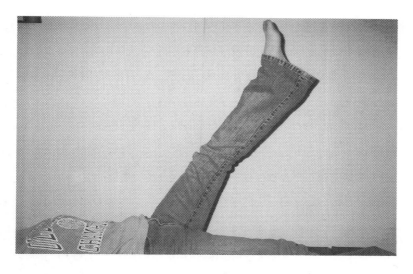

● **복근을 강화한다** : 요통이 있을 때 허리 근육과 배 근육에 탄력이 없는 경우가 있다. 손을 얼굴에 대고 몸을 일으켜 복근 체조를 한다.

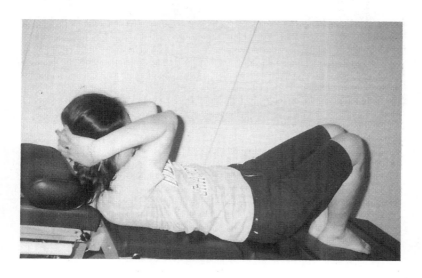

256

●허리의 힘줄 펴기 : 허리의 힘줄이 수축하기 쉬우므로 양쪽 무릎을 세게 품듯이 하여 허리의 힘줄을 편다.

양쪽 무릎이 겨드랑이 밑으로 향하는 느낌으로 안는다. 5회 실시한다.

이때 운동의 세기는 자신의 건강 상태에 따라 조절하도록 한다.

다리가 약간 뻐근하게 느껴지는 정도가 좋다. 너무 무리하여 통증이 오는 정도가 되면 곤란하다.

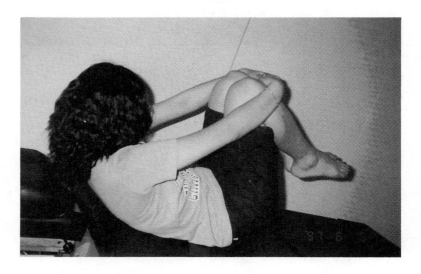

●엉덩이의 근육을 강화한다 : 무릎을 90도로 구부리고 손을 배 위에 놓고 어깨와 무릎이 일직선이 되도록 엉덩이를 들어올려 잠시 멈추었다가 또 내리는 운동을 반복한다.

이 운동은 엉덩이 부근의 근육을 강화시켜줄 뿐만 아니라 허리의 피로를 풀어주는 효과도 있다.

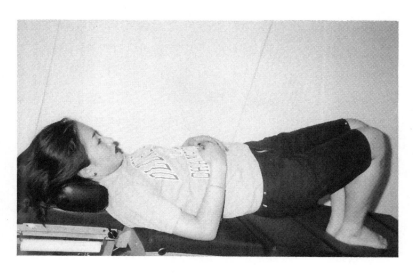

• 등 근육을 강화한다 : 엎드려 등 근육을 강화한다. 두 손을 허리 위에 놓고 등을 젖힌다. 이것은 너무 무리해서는 안된다.

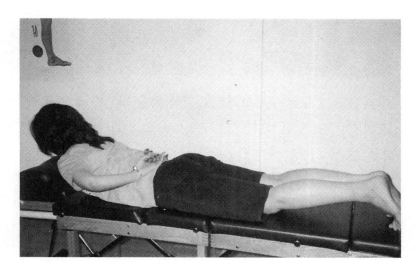

● **넓적다리 앞 힘줄 펴기** : 몸의 중심을 걸어 뒷다리의 넓적다리 앞 힘줄을 편다. 요통인 사람은 넓적다리의 앞 힘줄이 위축되어 관절이 굽어 허리에 무리가 간다.

따라서 이러한 사람은 너무 무리하지 말고 정성을 기울여 다리 전체의 힘줄을 부드럽게 펴준다는 생각으로 운동에 임하도록 한다.

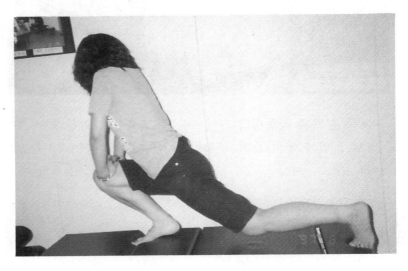

● **몸을 앞으로 구부리기** : 손가락 끝을 바닥에 붙이고 몸을 앞으로 구부려 넓적다리 안쪽의 힘줄을 늘린다. 손가락 끝이 바닥에 닿을 때까지 노력한다.

이 운동은 단순히 넓적다리 안쪽의 힘줄을 늘리는 것만으로 효과가 한정되지 않는다. 상체를 구부리므로 허리 부분의 근육에 쌓인 피로가 풀릴 뿐 아니라 내장의 기능도 강화되는 효과가 있다.

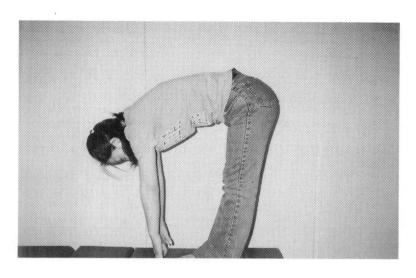

 • **등의 힘줄 펴기** : 의자에 앉아 등을 구부리고 머리의 무게
로 허리 위의 등의 힘줄을 늘린다. 특히 허리의 힘줄을 펴도록
하여 몇 번 반복한다.

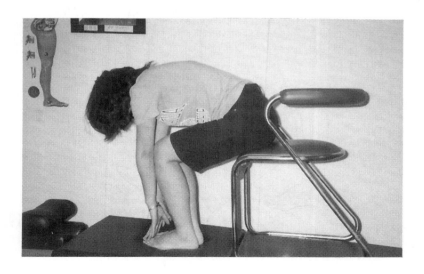

■ 다리 안쪽의 힘줄이 아플 때(좌골 신경통)

허리에서 다리 안쪽의 힘줄에 걸쳐 아프고 정강이의 앞쪽과 뒤쪽 장딴지의 힘줄에 당기는 듯한 강한 통증이 달린다. 육체 노동을 하는 사람에게 많은 것 같다.

좌골 신경통은 평발, 허리 냉증이나 무리한 자세로 앉아서 하는 작업 또는 허리나 엉덩이를 타박했을 때 일어난다. 최근 에는 제5요추와 선골 사이의 추간판 헤르니아에 외상시 척추

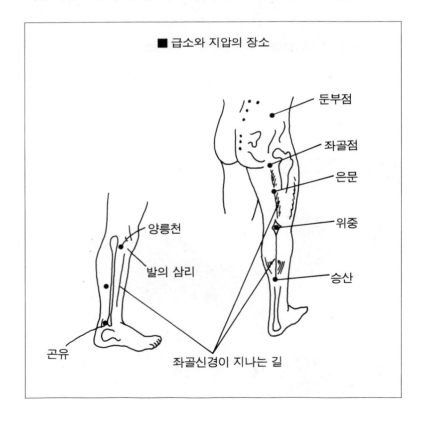

■ 급소와 지압의 장소

둔부점

좌골점

은문

위중

승산

양릉천

발의 삼리

곤유

좌골신경이 지나는 길

사이에 있는 연골이 어긋나 신경의 뿌리를 압박하여 좌골 신경
통이 되는 경우가 많다는 것도 알게 되었고, 이 때는 요통도
동시에 발생한다. 좌골 신경통도 일정한 급소에 압통점(壓痛
點)이 나타나고 이 점의 지압도 중요하다.

우선 좌골신경통을 해소시킬 수 있는 정확한 급소와 지압의
장소를 익히도록 한다. 그런 다음 바른 지압의 요령대로 정성
껏 지압하도록 한다.

너무 과격하게 누르거나 쥐어 짜듯이 지압하는 것은 금물이
다. 지압을 받는 사람(환자)이 아픔을 느낄 정도의 세기로 지
압하는 것은 좋지 않다. 적당한 세기로 누르도록 한다.

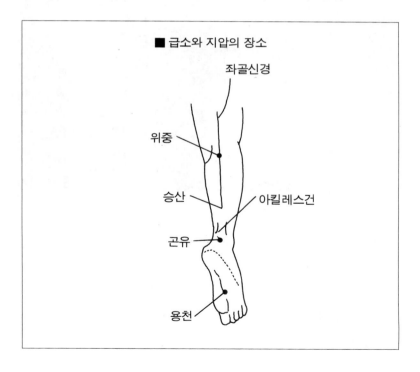

■ 급소와 지압의 장소

좌골신경

위중

승산

아킬레스건

곤유

용천

허리의 지압

아픈 것은 다리이지만 허리의 통증이나 결림을 제거하는 것이 중요함으로 허리의 지압부터 시작한다. 허리의 제2와 제3 측선 위를 조용히 충분히 지압한다.

허리의 근육이 풀리지 않으면 그 영향이 허리의 근육과 연결된 다리에까지 미치는 것은 당연하다. 따라서 다리에 통증이 있을 때에도 허리 부위를 정성껏 지압하면 효과적이다.

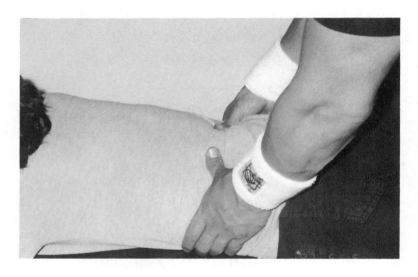

선골 측선(仙骨側線)의 지압

엉덩이 근육이 큰 둔근(臀筋)의 불룩한 곳에 통증이 나타남으로 양쪽 엄지로 누른다. 이곳은 엉덩이 한가운데 선골 양쪽에 해당하는 곳이다.

너무 무리하지 않도록 유의하되, 약간 강도를 높여 지압하는 것이 효과적이다.

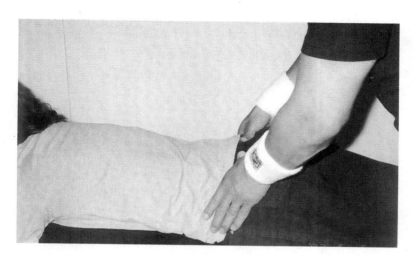

둔부점의 지압

좌골 신경의 직접 급소는 아니지만 흔히 아픈 곳이므로 정성껏 지압한다. 이곳은 대둔근(大臀筋)에 해당하고 다리 바깥쪽에 영향이 있어 다리가 가벼워진다.

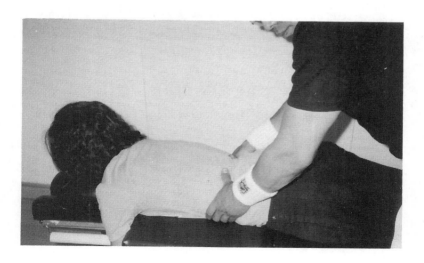

넓적다리 안쪽 힘줄의 지압

넓적다리 안쪽 힘줄의 중앙을 좌골신경이 통과하고 있고 그 위를 양쪽 엄지를 나란히 하여 근육 가운데까지 힘이 가도록 강하게 누른다.

10점 정도를 3회에 걸쳐 실시한다.

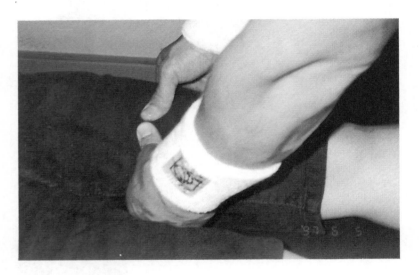

장딴지 중앙의 지압

장딴지는 중앙의 힘줄을 양쪽 엄지를 나란히 하고 무릎의 오목한 곳에서부터 아킬레스건 위까지를 눌러 내린다. 이것도 신경이 통하는 급소이다.

이때 장딴지 전체를 감싸안아 압박하는 느낌으로 지압하는 것이 중요하다.

다리 전체가 산뜻하고 가벼운 느낌이 들 때까지 지압한다. 하지만 너무 무리하지 않도록 한다.

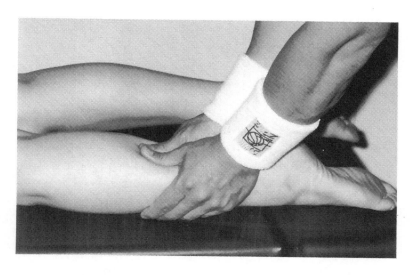

장딴지의 파악압(把握壓)

장딴지를 두 손으로 가볍게 집어 조용히 압박해 간다. 엄지로 지압을 하면 아플 수 있으므로 부드럽게 실시한다.

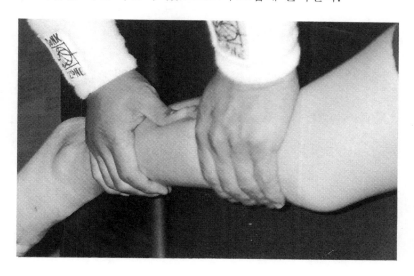

아킬레스건의 지압

아킬레스건은 좌골 신경통일 때 흔히 다루는 곳이다. 장딴지의 근육이 힘줄로 이어지는 곳에서부터 뒤꿈치까지 힘줄을 끼우듯 가볍게 지압한다.

너무 무리하는 것은 금물이다.

부드러움 속에 강함이 있다는 진리를 기억하면서 강도를 조절하는 지압이야말로 병의 근원을 치료하는 효과적인 방법임을 잊지 말자.

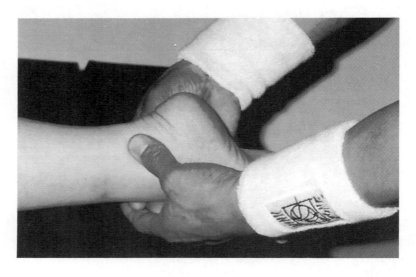

용천(湧泉)의 지압

좌골 신경 끝의 용천을 지압하는 것은 그 부위를 지나는 신경 전체를 자극한다.

용천을 중심으로 뒤꿈치에서 발가락 끝까지를 지압한다.

강도의 세기를 조절하면서 정성껏 지압하도록 한다.

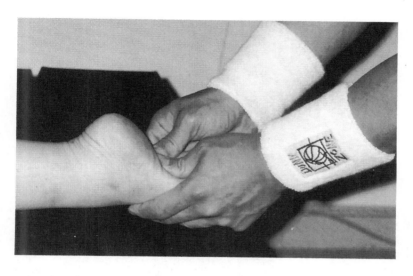

발 삼리의 힘줄과 정강이 안쪽의 지압

발 삼리의 힘줄에 엄지를, 정강이의 안쪽 뼈 뒤에 4개의 손
가락을 마주하듯 대고 지압한다. 삼리쪽은 세게 누른다.

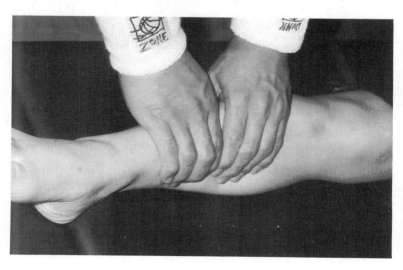

장딴지의 힘줄 늘리기

무릎을 누르고 한쪽 손으로 뒤꿈치를 잡고 들어올리고 팔 앞에서 발끝을 잡고 장딴지를 편다. 3회 실시한다.

이 때에도 역시 강도를 조절하면서 정성껏 지압하는 것이 중요하다.

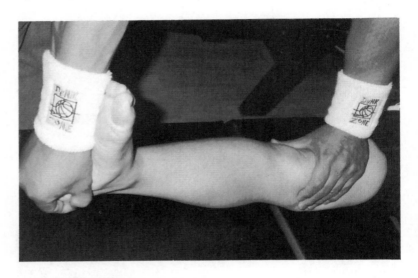

좌골신경(坐骨神經)을 편다

무릎을 펴고 장딴지를 어깨로 올리고 발 안쪽의 힘줄인 좌골신경을 늘린다.

이때 지압을 받는 사람이 다리와 둔부를 잇는 근육에 뻐근함을 느끼는 정도까지 계속하도록 하되, 정도가 지나치지 않도록 주의한다. 지압을 실시하는 사람(지압사)은 항상 환자의 동태를 관찰하는 것이 중요하다.

발 끝을 구부리지 않는다. 무리는 하지 않도록 한다.

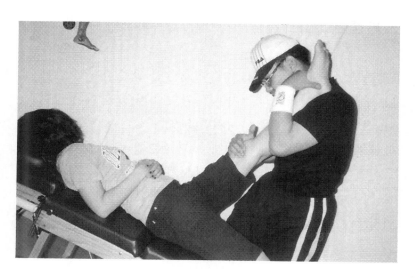

다리를 늘린다

한쪽 다리로 한쪽 발바닥을 누르고 두 손으로 한쪽 발을 앞과 뒤에서 잡아 다리를 들어올린 뒤 조용히 당긴다.

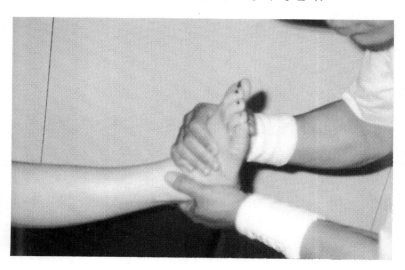

◢ 중년의 다리 통증

중년이 지나면 허리나 무릎의 통증을 호소하는 사람이 많다. 손발을 많이 사용하거나 날씨의 변화가 있을 때 통증이 있다. 또 크게 아픈 것은 아니지만 앉았다 섰다 하는 동작을 반복할 때 무릎이 아프다. 그러나 서서 걸으면 별 문제가 없다.

이것은 오랜 과로나 냉증에 의해 일어나는 노화현상의 하나로 변형성 슬관절증(變形性膝關節症)이라고 불리운다. 특히 중년의 무릎 이상은 상체의 체중이 과다한 사람, 살이 쪄서 무릎

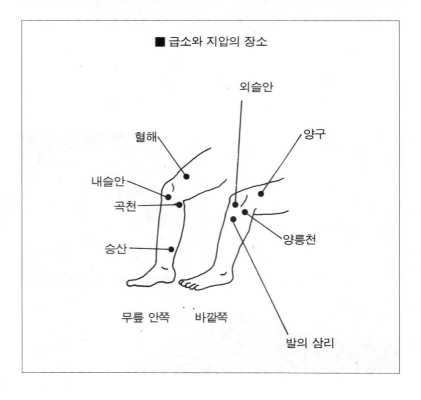

■ 급소와 지압의 장소

외슬안

혈해

양구

내슬안

곡천

승산

양릉천

무릎 안쪽   바깥쪽

발의 삼리

에 힘이 가해지는 사람에게 많은 것 같다.

관절 주위를 시간을 들여 지압이나 맛사지 하는 것은 무릎의 상태를 좋게 하는 데 효과가 있다.

이 때에도 물론 너무 과격하게 두드리거나 꼬집거나 무리하게 지압하지 않도록 유의한다. 약간 시간을 들여 차분하게 정성껏 지압하도록 한다. 관절에 염증이 발병했을 때는 지압하지 않도록 한다.

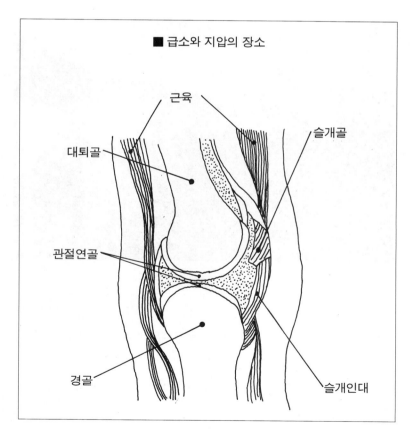

■ 급소와 지압의 장소

무릎을 어루만진다

무릎 전체에 가벼운 자극을 주기 위해 손바닥으로 무릎 아래에서 위를 향해 5~6회 어루만져 무릎 관절의 혈액 순환을 좋게 한다.

이때 단순히 어루만지는 것 뿐만 아니라 지압 요법의 기본을 살려 어루만지듯 지압하는 것이 중요하다. 너무 강도를 세게하여 무리하는 것은 좋지 않으므로 적당히 조절하도록 한다.

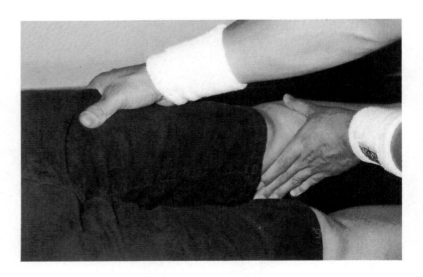

무릎 뚜껑 주위의 지압

무릎이 아파 움직이기 힘들 때는 무릎 뚜껑의 움직임이 좋지 않은 것이므로 무릎을 펴고 무릎 뚜껑 주위를 양쪽에서 끼듯이 잡아 위까지 지압한다.

이때 무릎 뚜껑을 탕탕 때리는 등의 타격을 가하는 동작은 금물이다.

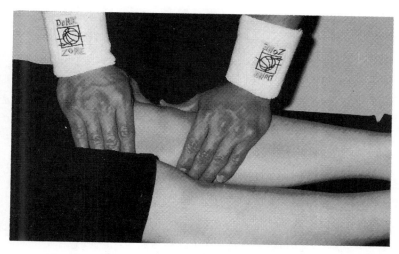

무릎 뚜껑을 움직인다

무릎은 펴고 힘을 빼게 한다. 무릎 뚜껑을 아래에서 밀어올리면서 좌우로 움직이고 상하로도 움직여 무릎 뚜껑 주위의 힘줄을 이완시킨다.

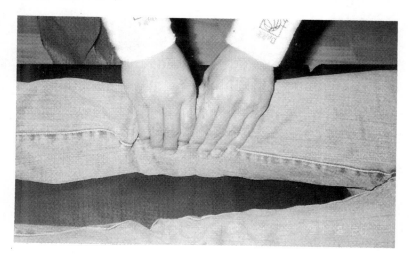

무릎 바깥쪽의 지압

무릎에는 넓적다리 뼈와 정강이 뼈가 붙어 있는 곳의 바깥쪽 틈새에 힘줄이 있다. 4개의 손가락으로 무릎 바깥쪽을 무릎 옆에서 무릎 관절 중심을 향해 조용히 지압한다.

무릎 관절의 피로를 풀어주는데 효과가 있을 뿐만 아니라 류머티스 예방에도 도움이 되는 지압 요법이다.

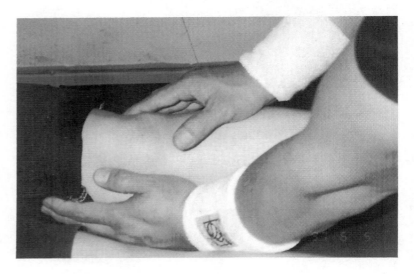

무릎 안쪽의 지압

무릎 안쪽이 아플 때가 많으므로 무릎 안쪽에 뼈가 붙어 있는 곳을 4개의 손가락으로 누르고 뼈와 뼈 사이를 관절 속에 힘이 가도록 부드럽게 지압한다.

이 지압 요법 역시 무릎 바깥쪽의 지압 요법과 마찬가지로 무릎 관절의 피로 회복과 류머티스 예방에 도움이 되므로 정성껏 지압하기 바란다.

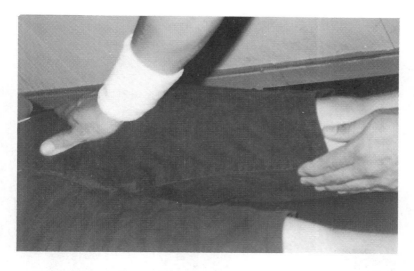

넓적다리 앞 힘줄의 지압

관절을 펴는 근육인 정강이 앞 힘줄을 무릎에서 위로 한가
운데까지를 양쪽 엄지 지압으로 3회 지압한다.

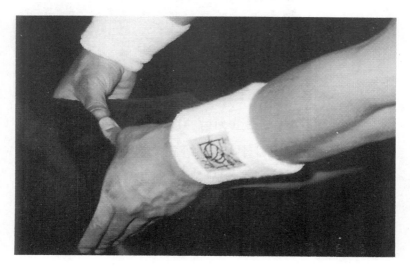

넓적다리 안쪽 힘줄의 지압

무릎을 가볍게 구부리고 넓적다리 안쪽을 무릎에서 넓적다리 가운데까지를 엄지와 4개의 손가락으로 잡듯이 파악압(把握壓)을 실시한다. 손 전체로 부드럽게 짚어간다.

너무 강렬하지 않도록 강도의 세기를 적절하게 조정하여 지압하는 것이 요령이다. 무리한 지압은 역효과를 나타내므로 주의하도록 한다.

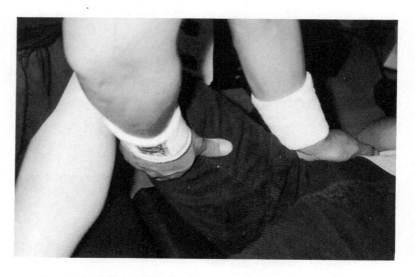

넓적다리 바깥쪽 힘줄의 지압

무릎을 구부리고 넓적다리 바깥쪽의 힘줄을 파악압으로 지압한다. 바깥쪽의 힘줄은 단단함으로 손 뿌리에 힘을 주어 실시하도록 한다.

넓적다리 안쪽 힘줄의 지압에서와 마찬가지로 강도의 세기를 조절하여 약간만 더 강도높게 진행한다.

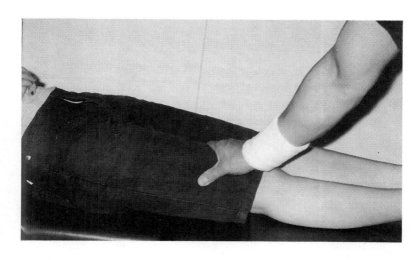

무릎 안쪽의 지압

엎드린다. 양쪽 엄지로 무릎 안쪽의 힘줄을 누르고 다음에 위로 10cm, 아래로 10cm 사이를 가운데와 그 양쪽을 조용하고 부드럽게 지압한다.

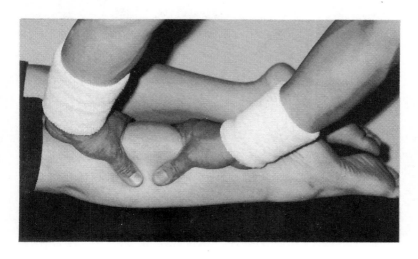

무릎 안쪽 힘줄의 지압

무릎 안쪽의 힘줄을 무릎 안쪽의 바로 위에서 위 방향으로, 두 손으로 옆에서 가볍게 집듯이 잡아서 한가운데까지 파악압을 실시한다.

이 경우에는 지압을 진행하는 방향에 신경을 기울인다. 파악압의 경우에는 항상 강도에 신경을 써야 한다. 너무 무리하면 역효과가 난다. 정성을 담아 조용히 지압해가는 것이 요령이다.

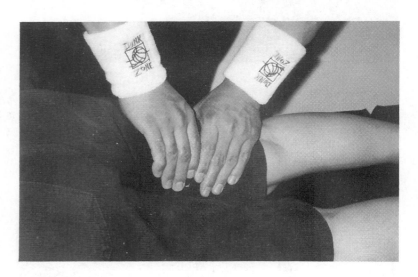

무릎 운동

• 엎드려서 : 무릎을 구부리고 뒤꿈치를 엉덩이에 붙여 무릎을 구부렸다 폈다 한다. 아픈 사람에게는 무릎 안쪽에 손을 넣고 실시한다.

이 운동의 경우 자칫하면 무리하는 예가 많은데, 과용위축(過用萎縮)이라는 말을 명심하도록 한다.

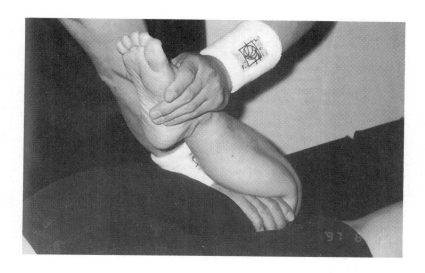

●**천정을 보고 누워서** : 무릎 안쪽에 손을 넣어서 무릎을 구부리고 그 손을 무릎 앞에서 뒤꿈치가 엉덩이에 닿을 때까지 구부린다. 그리고 폈을 때는 충분히 늘린다. 3회 실시한다.

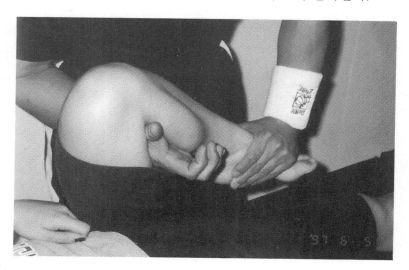

■ 위장 상태가 나쁠 때

위장 작용을 정비하고 쾌식(快食), 쾌변(快便) 상태를 유지하는 것은 건강, 장수의 기본이다. 위장 작용을 좋게 하기 위해서는 복부의 지압도 효과적이지만 위장이 약하면 몸의 여기저기에 결림이나 통증이 나타남으로 이 급소를 종합적으로 지압하는 것이 중요하다. 따라서 배만이 아니고 전신적으로 지압하는데 배와 등이 지압하는 중심 부분이 된다.

위장은 초목으로 말하자면 뿌리와 같은 곳으로 위장을 좋은 상태로 유지하는 것은 건강의 근본이다.

위장이 나쁘면 결코 건강할 수 없고, 또한 위장이 나쁜 사람

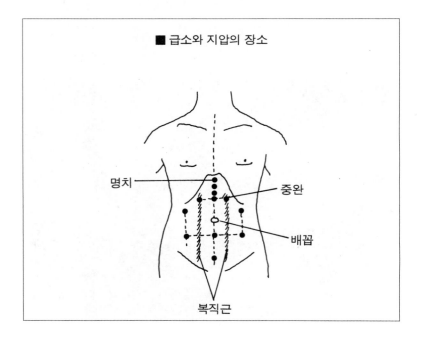

■ 급소와 지압의 장소

명치

중완

배꼽

복직근

이 장수하는 예가 없다. 그만큼 위장은 우리의 건강과 생명과
도 깊은 관련을 맺고 있는 자율신경기관인 것이다.

위장은 우리 몸의 각 부위로부터 전해져 오는 신체의 기상
상태를 그대로 접수하여 영향권에 스스로 잠입해 버리는 특성
을 가지고 있다. 따라서 신체의 다른 기능이 저하되어도 위장
기능의 이상을 가져오고, 단순히 기분이 나쁠 때에도 위장은
그 얼굴(?)을 찌푸린다.

위장을 항상 쾌적하게 해주고, 편하게 해주는 것이야말로
건강을 지키는 첫걸음이라고도 할 수 있다.

일상적으로 지압을 하는 것은 전신의 상태를 좋게 하지만
위장에 중점을 두고 지압을 계속하는 것도 중요하다.

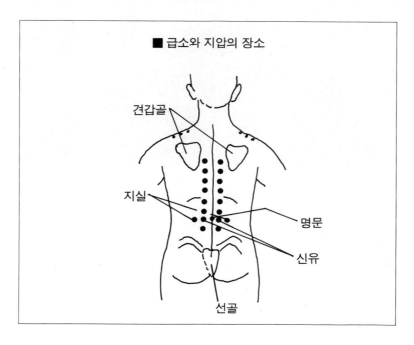

■ 급소와 지압의 장소

견갑골

지실

명문

신유

선골

282

어깨의 파악압(把握壓)

어깨나 등의 결림을 제거하는 것이 위장 상태를 좋게 한다. 제7경추의 옆에서 어깨의 끝까지 승모근을 엄지와 나머지 4개의 손가락으로 짚어간다. '모든 길은 로마로 통한다'는 서양 격언이 있지만, 건강 비법에 있어서는 '모든 신경은 위장(胃臟)으로 통한다'고 해도 과언이 아니다. '전신에 병이 없어야 위장이 편하다'는 것은 기본 상식이 되고 있다.

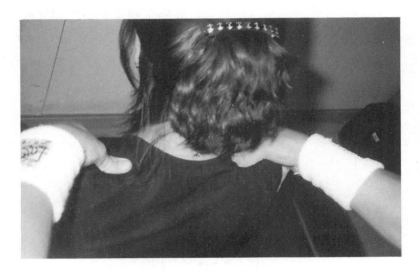

견정(肩井)의 지압

양 어깨의 견정을 동시에 양쪽 엄지로 3회 정도 조용하고도 차분하게 누른다. 결리는 힘줄 위에 손가락을 대고 미끄러지지 않도록 실시한다. 견정의 지압도 어깨의 결림을 해소시켜 주는 중요한 역할을 하지만 위장 상태를 편안하게 해주는 작용이 탁월하므로 정성껏 지압하면 좋은 효과를 얻을 수 있다.

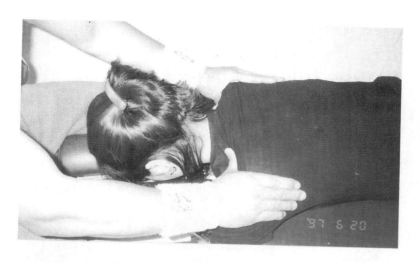

등뼈의 지압

등뼈의 전체를 위에서 아래로 조용히 누르는데 특히 제5에 서 제9흉추 위의 지압은 위장의 상태를 정비하는데 중요함으 로 주의해서 실시한다.

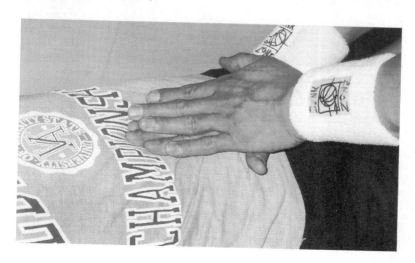

등의 제2측선의 지압

제5흉추에서 제9흉추 사이의 제2측선은 위장이 나쁠 때 결림으로 양쪽 엄지를 나란히 하여 정성스럽게, 그리고 천천히 지압한다. 이때 너무 무리하면 오히려 역효과가 나므로 주의하여 실시하도록 한다. 등의 결림이 해소되면 위장의 상태도 함께 편안해진다.

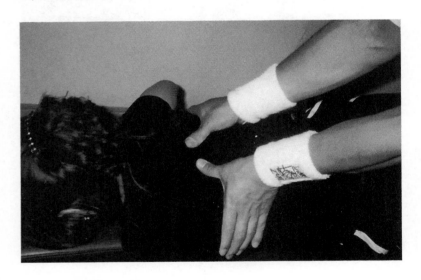

지실(志室)의 지압

제3측선의 요부(腰部)의 지실을 중심으로 그 상하 3점을 조용히 천천히 힘을 주어 누른다. 3회 실시한다. 이 부분은 특히 위가 나쁠 때 중요하다.

위가 더부룩하고 손화가 잘 안 될 때, 그리고 변비 증세나 설사증이 있을 때에도 이 지압법을 활용하면 의외로 효과를 볼 수가 있으므로 정성껏 지압하기 바란다.

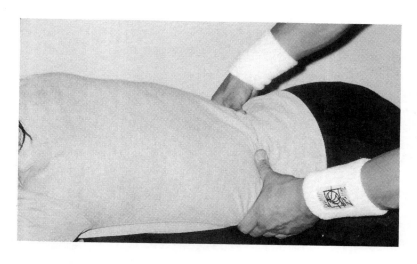

지실(志室) 양쪽의 주무르기

지실이나 신유(腎兪)를 양쪽 엄지와 4개의 손가락으로 나란히 하여 앞쪽은 엄지로, 반대쪽은 나머지 4개의 손가락으로 급소를 찔듯이 지압한다.

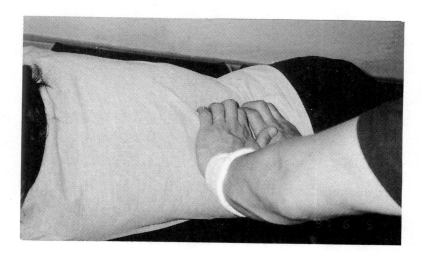

배의 정중선의 지압

배의 정중선에 양쪽 엄지를 모으고 급소에서 아래로 지압한다. 급소와 중완(中腕)이나 관원(關元) 등의 급소를 가볍게 누른다. 이 방법은 위장의 상태에 따라서는 상당히 즉효성을 갖는다. 복부에 관한 지압 요법을 실시할 때에는 무엇보다도 무리하지 않도록 유의한다.

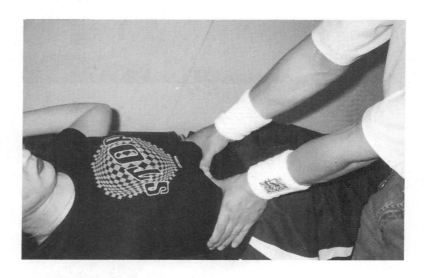

급소에서 늑골 밑선의 지압

위가 나쁘면 급소에 묵직한 느낌이 있다. 따라서 늑골을 따라 바깥으로 가볍게 누른다. 기분이 좋지 않을 때는 실시하지 않는다. 위장의 상태는 '기분의 상태'라고도 일컬어질 정도로 기분에 따라 병이 나기도 하고 치유되기도 하는 부분이 바로 위장이다. 그러므로 위장이 나쁠 때는 무엇보다도 과격한 지압이나 무리한 지압을 강행하지 않도록 하는 것이 좋다.

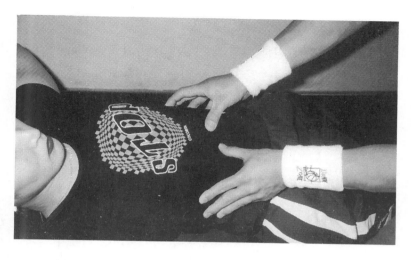

소장의 파상 지압(波狀指壓)

정중선의 양쪽 복직근을, 배꼽을 중심으로 두 손을 나란히 하여 엄지와 4개의 손가락을 마주하고 노를 젓듯 근육도 위장도 움직이게 한다.

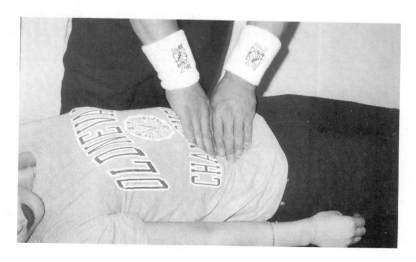

배의 급소 지압(急所指壓)

배의 급소를 엄지로 가볍게 지압하고 화살표를 따라 손바닥으로 쓸어 내리고 주무르고 배의 힘줄을 이완시켜 위장을 자극한다. 이 때에도 역시 무리한 지압은 금물이다. 환자의 기분을 상쾌하게 하고, 온몸의 기능 상태가 산뜻하게 전환된다는 확신을 가질 수 있도록 정성껏 지압하는 것이 중요하다.

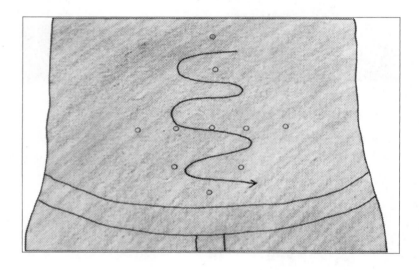

양구(梁됴)의 지압

양구는 무릎 뚜껑의 바깥쪽 손가락 2개의 폭 만큼 위에 있는 급소로 복통이나 배의 상태가 나쁠 때는 효과가 있다. 1회에 4, 5초를 천천히 누른다.

근육에 노폐물이 잔뜩 쌓여 있거나 피로할 때 이곳을 누르면 약간의 통증이 전해진다. 이곳을 정성스럽게 지압하면 온몸의 피로가 풀릴 뿐 아니라 위장의 상태도 좋아진다.

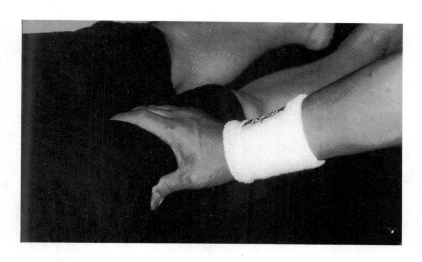

발 삼리와 양릉천(陽陵泉)의 지압

양릉천은 발의 바깥쪽에서 발 삼리의 비스듬히 윗쪽에 있다. 발 삼리와 양릉천은 양쪽 엄지 또는 한쪽 엄지로 지긋이 지압한다.

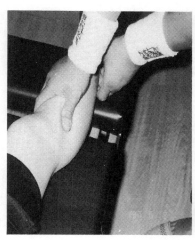

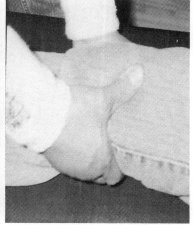

삼음교(三陰交)의 지압

삼음교는 안쪽 복사뼈에서 손가락 3개 폭 위로, 정강이 뼈의 뒤옆이다. 인지로 지긋이 지압하면 위(胃)의 상태가 좋아진다.

이곳도 손가락으로 눌러보면 평소에도 약간 뻐근한 통증이 전해진다. 발목과 다리의 근육이 지나가는 길목이기도 한 이곳을 지압해 주면 다리의 피로가 풀리는 것은 물론 위장의 상태가 산뜻해진다.

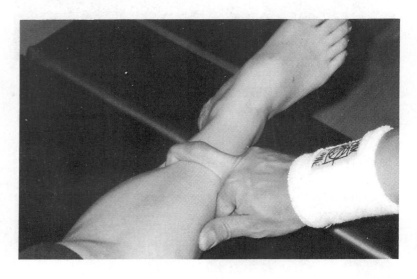

손의 지압

곡지와 손의 삼리와 합곡(合谷)을 각각 지압한다. 이 급소는 반사적으로 위장의 활동을 좋게 한다고 한다. 천천히 지압한다.

이 때에도 역시 정성어린 지압이 중요하다. 손의 마디마디가 산뜻해지고 기분이 좋아진다. 의외로 전신의 피로가 풀리는 지압 요법이다.

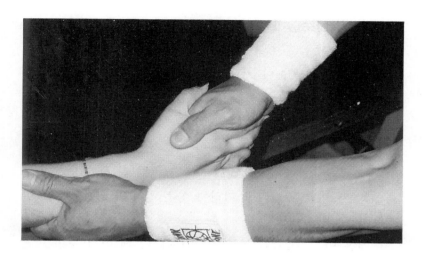

복근 체조(腹筋體操)

무릎을 직각으로 구부리고 손바닥을 볼에 대고 상체를 일으키는 운동을 실시한다. 이때 턱을 들지 않도록 주의한다. 복근을 강화한다.

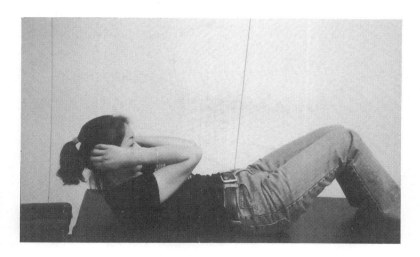

◪ 눈이 피로할 때

눈이 피로하면 눈이 가물가물하고 목 뒤나 어깨가 결리고 머리가 무거워진다.

눈이 피로하다고 해도 눈 그 자체가 나쁜 경우에는 지압으로 별 효과를 볼 수는 없다. 몸이 피로하여 눈이 충혈되고 눈이 가물거린다거나 근시(近視)나 노안(老眼)인 것을 모르고 무리했을 때 어깨가 결리고 머리가 무겁고 목의 힘줄이 피로한 경우가 있다.

이것은 안정피로(眼精疲勞)라고 불리우는데 이런 눈의 피로는 어깨 결림, 목의 힘줄 결림을 제거하고 눈 주위와 얼굴에

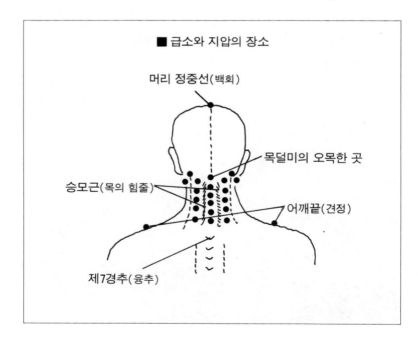

■ 급소와 지압의 장소

머리 정중선(백회)

목덜미의 오목한 곳

승모근(목의 힘줄)

어깨끝(견정)

제7경추(융추)

지압을 하면 효과가 있다. 근시나 난시(亂視), 노안 등 시력 장애 때문일 경우에는 돗수가 맞는 안경을 사용할 필요가 있다.

　이와같이 눈의 이상에 따라 각기 알맞은 처방법을 택해야 하므로 눈(시력)에 이상이 생겼을 경우에는 우선 그 원인 분석을 해 보아야 한다. 질환이나 노안 등으로 시력 장애가 일어났을 경우에는 무턱대고 지압에만 의존할 것이 아니라 그 원인을 먼저 제거하고 질병을 치유하도록 해야 한다.

　그런 다음에 지압 요법을 통해 근육에 쌓인 피로를 풀고 혈행(血行)을 원활하게 해 줌으로써 시력을 회복하고 건강을 지킬 수 있도록 해야 할 것이다.

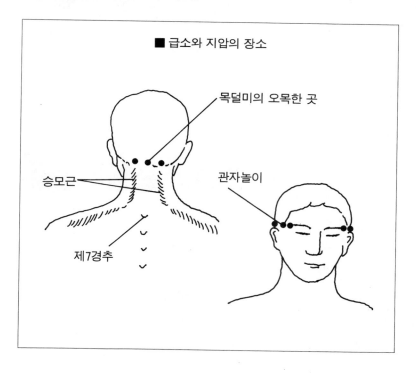

■ 급소와 지압의 장소

목덜미의 오목한 곳

승모근

관자놀이

제7경추

눈꺼풀을 누른다

천정을 보고 눕는다. 눈꺼풀 위에 손가락 끝을 가볍게 얹고 손의 무게로 누르는 정도로 3회 가볍게 지압한다. 기분을 가라앉힐 수 있도록 천천히 실시한다. 우리의 온몸 가운데 눈만큼 빨리 피로를 느끼는 부분도 드물 것이다. 이것은 눈이 갖고 있는 시신경(視神經)이 다른 신경에 비해 구조적으로 민감하고 복잡함을 의미한다.

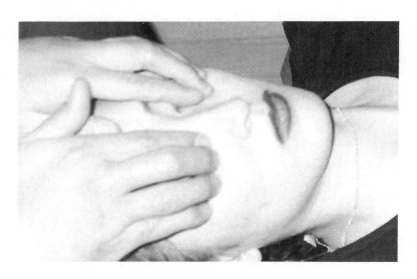

눈썹 밑의 지압

눈썹 밑 뼈의 가장자리를 안쪽에서 바깥을 향해 4개의 손가락으로 눌러간다. 손가락 끝이 눈으로 들어가지 않도록 주의하고 극히 천천히 실시한다. 시신경의 피로를 풀어주면 온몸이 개운하고 산뜻해지는 느낌을 얻는다. 눈의 노화 현상을 예방하는 데에도 효과가 있는 지압 요법이다.

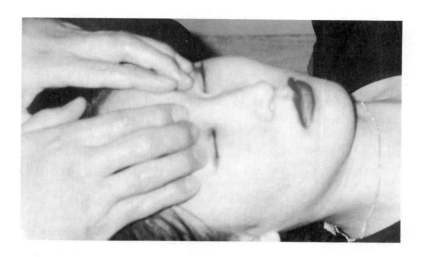

관자놀이의 지압

눈썹 바깥 끝 오목한 곳에서 귀를 향해 볼의 뼈 위를 엄지를 뺀 4개의 손가락으로 눌러간다. 머리의 중심을 향하도록 조용히 아프지 않을 정도로 누른다.

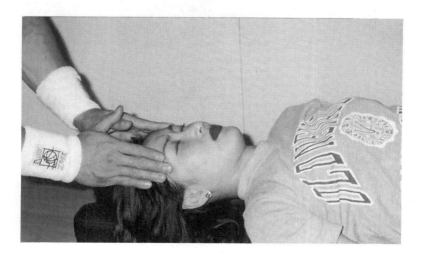

목덜미의 오목한 곳에서 귀 뒤까지의 지압

한쪽 손의 손바닥을 이마에 대고 다른쪽 손 엄지로 목덜미의 오목한 곳에서 귀의 뒤까지를 댄 손바닥 방향으로 누른다.

평소에 이곳을 누르면 뻐근함을 느끼게 된다. 이곳을 잘 지압해주면 목 부위가 산뜻해지고 피로가 풀려 시원한 기분을 만끽할 수가 있다.

이곳의 지압은 시신경의 피로도 함께 풀어주는 효과가 있으므로 정성껏 지압하도록 한다.

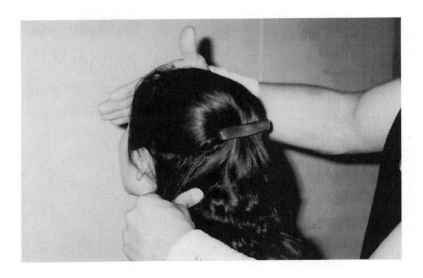

목 힘줄의 지압

목의 승모근과 흉쇄유돌근 사이를 목의 힘줄을 따라 엄지와 4개의 손가락으로 집듯이 지압한다.

위에서 아래로 3회 정도 실시한다. 이때 너무 무리하지 않도록 한다.

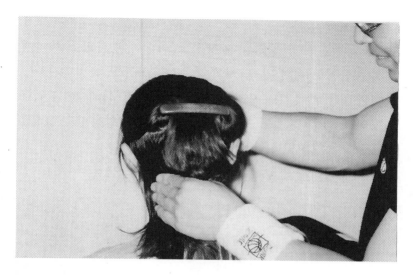

신두법(伸頭法)

손바닥은 볼에 대고 두 손의 엄지의 안쪽으로 머리를 젖히는 느낌으로 가볍게 눌러 올린다. 머리의 충혈(充血)이 내려간다.

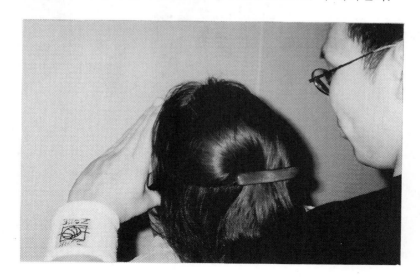

목 운동

한쪽 손은 목의 뿌리를 지탱하고 다른쪽 손바닥을 이마에 대고 처음에는 뒤와 앞, 그리고 좌우로 옆으로도 움직인다.

이와같이 앞뒤 좌우로 움직이는 목운동에 의해 목 부위와 어깨의 결림을 해소할 수 있을 뿐만 아니라 안정피로(眼精疲勞)도 줄일 수가 있다.

너무 무리하지 말고 정성껏 행하도록 한다.

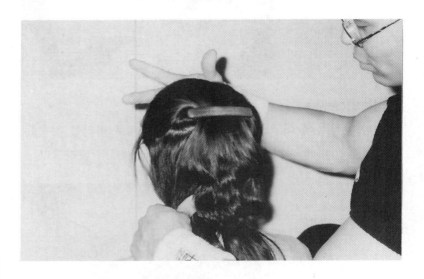

곡지와 손 삼리의 지압

곡지(曲池)와 손의 삼리(手三里)는 눈 피로의 반응이 나타나는 급소이다. 한쪽 엄지 또는 양쪽 엄지로 천천히 지압한다. 각 급소를 3, 4회 정도 누른다.

안정피로에도 도움이 되지만 상체 전반에 걸친 피로 회복에도 효과가 있다.

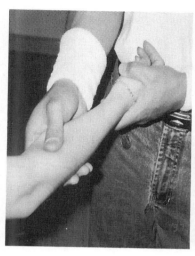
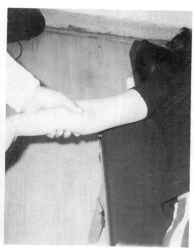

합곡(合谷)의 지압

엄지와 인지의 뿌리에 있는 급소로, 엄지로 인지의 뿌리 방향으로 가볍게 누르면 인지 끝에 울린다. 3회 실시한다.

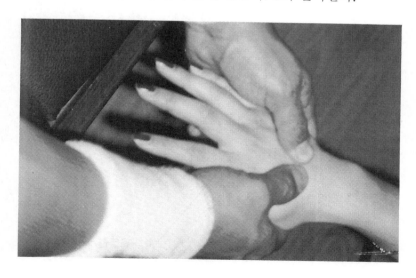

◪ 이가 아플 때

이가 아프다고 해도 치주염, 치조농루(齒槽膿漏), 충치(虫齒) 같이 이 그 자체나 잇몸에 염증이 있을 때는 지압으로 낫지 않는다. 어깨가 결리거나 피로가 쌓여 평소에는 아프지 않던 이가 아플 때, 이에 나 있는 신경의 신경통, 삼차신경통(三叉神經痛 ; 일명 '안면 신경통'이라 함) 등, 이럴 때는 지압이 효과가 있다.

또 이 그 자체에 병이 있어도 평소에는 그다지 아프지 않다가 어깨 결림, 수면 부족, 감기로 통증이 재발할 때에도 지압에 의해 증상으로서의 통증만은 진정시킬 수 있지만 결국 이 치료를 해야 함으로 주의한다.

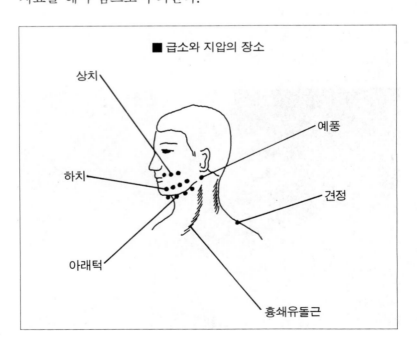

■ 급소와 지압의 장소

이의 통증은 다른 부위의 통증에 비해 매우 심각하다. 한 번 통증이 시작되면 참기 힘들 만큼 고통스럽고, 또한 통증이 지속되는 시간도 상당히 길어 견디기 힘들다.

이러한 통증을 멎게 하고, 심신 양면의 고통을 씻는 방법으로는 지압 요법이 효과적이다.

하지만 이의 통증이 지속되는 동안에는 지압을 해서는 안 된다. 역효과를 내게 되기 때문이다.

물론 위에서도 언급했듯이 이의 통증에는 원인 치료가 불가결한 것이 있다. 무턱대고 지압 요법에만 의존할 것이 아니라, 이의 통증을 유발시키는 원인을 분석하고, 그 원인을 찾아내어 우선 제거해야 한다.

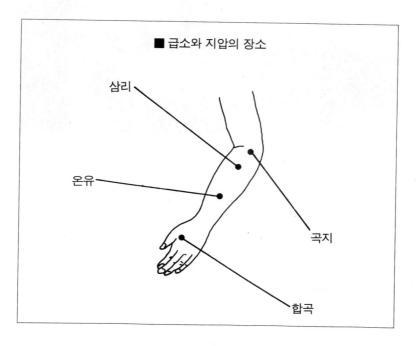

■ 급소와 지압의 장소

삼리

온유

곡지

합곡

윗니의 지압

윗입술 위의 인중에 4개의 손가락을 놓고 조용히 바깥으로 눌러간다. 아픈 이의 뿌리는 가볍게 천천히 누른다.

이때 특히 유의하여야 할 지압시의 요점은 너무 무리하지 않고 적정하게 지압하는 일이다. 너무 과격하게 지압을 강행하면 치근(이의 뿌리)을 손상시킬 위험도 있다.

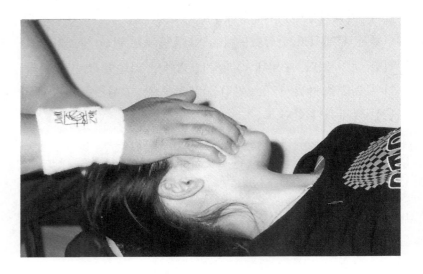

아랫니의 지압

아랫니의 가운데부터 잇몸에 이르는 곳을 4개의 손가락으로 밖을 향해 턱까지 조용히 누른다. 잇몸이 붓거나 아플 때는 실시하지 않도록 한다.

눌러보아 통증이 심하게 느껴지면 지압을 강행하지 말고 중단하도록 한다. 적절한 세기의 강도로 정성껏 지압하는 것이 중요하다.

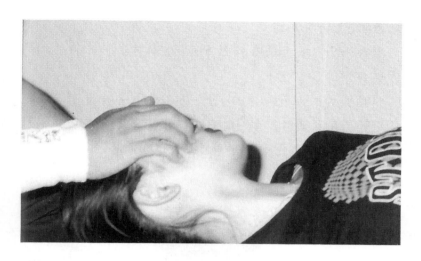

아래턱의 지압

아래턱 끝의 뼈 아래를 4개의 손가락으로 올리듯이 지압하고 아래턱 뼈의 가장자리를 귀 밑까지 가볍게 실시한다. 아랫니가 아플 때 좋다.

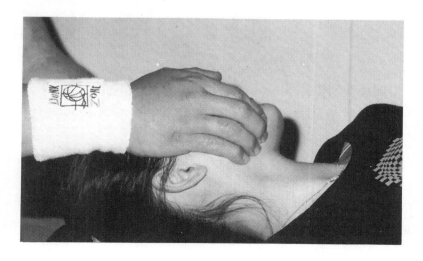

흉쇄유돌근의 지압

엄지와 인지로 집듯이 하여 귀 밑까지 지압한다. 역시 너무 무리하지 않도록 한다.

지압을 받는 사람(환자)이 산뜻한 기분을 유지할 수 있도록 적당한 강도로 지압을 실시하도록 한다. 윗쪽은 부드럽고 천천히 실시한다. 이의 통증이 완화된다.

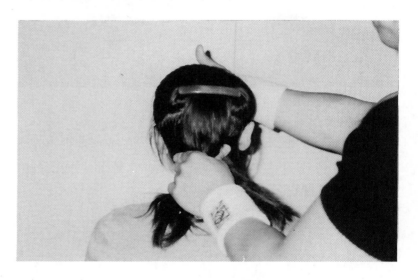

예풍의 지압

예풍은 귀 아래에서 턱뼈와 흉쇄유돌근의 뿌리에서 누르면 급소가 되는 곳을 말한다.

이곳을 손가락으로 눌러보면 오목하게 들어가는 느낌과 함께 통증(압통감)이 전해진다.

이곳을 정성껏 지압하면 효과가 있다. 인지로 가볍고 조용히 누른다.

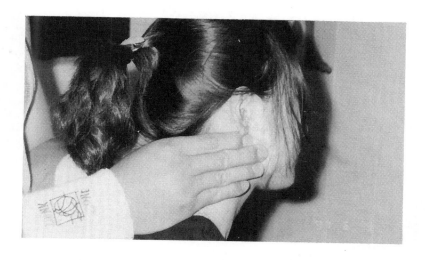

목 힘줄의 지압

목의 승모근과 흉쇄유돌근 사이를 엄지와 4개의 손가락으로 집듯이 하여 위에서 아래까지 지압한다. 가운데 쪽으로 결림이 느껴진다.

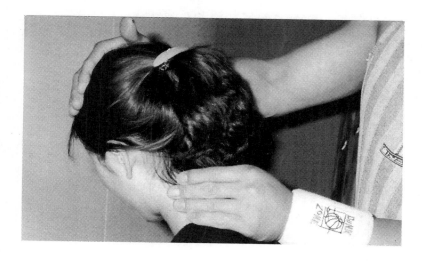

견정(肩井)의 지압

견정은 온몸의 피로 회복과 결림을 예방·치료하는 지압의 급소점으로 매우 중요한 곳이다.

이곳의 지압에 의해 신체의 여러 부위가 산뜻해지고 피로가 풀린다.

특히 이곳은 이의 통증을 예방하고 해소시키는 데에도 탁월한 효과가 있는 지압의 급소이다.

견정을 중심으로 제7경추의 옆에서 어깨 끝까지의 힘줄을 양쪽 엄지로 양쪽을 동시에 지압한다. 이(齒)에 울림이 있다.

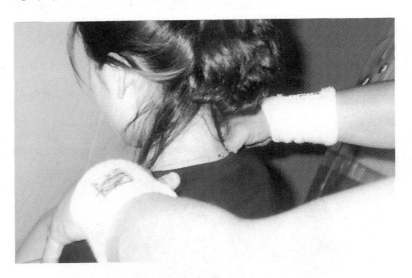

곡지(曲池)·손 삼리·온유(溫溜)의 지압

이의 통증 반응이 나타나는 곳이다. 곡지에서 손가락 2개 폭 밑에 삼리가 있고 삼리에서 손가락 2개 폭 밑에 온유가 있다.

이곳을 정성껏 지압하면 효과가 있다.

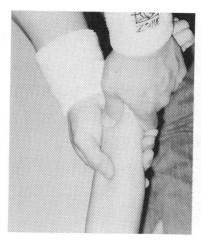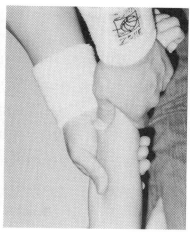

합곡(合谷)의 지압

　엄지와 인지의 뿌리와 합곡의 지압은 이(齒)의 통증에도 효과가 있다. 엄지로 손가락 끝을 울리는 느낌으로 누른다. 1회에 5, 6초 정도 실시한다.

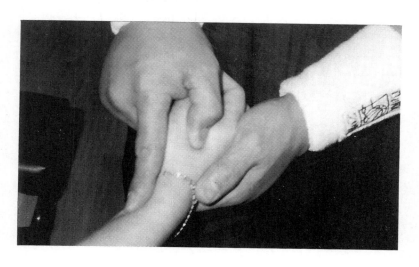

308

◤ 불면일 때

불면이라는 것은 시간이 있어도 잠을 자지 못하거나 잠은
자지만 얕은 잠을 잔다거나 꿈이 많아 숙면할 수 없다거나 잠
을 이루기 어렵고 잠이 들어도 곧 깨는 것을 말한다. 또 자고
일어나도 개운치 않다는 등의 증상을 동반한다.

심할 때는 뇌에 병이 있거나 정신 이상일 수 있으나 보통은

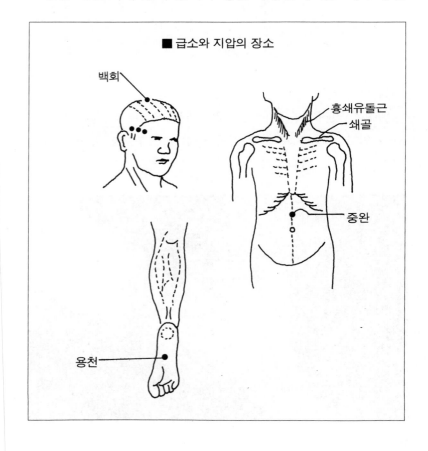

■ 급소와 지압의 장소

백회

흉쇄유돌근
쇄골

중완

용천

스트레스, 심신 과다 피로 등이 원인이다. 비교적 신경이 예민한 사람에게 많다.

이런 불면에는 지압이 효과적인데 우선 식사나 잠자는 시간을 규칙적으로 하고 운동과 휴식을 적당히 취하고 초조함을 없애야 한다. 마음을 가라앉히고, 스스로 넉넉함을 자각한다. 무한한 포용력과 덕성스러운 용기, 그리고 자신감을 갖는다. 그런 넉넉한 여유로움 속에서 지압을 하도록 한다.

불면(不眠)을 해소하기 위해서 실시하는 지압은 목욕 후 느긋한 기분일 때 실시하는 것이 좋다.

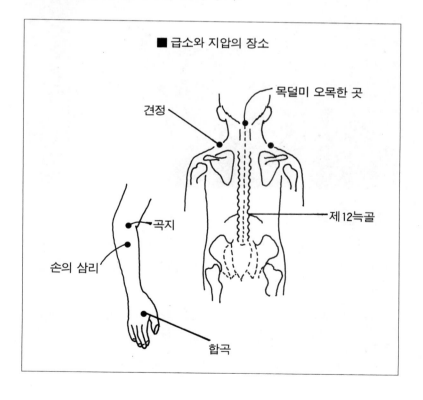

■ 급소와 지압의 장소

견정

목덜미 오목한 곳

제12늑골

곡지

손의 삼리

합곡

백회(百會)의 지압

천정을 보고 누워 백회에서 이마를 향해 정중선상을 지압한다. 백회는 머리의 심지를 울리는 느낌으로 지압한다. 신경이 너무 예민한 사람이나 평소에 스트레스를 많이 받는 직업에 종사하는 사람에게 효과가 있는 지압 요법이다. 이 지압 요법을 이용하면 신경이 가라앉는다.

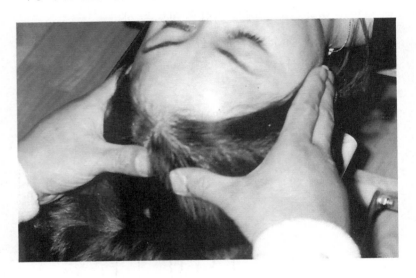

관자놀이의 지압

머리가 무거울 때가 있으므로 관자놀이를 눈썹 뒤에서 귀 앞까지 4개의 손가락으로 지압하여 관자놀이의 응어리를 풀어준다.

머리가 무거우면 만사가 귀찮고 의욕이 떨어진다. 이러한 경우에 신경이 예민한 사람은 불면증에 걸리는 예가 많다.

관자놀이의 지압은 이와같은 불면증에 효과가 있다.

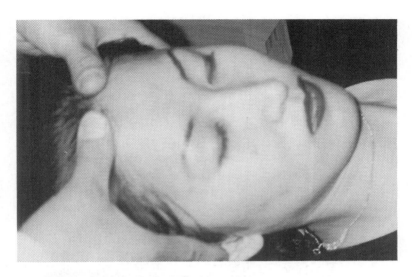

머리의 중앙선과 제1, 제2측선의 지압

엎드린다. 머리와 목의 경계에서 백회까지 정중선을 따라 옆 제1, 제2측선 위를 양 엄지로 지압한다.

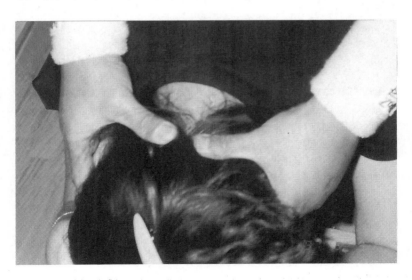

312

목덜미의 오목한 곳에서 귀 뒤까지의 지압

엎드려서 머리 뼈 아래 가장자리에서 머리카락이 난 곳을, 목덜미의 오목한 곳에서 귀 뒤의 유상돌기까지를 지압한다.

이 지압 요법도 머리가 뻐근하고 무겁다거나 신경이 날카로 워져 있는 사람에게 효과가 있으며, 불면증을 치료하는 데에도 특효가 있다.

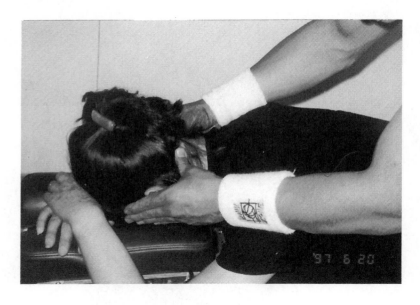

목 힘줄의 지압

목 뒤의 양쪽 승모근 위를 천주(天柱)에서 제7경추의 옆까지 지압하여 결림을 풀어 피의 흐름을 좋게 하면 신경이 차분하게 가라앉는다.

전신의 피로를 풀어줄 뿐만 아니라 불면증에도 효과가 있는 지압 요법이므로 정성껏 지압하도록 한다.

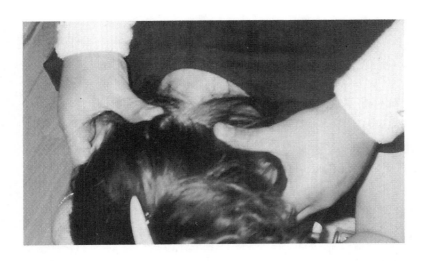

견정(肩井)의 지압

엎드린다. 견정을 중심으로 제7경추에서 어깨 끝까지 천천히 파악압(把握壓)을 한다. 이것은 승모근 등 어깨 결림을 제거하고 신경을 가라앉힌다.

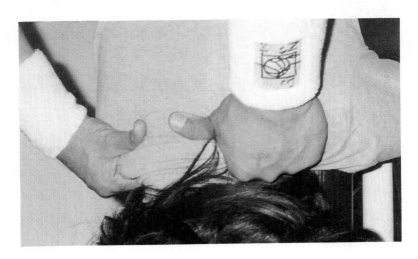

등뼈의 지압

등뼈 위를 손 뿌리의 제7경추에서 허리의 선골까지 양 손을 겹쳐 수장압(手掌壓)을 한다. 등뼈의 지압은 전신의 기능을 강화시켜 줄 뿐만 아니라 심신의 안정에도 도움을 준다. 따라서 예민한 신경의 소유자나 불면증이 있는 사람에게 이 지압 요법을 실시하면 효과가 있다. 기분을 가라앉히듯 조용하고 천천히 실시한다.

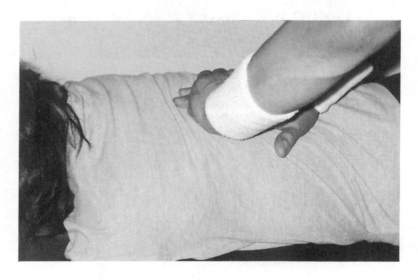

등의 제2측선의 지압

등뼈의 양쪽 힘줄, 선극근(仙棘筋)을 목의 뿌리에서 허리까지 지압한다. 정신이 산란하여 잠을 잘 이루지 못할 때나 신경이 날카로와져 있을 때 이 지압 요법을 이용하면 효과가 있다.

조용하면서도 가볍게 천천히 실시하면 등의 결림을 제거하여 수면으로 이끈다.

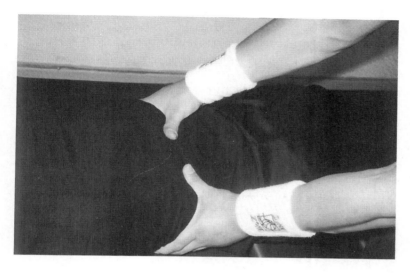

급소에서 배의 정중선의 지압

천정을 보고 눕는다. 급소에서 정중선을 지압하는데 중완
(中腕)은 조용히 정성껏 누른다.

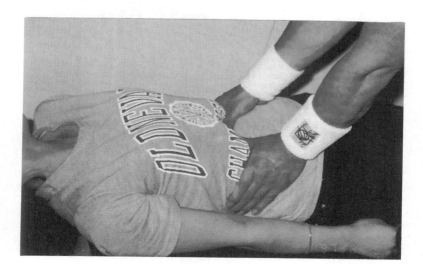

316

곡지(曲池)의 지압

온몸이 결리거나 피로가 너무 쌓이면 불면증에 걸리거나 신경이 날카로와지게 된다. 이러한 증세를 예방하고 치료하기 위해서는 지압 요법이 효과적이다.

잠을 자지 못하는 반응은 전신에 나타나는데 곡지도 그 장소이다. 정성스럽게 엄지의 지압을 3회 실시한다. 마음이 가라앉는 느낌이 든다.

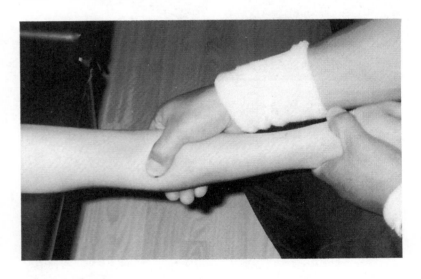

발 삼리(足三里)의 지압

발 삼리는 머리가 무거워 잠을 잘 수 없을 때 반응이 나타나는 장소이므로 조용히 지압한다.

이곳을 지압하면 머리의 둔중한 기분을 산뜻하게 해소할 뿐만 아니라 불면증의 치료에도 도움이 된다. 또 흥분을 가라앉히는 효과도 있다. 너무 무리하지 말고 정성껏 지압하도록 한다.

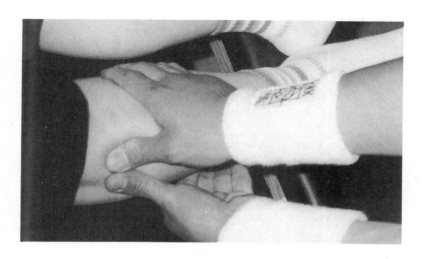

발바닥의 지압

발바닥은 신경의 말단으로 자극이 강한 곳. 지압으로 머리
의 흥분을 가라앉힌다. 용천(湧泉)을 중심으로 뒤꿈치에서 발
가락 끝까지를 양쪽 엄지로 지압한다.

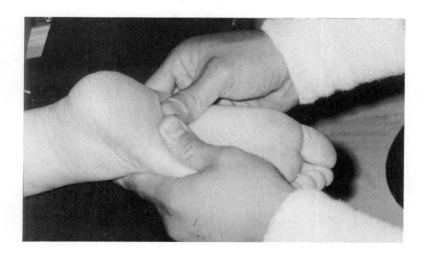

◤ 이명(耳鳴)이 있을 때

이명도 귀의 염증이나 장해 등 귀 자체에 문제가 있거나 뇌나 청신경(聽神經)이 나빠서 일어나는 경우는 지압으로 좋아지지 않는다.

특별한 원인이 없이 신경 흥분이나 어깨 결림, 머리 흥분으로 발생하는 이명은 지압으로 고칠 수 있다.

즉, 내부에 병이 있는 것이 아니고 다른 병이나 결림의 경과로 생기는 이명은 지압이 효과가 있다.

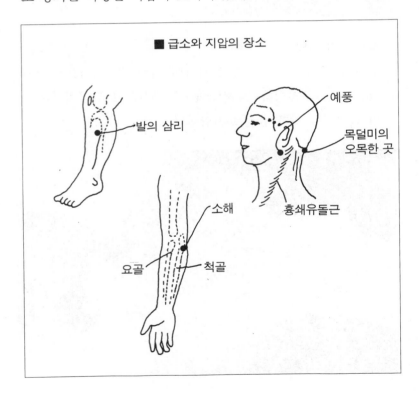

■ 급소와 지압의 장소

예를 들면 심신의 피로, 어깨 결림에서 오는 이명은 지압으로 효과를 볼 수 있다.

이 외에 저혈압이나 고혈압 때문에 이명이 있는 경우가 있는데 전신 지압으로 가벼워지기도 하지만 고치기 힘든 때도 있으므로 주의가 필요하다.

또한 이명 현상은 극도의 피로감이나 정신적인 충격, 그리고 상호 관계되는 기관과의 부조화 때문으로도 일어난다.

어떤 원인이든 간에 그것을 분석하여 그 원인을 치유하는 것이 가장 중요한 문제이다.

무턱대고 실시하는 지압 요법보다는 원인을 철저히 규명한 후에 실시하는 지압 요법이 더욱 확실한 치료 예방법이라는 사실을 잊지 말자.

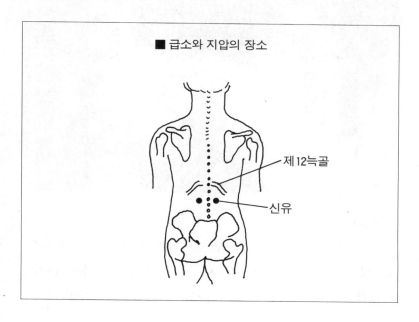

■ 급소와 지압의 장소

제12늑골

신유

관자놀이의 지압

몸의 피로가 겹치거나 정신적인 흥분 등으로 신체 각 기능이 무리하게 되면 이명 현상이 나타나게 되는 경우가 있다. 이 때에는 무엇보다도 신경을 안정시키고 몸의 피로를 풀어주는 지압 요법을 실시하면 상태가 호전된다. 관자놀이의 지압도 이 경우에 해당된다.

눈썹 뒤에서 귀 앞까지를 4개의 손가락으로 지압한다. 특히 귀 앞을 정성껏 지압한다. 양쪽에서 머리 심지를 향해 가볍게 천천히 누른다.

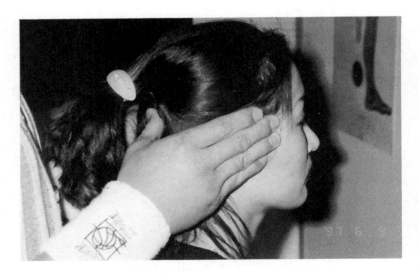

예풍의 지압

귓볼 밑의 턱뼈와 흉쇄유돌근 사이의 오목한 곳에 있는 급소, 예풍을 조용히 지압한다. 이곳을 지압하면 예풍에 곧바로 지압의 느낌이 전달된다. 그 느낌이 귀에 무겁게 울린다.

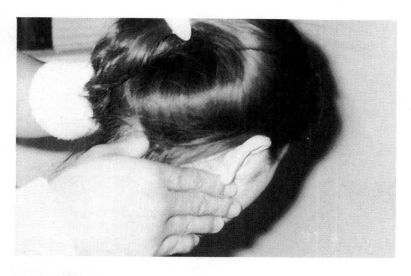

흉쇄유돌근의 지압

흉쇄유돌근의 상부를 엄지와 인지로 집듯이 지긋이 지압한다. 너무 강하게 집는 것은 좋지 않으므로 주의한다.

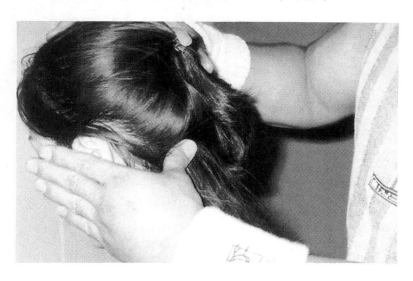

목덜미의 오목한 곳의 지압

한 손을 이마에 대고 다른 한 손의 엄지로 목덜미의 오목한 곳에서 이마에 힘을 뺄 수 있도록 지압해 간다.

이명 현상이 있을 때, 혹은 머리가 무겁게 느껴진다거나 피로가 두부(頭部)에 쌓일 때 이 지압 요법을 실시하면 효과를 볼 수 있다. 이명 현상이 사라지거나 머리의 충혈이 제거된다.

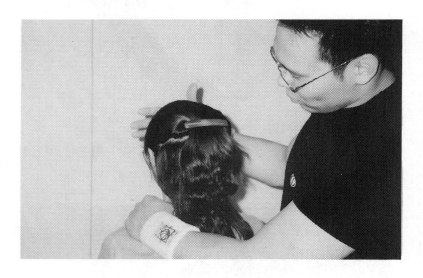

견정(肩井)의 지압

어깨 결림 때문에 이명이 일어나는 경우가 있다. 견정을 중심으로 제7경추의 옆에서 어깨 끝까지를 양쪽 동시에 가슴을 향해 천천히 누른다.

어깨 결림을 없애주면 의외로 이명 현상이 사라지는 경우가 많다.

너무 무리하지 말고 정성껏 지압하도록 한다.

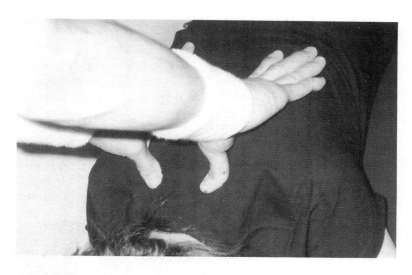

신유(腎兪)의 지압

엎드린다. 등의 신유를 양쪽 엄지로 천천히 지압한다. 몸 전
체에 피로가 쌓여 있을 때 신유의 지압이 이명에 효과가 있다.

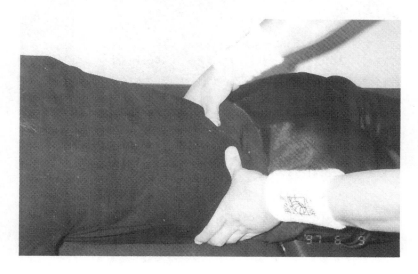

곡지(曲池)의 지압

신체에 피로가 쌓이거나 머리가 무겁거나 정신적인 흥분이
나 충격 등으로 이명 현상이 발생했을 때에는 먼저 그 원인 치
료를 해 주어야 한다. 그 지압 요법의 급소 가운데는 곡지도
포함된다.

이 경우에는 곡지를 엄지로 지압한다. 이것을 양쪽 모두 실
시한다. 곡지와 함께 손의 삼리의 지압도 같이 한다. 반사적으
로 효과가 있을 것이다.

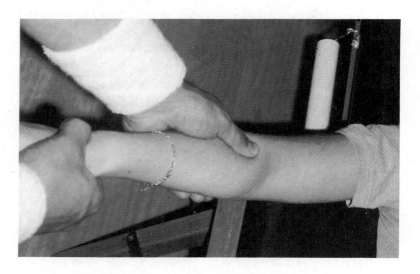

소해(少海)의 지압

팔꿈치가 꺾이는 곳의 안쪽 복사뼈 위에 소해(少海)가 있는
데 그곳을 지압한다. 누르면 새끼 손가락이 울리는 급소이다.

이곳도 이명 현상과 연관성이 있는 급소 부위이므로 정성껏
지압하면 신경성 이명 현상을 치료하는데 효과가 있다.

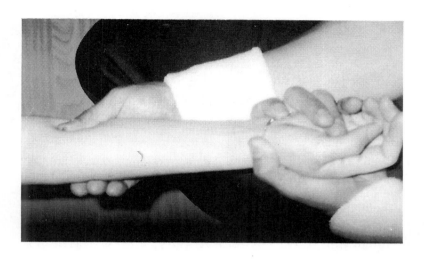

발 삼리(足三里)의 지압

발 삼리를 중심으로 그 상하 힘줄, 특히 정강이 앞의 근육을 발목까지 지압하여 머리의 충혈(充血)을 내리고 이명을 완화시킨다.

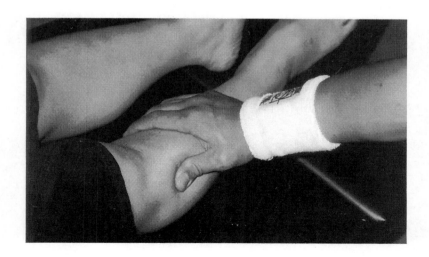

◢ 코가 막혔을 때

코 막힘에는 급성인 것과 만성인 것이 있다. 급성은 흔히 코
감기라고 일컬어지는 것으로 처음에는 재채기가 나고 코가 막
히고 콧물이 나고 이어서 머리가 무거워지고 가벼운 열이 나고
몸이 나른해진다.

이것은 감기이므로 몸을 따뜻히 하고 휴식을 취할 필요가
있다.

만성인 것은 급성이 반복될 때 생기는데 열도 통증도 없고
코가 막히고 콧물이 나고 머리가 무거워 일에 몰두할 수 없게
된다.

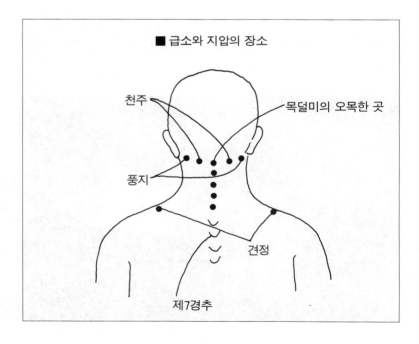

■ 급소와 지압의 장소

천주

목덜미의 오목한 곳

풍지

견정

제7경추

이러한 상태를 오랫동안 방치해 두면 머지않아 심각한 콧병이 되는 경우가 많으므로 특히 주의해야 한다.

콧병 중에 가장 심각한 병으로 분류되는 것 중에는 축농증이라는 것이 있다. 물론 알레르기성 비염 등도 무서운 증상이다. 이것이 약간 발전하면 축농증이 된다.

한 번 비염에 걸리면 고치기 힘들다. 축농증은 더욱 고치기 힘든 질병이다. 그러므로 미리 예방하는 것이 최상의 건강법이다. 그리고 일단 비염질환이 발생한 상태라면 전문의를 찾아가 신체의 기능을 조사해 본다.

이것은 코 자체에 염증이 있을 때도 있지만 체질적으로 일어나는 사람이 있다. 코막힘 외에 재채기나 눈물이 나고 두통이 있다가 사라지거나 한다.

이런 것에는 지압이 효과가 있다.

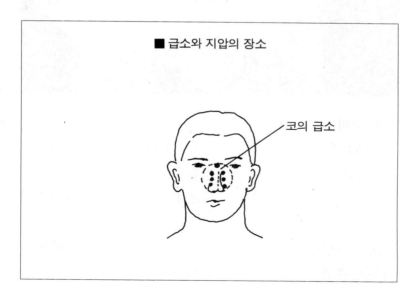

■ 급소와 지압의 장소

코의 급소

328

코 뿌리의 지압

코 뿌리의 중심에서 눈꼬리 사이를 중지나 인지로 위를 향해 눌러넣는 기분으로 누른다. 그러면 머리 속이 울린다.

코막힘 증세를 그대로 방치해 두면 나중에는 축농증 등으로 발전하게 되어 결국 난치병이 되는 경우도 있으므로 초기에 바로잡아 고치는 것이 현명하다.

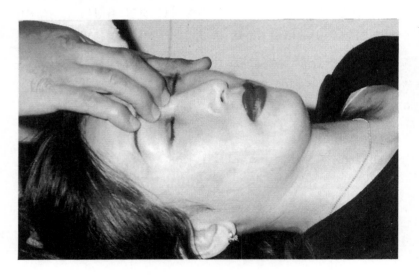

코 옆의 지압

코뿌리에서 콧방울까지를 위에서 아래로, 엄지의 안쪽으로 콧속을 울리는 느낌으로 지압한다.

이 지압 요법을 실시하면 콧속이 시원하게 뚫리는 느낌이 든다.

또한 답답한 증세가 사라지고, 산뜻한 기분이 된다. 너무 무리하지 말고 정성껏 지압하도록 한다.

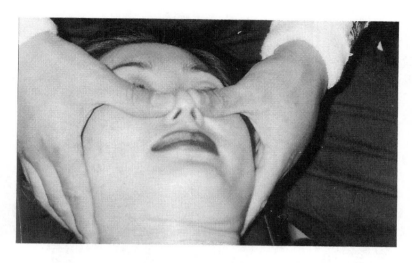

목덜미의 오목한 곳의 지압

목덜미의 오목한 곳을 이마 방향으로 힘을 빼는 느낌으로 지압한다. 후두부의 자극은 코 혈관을 수축하여 염증을 진정시키는 효과가 있다.

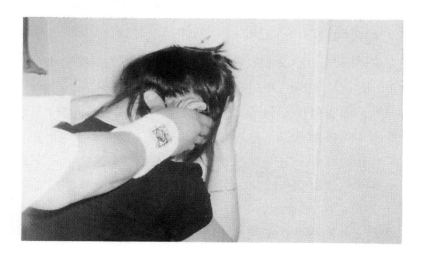

천주(天柱)와 풍지(風池)의 지압

승모근이 머리 뼈에 붙어 있는 곳이 천주(天柱)로 그 양쪽 바깥에 풍지가 있다. 이마에 손을 대고 이마 방향으로 힘을 뺄 수 있도록 지압한다.

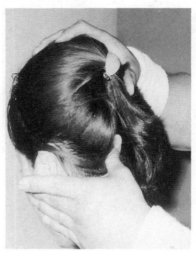 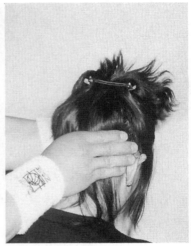

예풍의 지압

예풍은 눈, 귀, 코에도 관계가 있는 급소로 그 아래에서부터 눈, 귀, 코로 신경이 뻗어있다. 인지로 가볍게 누른다.

이곳을 정성을 들여 잘 지압하면 의외로 효과가 크다는 것을 실감하게 된다.

시신경(視神經)이 약해지면 청각이 둔해지고 청각의 둔화는 후각의 기능을 떨어뜨리는 삼각관계가 있다. 따라서 이 3곳의 감각 기능이 제대로 발휘될 수 있도록 하려면 평소에 예풍의 지압 요법을 생활화하는 것이 바람직하다.

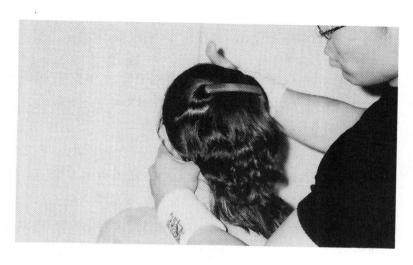

신두법(伸頭法)

홍분을 가라앉힌다. 엄지를 풍지에 대고 관자놀이에 나머지 4개의 손가락을 대고 목을 뒤로 젖혀 엄지의 안쪽에 머리를 얹 듯이 하여 들어올린다.

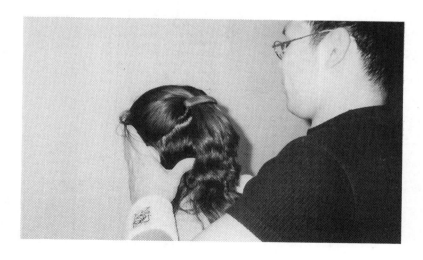

■ 현기증

걸을 때 비틀거리고 자세를 바꿀 때 아찔할 때가 있다. 예를 들면 앉아 있다가 일어설 때 눈앞이 아득해지며 어지러움을 느끼는 증상이다.

현기증은 몸의 균형을 담당하는 기관에 장해가 있을 때 일어나는 것으로 소뇌의 장해나 내이(內耳)의 장해 때문일 때는 지압으로 효과를 볼 수 없으므로 전문의를 찾도록 한다.

원인으로는 과다 피로, 빈혈, 냉증, 갱년기 장해를 들 수 있는데, 단순할 때는 지압으로 효과를 볼 수 있으나 체질적인 경

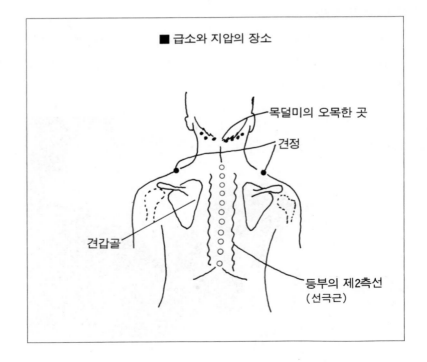

■ 급소와 지압의 장소

목덜미의 오목한 곳

견정

견갑골

등부의 제2측선
(선극근)

우에는 오랜 시간을 들여야 한다. 전신적인 지압을 하는데 다음과 같은 급소를 중점적으로 순서에 따라 실시한다.

목덜미의 오목한 곳과 견갑골, 견정은 현기증을 가라앉히는데 중요한 역할을 하는 지압의 급소이다. 등 부위의 제2측선(선극근)과 관자놀이, 눈의 상연과 하연, 유상돌기, 흉쇄유돌근등도 중요한 급소점이다.

따라서 이곳을 순서대로 지압해 나간다. 피로가 풀리고, 긴장이 완화되면 마음의 안정을 찾을 수 있고, 눈앞의 어지러움증을 해소시킬 수가 있다.

그러나 현기증의 원인이 단순한 피로감이나 갱년기 장해 등에 의한 것이 아니라 다른 질환에 의한 것일 때에는 먼저 전문의와 상담하여 병을 고친 후에 지압 요법으로 건강을 되찾도록하는 것이 순리이다.

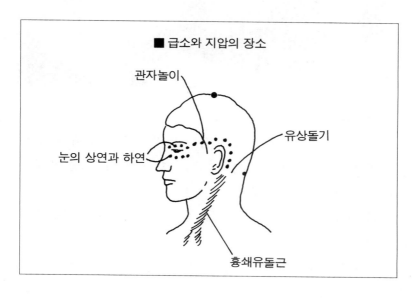

■ 급소와 지압의 장소

관자놀이

유상돌기

눈의 상연과 하연

흉쇄유돌근

334

백회(百會)의 지압

천정을 보고 눕는다. 백회의 지압으로 기분을 안정시킨다. 머리카락이 상하지 않도록 주의하여 엄지의 배쪽으로 다소 강하게 머리의 중심을 향해 5, 6회 누른다.

정신이 산란하거나 신경이 극도로 피로해 있을 때는 현기증이 일어나기 쉽다. 이런 때 백회의 지압은 그 효력을 발휘한다.

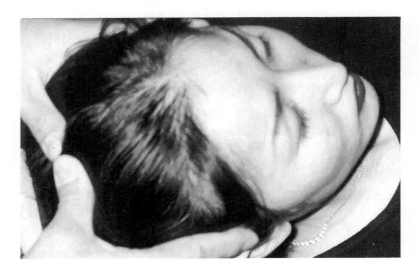

관자놀이의 지압

관자놀이를 눈썹에서 귀 앞까지 머리 중심을 향해 양쪽 방향에 4개의 손가락으로 3점 정도 정성스럽게 누른다. 이때 머리카락을 문지르지 않도록 주의한다.

이 지압 요법시에 주의할 점은 손가락으로 누르는 각도가 항상 직각을 유지하도록 해야 한다는 점이다. 직각으로 누를 때 압박하는 점이 적절하게 피부 속의 근육에 전달되기 때문이다.

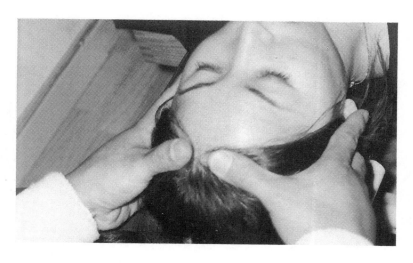

눈 위의 지압

눈 위를 4개의 손가락으로 조용히 시간을 들여 지압한다. 그 뒤 안구 위에 손가락 끝을 가볍게 올려놓고 압박을 가한다. 동 계(動悸)를 가라앉힌다.

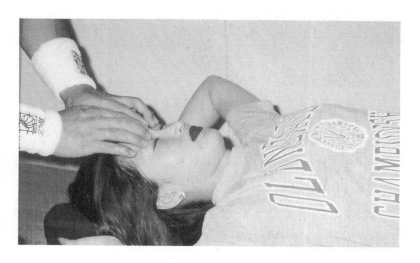

눈 밑의 지압

눈 밑의 뼈를 4개의 손가락으로 지압하는데 안구(眼球)를 누르지 않도록 주의하고 천천히 기분을 가라앉힐 수 있도록 안쪽에서 바깥을 향해 누른다.

시신경의 피로(안정피로)는 쉽게 현기증을 유발한다. 신경이 쇠약해지면 눈앞이 아찔해진다. 이러한 증상을 방지하거나 치료하는 데에는 눈 밑의 지압이 효과적이다.

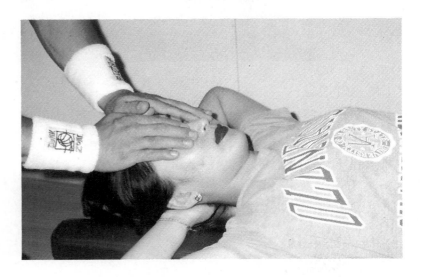

귀 주위의 지압

귀 주위를 관자놀이에서 머리카락이 난 곳을 따라 귀 앞, 귀 뒤 완골까지를 4개의 손가락으로 눌러 귀 속에 자극을 주는 기분으로 실시한다.

이때 너무 심하게 자극을 주거나 과격하게 문지르거나 하는 것은 좋지 않다. 천천히 정성껏 지압하도록 한다.

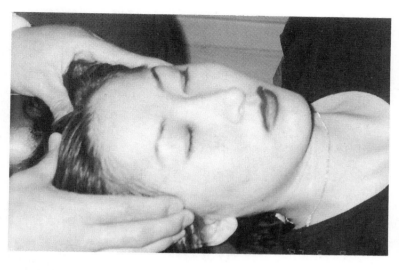

목덜미의 오목한 곳에서 귀 뒤까지의 지압

한 손으로 이마를 지탱하고 엄지의 안쪽으로 목덜미의 오목
한 곳에서 귀 뒤까지를 엄지로 지압한다. 한쪽씩 실시한다.

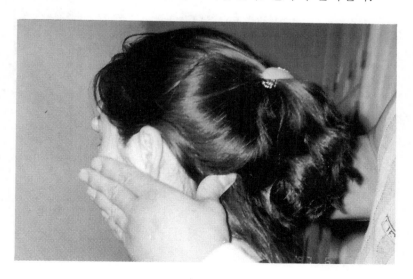

흉쇄유돌근의 지압

흉쇄유돌근, 특히 상부를 2개의 손가락으로 집듯이 하여 가볍게 지압한다. 머리의 피의 흐름을 좋게 한다.

머리의 혈행이 좋지 못하면 현기증이 나타나게 될 확률이 높다.

따라서 현기증을 예방하고, 머리의 피의 흐름을 좋게 하기 위해서는 흉쇄유돌근의 지압이 효과적이다.

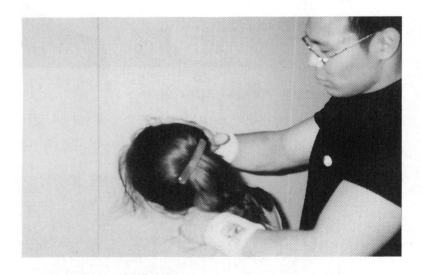

견정(肩井)의 지압

머리 위에서 손을 뻗어 양쪽 엄지로 좌우의 견정(肩井)만 가볍게 지압한다. 4, 5회 천천히 실시한다.

견정에 대한 지압은 머리와 목의 피의 흐름을 좋게 한다.

따라서 너무 무리하지 말고 정성껏 지압하면 효과를 볼 수 있다.

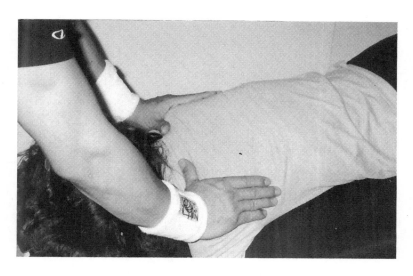

등의 제2측선의 지압

엎드린 자세에서 제2측선의 제7경추의 옆에서 아래로 10점 정도 지압한다. 양쪽 엄지를 동시에 혹은 교대로 실시한다.

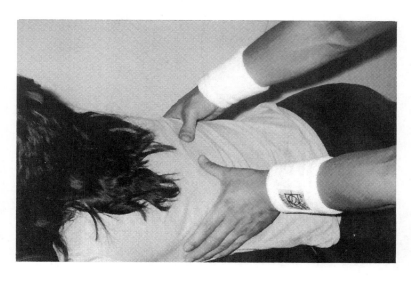

■ 냉증(冷症)

　몸 전체가 냉하고 차거나 허리나 엉덩이, 발이 차고, 머리가 차거나 등의 한 곳이 물을 끼얹은 듯 찬 것 등, 냉증에도 여러 가지가 있다.

　냉증은 여성에게 많이 볼 수 있는데 원인은 잘 알 수 없지만 지방이 많은 엉덩이, 허리, 발이 찬 곳에서부터 혈관을 폈다 오무렸다 하는 신경의 밸런스가 깨져 빈혈 상태가 되는 것이 아닐까 생각되고 있다. 냉증은 옛날에는 혈의 도증(道症)이라

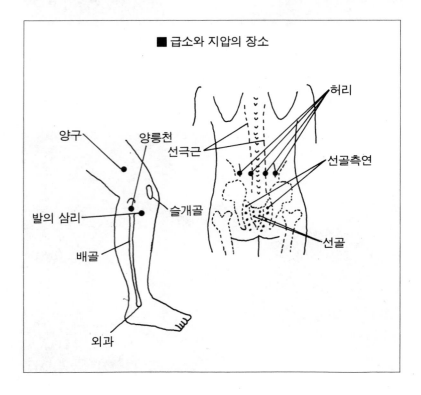

■급소와 지압의 장소

양구　　양릉천　　선극근　　허리

선골측연

발의 삼리　　슬개골

배골　　선골

외과

고 하여 갱년기 장해로 취급되었었다.

그러나 요즘에는 건강 관리를 제대로 하지 않거나 스트레스, 신경성 긴장감 등에 의해서 나타나는 하나의 증상으로서 냉증을 바라보는 시각이 대부분이다.

따라서 혈액 순환을 방해하는 주범이라고도 할 수 있는 냉증을 치료하기 위해서는 무엇보다도 철저한 자기 건강 관리가 우선되어야 한다. 지압 요법도 바로 이와같이 올바른 자기 건강 관리를 유지하는데 많은 도움을 준다.

또한 지압은 신경이나 혈관을 자극하여 개선하는데 장기간에 걸쳐 실시해야 한다. 지압하기 전에 목욕을 하여 찬 부분을 따뜻히 하면 한층 효과가 있다.

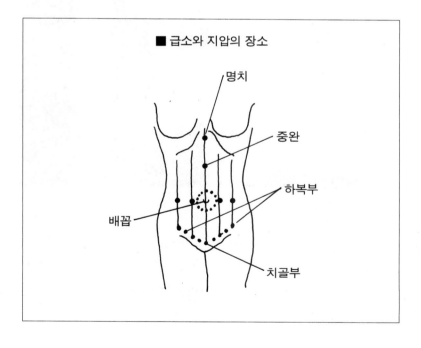

■ 급소와 지압의 장소

요부(腰部)의 지압

허리의 제2, 제3측선의 위를 잘 지압한다. 허리, 하복부의 혈액 순환이 좋아진다. 더불어 측복부(側腹部)도 자극한다.

우리의 신체에서 허리 만큼 중요한 부위도 없을 것이다. 모든 신경계의 중추 부위가 바로 요부(허리 부위)이다. 따라서 이 부분의 지압은 상·하체의 각 기관 강화는 물론 허리와 하복부의 혈행에 도움을 주므로 냉증 치료에는 이 부위의 지압이 필수적이라고 할 수 있다.

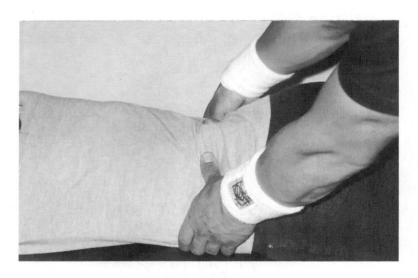

선골부(仙骨部)의 지압

선골의 정중선의 양쪽을 제5요추에서 미골 끝까지 지압한다. 너무 무리하지 말고 정성껏 지압하도록 한다.

선골 위이지만 이곳을 지압하면 골반 내의 혈액 순환이 좋아지고 효과적이다.

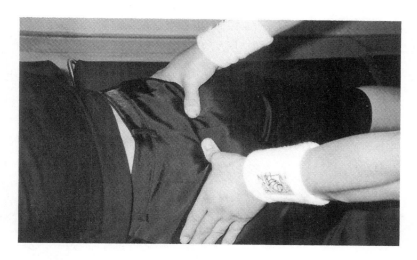

선골 측선(仙骨側線)의 지압

선골에 장골이 붙은 곳으로 대둔근(大臀筋) 덩어리가 있는 곳이다. 이곳을 중심으로 지압하면 하지(下肢)로의 혈액 순환이 좋아진다.

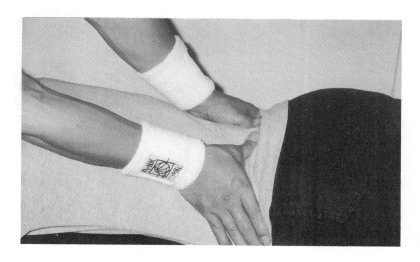

배꼽 주위의 지압

배꼽에서 손가락 2개 만큼 옆의 천추(天樞), 또 손가락 2개 옆의 대횡(大横)을 좌우 동시에 누른다. 이들 밑에는 하지로 가는 동맥이 있다. 냉증의 원인은 주로 혈행(血行)의 이상으로 부터 기인한다고 볼 수 있을 정도로 냉증과 피의 흐름과는 밀접한 관계가 있다. 피의 순환이 제대로 안 될 때 우리 몸의 제기능은 정상적으로 힘을 발휘하지 못하게 된다. 이때 혈도(血道)가 막힌 부분에 냉증이 나타나게 된다. 이의 예방과 치료를 위해서는 지압 요법이 효과적이다.

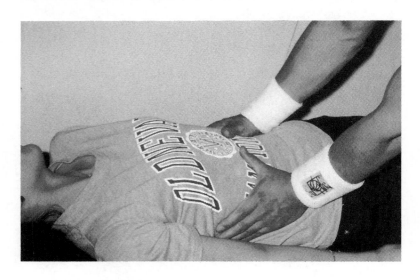

하복부(下腹部)의 지압

배꼽에서 손가락 3개 밑의 관원(關元)과 그 양 옆을 3점 지압한다. 하복부 내장의 혈액 순환을 좋게 하고 하지로 가는 동맥을 자극하게 된다.

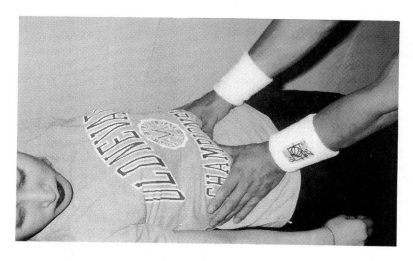

혈해(血海)의 지압

무릎 안쪽의 2개의 손가락 위에 혈해가 있으므로 이곳을 지압한다. 넓적다리 안쪽의 힘줄을 풀고 혈액의 순환을 좋게 하여 발의 냉증을 고친다.

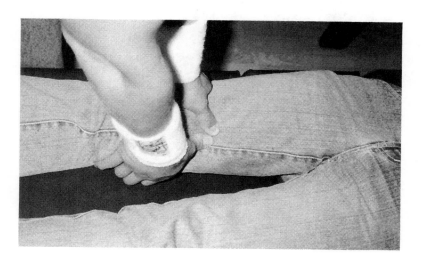

발 삼리(足三里)와 양릉천(陽陵泉)의 지압

하지(다리와 발)에 냉증이 있을 경우에는 그 부분의 혈행을 점검하고 피의 흐름을 가로막고 있는 원인을 제거해 줄 필요가 있다. 지압 요법으로써 피의 흐름을 원활하게 해주는 것이 선결 조건이다.

발 삼리와 양릉천의 지압은 하지의 혈액 순환을 좋게 하는 데 효과가 있다. 각각 엄지로 지압한다. 3회 정도 조용히 실시한다.

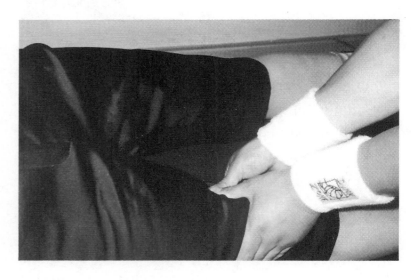

삼음교(三陰交)의 지압

안쪽 복사뼈에서 손가락 3개 위에서 정강이뼈 뒤의 급소의 지압은 냉증에 효과가 있다. 양쪽 4개의 손가락을 나란히 하여 천천히 누르는데 3회 실시한다. 너무 과격하지 않게, 정성껏 실시하면 좋은 결과를 기대할 수 있을 것이다.

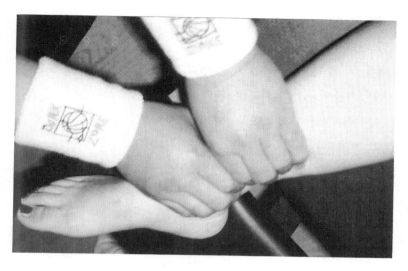

용천(湧泉) 밟기

엎드린다. 발 뒤꿈치로 발바닥의 급소인 용천을 번갈아 밟
으면서 누른다. 몸 무게를 전부 얹지 않도록 주의한다.

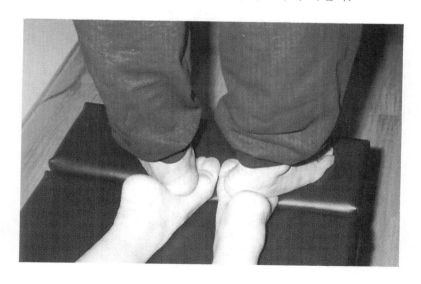

◢ 갱년기 장해

여성은 중년이 넘으면 월경 생리가 멈추고 호르몬의 밸런스
가 깨져 몸이나 정신적으로나 변화가 생긴다.

이것을 갱년기라고 하고 이에 동반되는 장해를 갱년기 장해
라고 한다.

맨처음 일어나는 것은 월경 불순으로 양이 많았다 적었다
하기도 하고 허리가 아프기도 하고 무겁고 냉증, 초조, 불안
등이 생긴다.

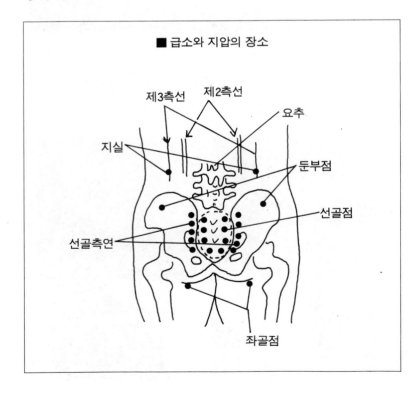

■ 급소와 지압의 장소

증상은 두중(頭重), 두통, 현기증, 어깨 결림, 요통, 하복부 당김, 달아오름, 하지 냉증, 불면 등의 증상이 나타난다.

물론 이러한 갱년기 장해의 증상이 모두 여성에게만 일어나는 것은 아니다. 남성의 경우에도 40~50대를 지나면서 노화 현상의 하나로 갱년기 장해의 증상이 나타나는 경우가 많다.

물론 하복부 당김이나 하지 냉증 등은 여성 쪽에 많지만 두중이나 두통, 어깨 결림, 요통 등은 남성에게도 많이 나타난다.

따라서 이러한 갱년기 장해 현상을 방지하기 위해서는 평소부터 철저한 자기 건강 관리를 하여 정신적인 스트레스나 과다한 피로에서 발생하는 노화 현상의 촉진으로부터 자신의 인생을 보호해야 할 것이다.

지압은 이들 증상을 가볍게 할 수는 있으나 전신적인 증상이므로 전신을 종합적으로 실시할 필요가 있다.

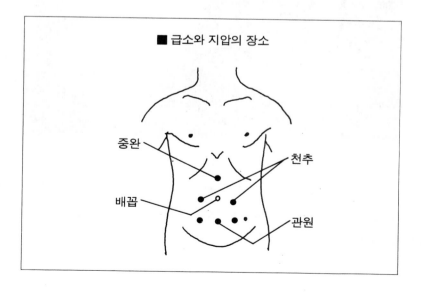

■ 급소와 지압의 장소

중완

천추

배꼽

관원

허리의 제2측선의 지압

선극근(仙棘筋)의 허리 부분에 결림이나 통증이 있으므로 허리 제2측선 위를 위에서 골반 부분까지 충분히 지압한다.

인간의 신체에 있어서 모든 신경은 허리를 통과한다. 갱년기 장해의 증상은 허리 부위에서 심각하게 나타난다. 허리가 무겁고, 몸이 쉽게 피로하고, 정신적인 우울증 등이 잘 나타나는 현상도 허리 부위의 변화(노화 현상)라고 할 수 있다.

따라서 이 부분에 대한 지압 요법이야말로 필수적이라고 할 수 있다.

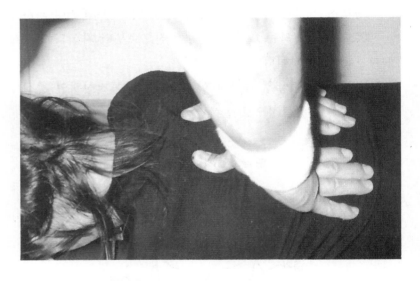

허리의 제3측선의 지압

제2측선 그리고 양쪽 제3측선 위에 지실이 있는데, 지실(志室)과 그 상하를 충분히 지압한다. 허리의 힘줄의 피로를 풀 수 있도록 실시한다.

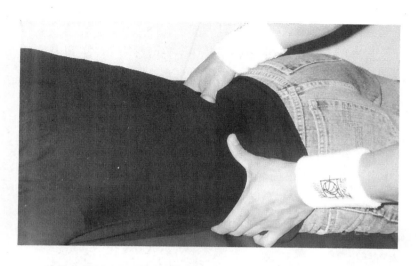

선골부(仙骨部)의 지압

　선골 정중선의 옆 제2측선의 위를 허리에서 미골까지 지압하고 골반 중앙에 자극을 주어 하복부 내장의 혈액 순환을 좋게 한다.

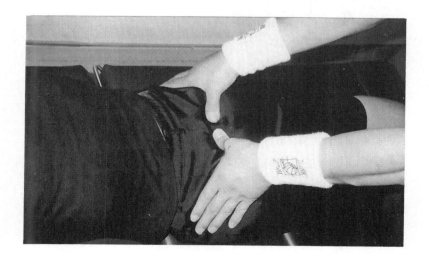

선골 측선(仙骨側線)의 지압

선골과 장골이 붙어 있는 곳, 대둔근이 선골의 옆 가장자리에서 높은 곳에 결림이 생긴다. 이곳을 위에서 아래로 지압한다.

이때 너무 무리하지 말고 정성껏 지압하도록 한다. 허리의 결림을 풀어주는 효과가 있을 뿐만 아니라 하복부 당김이나 하지 냉증 등을 예방·치료하는 데에도 효과가 있다.

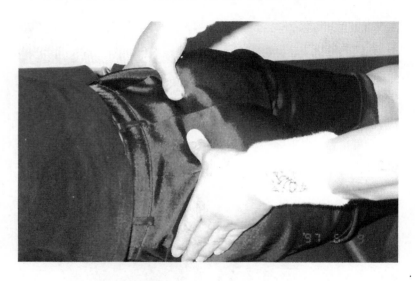

배의 정중선의 지압

배의 정중선 위, 급소에서 하복부까지를 지압한다. 특히 골반부의 내장에도 자극을 주도록 하고 배꼽에서 아래 치골까지를 잘 실시한다.

이 지압 요법은 내장의 기능을 강화시켜줄 뿐만 아니라 허리와 복부, 하지의 냉증 등에도 효과적이다.

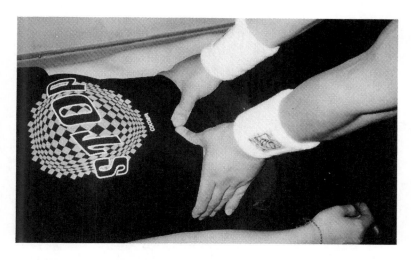

배의 급소(急所)의 지압

천정을 보고 눕는다. 하복부에 자극을 주어 혈액 순환을 좋게 한다. 배의 제2측선 위를 늑골 하부에서 치골부까지를 지압한다. 강하게 하지 않도록 주의한다.

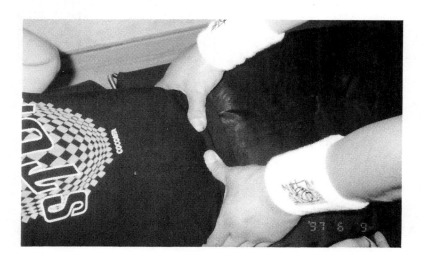

배의 파상 지압(波狀指壓)

골반부(骨盤部)의 내장을 중심으로 노를 젓듯이 몸 앞에서 엄지로 누르고 맞은 편에 4개의 손가락을 되돌리듯 천천히 실시한다. 복부의 냉증을 예방하거나 치료하는데 도움을 준다. 또한 내장의 기능을 강화시켜 줌으로써 산뜻한 기분을 유지할 수 있게 해준다. 우울병이 있는 중년 여성에게 특히 효과가 있는 지압 요법이라고 할 수 있다.

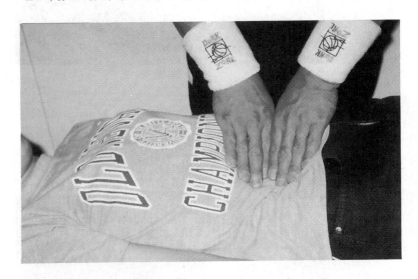

넓적다리 안쪽의 지압

무릎을 조금 구부리고 양쪽 엄지를 나란히 하여 또 힘줄에서 무릎까지를 조용히 지압한다. 아픈 사람은 손바닥 전체로 누른다.

이 지압 요법을 실시할 때에는 절대로 무리하지 말아야 한다. 지압을 받는 사람의 상태에 따라 정성껏 지압하도록 한다.

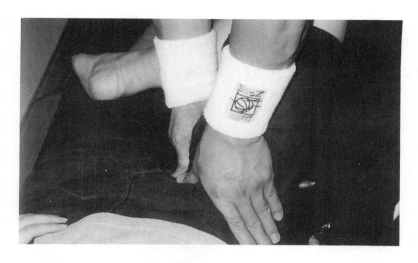

혈해(血海)의 지압

넓적다리 안쪽의 힘줄에서 무릎 뼈 위로 손가락 2개 만큼 위에 혈해가 있다. 혈해는 혈도(血道)의 질환에 효과가 있다고 일컬어지는 급소이다.

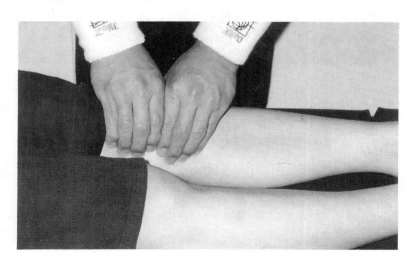

무릎 아래의 지압

발 삼리를 통하는 힘줄에 양쪽 엄지를, 나머지 4개의 손가락은 정강이 뼈 뒤 선에 대고 무릎에서 복사뼈까지를 지압한다. 삼음교는 정성껏 지압한다.

하지의 냉증이나 떨림 등에 효과가 있는 지압 요법이다. 너무 무리하지 않도록 한다. 과격한 지압도 피하도록 한다.

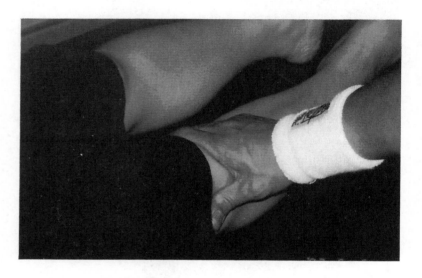

어깨의 파악압(把握壓)

어깨가 잘 결림으로 어깨를 제7경추의 옆에서부터 어깨 끝까지를 3, 4회 파악압을 실시하는데 4개의 손가락에는 너무 힘을 넣지 않도록 한다. 허리 다음으로 중요한 신체 부위 가운데 한 곳이 바로 어깨 부분이다. 이곳에 대한 지압은 어깨의 결림을 풀어줄 뿐만 아니라 상체 전반에 걸쳐 혈액 순환을 원활하게 도와주므로 정성껏 지압하기 바란다.

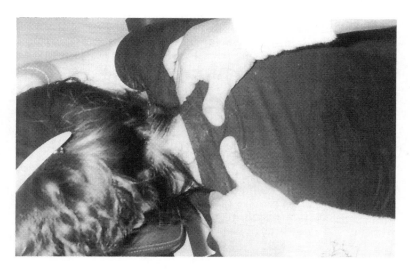

견정(肩井)의 지압

엎드린다. 견정만을 위에서 아래를 향해 눌러넣는 듯이 지압하고 어깨 결림을 제거하도록 한다. 천천히 5, 6회 실시한다.

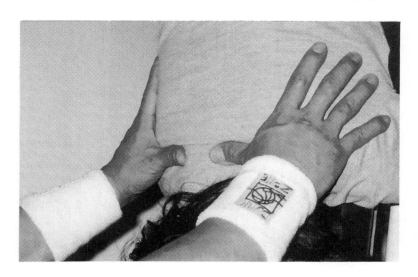

◪ 변비일 때

쾌식(快食), 쾌변(快便)이 건강과 장수의 기본이다. 변비(便秘)는 변이 나오지 않는 것인데 그것이 1주일, 그 이상 오래 되면 머리가 무겁고 아프고 달아오르고, 현기증이 나고, 몸이 나른하고, 움직이는 것이 싫고 식욕이 없는 증상이 나타난다.

변비의 원인에는 운동 부족이나 설사약의 과다 복용 등이 있다.

변비는 장의 움직임이 둔해져 장의 내용물이 원활하게 운반

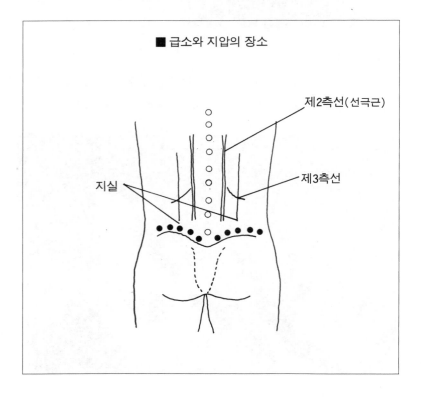

■ 급소와 지압의 장소

제2측선(선극근)

제3측선

지실

되지 않고 장에 쌓여 배가 불러짐으로 배나 장을 자극해야 한
다. 운동 부족인 사람은 운동을 해야 한다.

 신경이 예민한 사람에게 많은 경련성 변비는 장(腸)의 일부
에 경련을 일으키므로 변비가 되었을 때는 지압을 해서는 안
된다.

 변비의 공포로부터 해방되기 위해서는 평소부터 자기 건강
관리를 철저히 하도록 해야 한다. 변비의 신호가 있을 때에는
초기 단계에서 지압 요법으로 장의 운동을 촉진시켜 변통이 원
활해지도록 노력할 필요가 있다. 무슨 증상이든 초기 단계에서
손을 쓰면 쉽게 바로잡을 수가 있다.

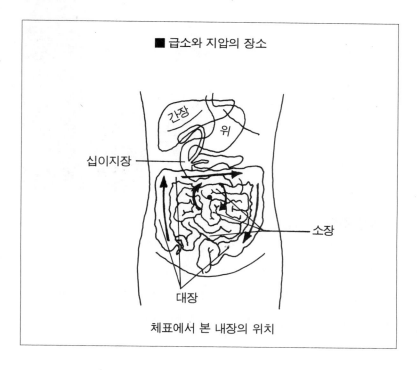

■ 급소와 지압의 장소

간장

위

십이지장

소장

대장

체표에서 본 내장의 위치

360

급소의 지압

위의 움직임을 좋게 하기 위해 급소를 3, 4회 조용히 압박한다. 위에 압박을 느끼는 사람에게는 세게 눌러서는 안 된다.

변비의 예방을 위해서는 위의 급소에 대한 지압 요법이 이상적이지만 위의 상태가 비교적 편할 때가 아니면 지압 요법이 오히려 위를 자극하여 역효과를 초래하는 경우도 있으므로 주의해야 한다.

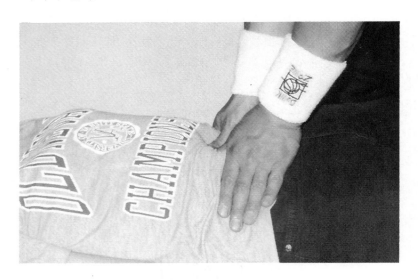

배꼽 주위의 지압

소장(小腸)을 배꼽을 중심으로 노를 젓듯이 지압하고 근육뿐 아니라 소장을 움직이도록 하여 장의 운동을 왕성하게 한다. 장의 운동이 왕성해지면 변비증이 사라질 뿐만 아니라 식욕이 돋고 머리가 맑아진다. 이 때에도 역시 너무 과격한 지압은 좋지 않다.

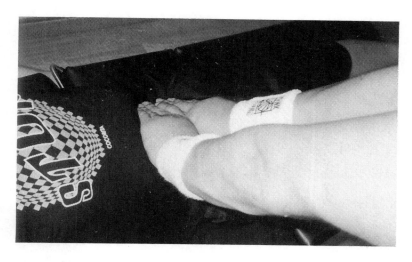

복부(腹部) 우측의 지압

대장의 맹장 부분에서 제9늑골에 이르기까지를 지압한다. 또 우측 제9늑골에서 좌측 제9늑골의 끝 부분까지를 옆으로 지압한다.

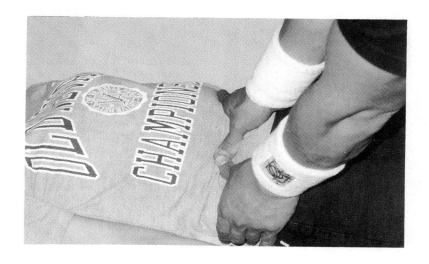

복부(腹部) 좌측의 지압

좌측 제9늑골에서 아래로 대장, 하행결장(下行結腸)의 위를 장골 앞까지 지압한다. 변(便)을 직장(直腸)으로 보내는 것을 돕고 변통(便通)을 촉진한다.

이 지압 요법 역시 대장과 소장의 운동을 원활하게 해주므로 변비의 증세를 해소시켜 준다. 이 경우에도 역시 너무 무리하지 말고 정성껏 적당한 강도로 지압하는 것이 중요하다.

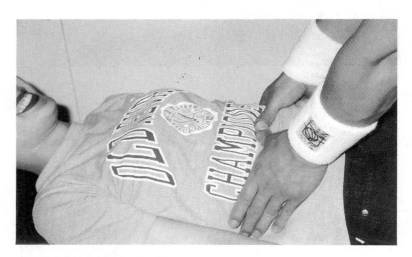

요부(腰部) 양쪽의 지압

엎드린다. 제2측선 위의 신유와 그 상하를 조용히 천천히 지압한다. 허리의 지압은 장의 움직임을 자극하여 운동을 높인다. 따라서 이 경우에도 너무 심한 자극을 주는 것은 복부에 필요 이상의 긴장을 가져와 좋지 않다. 내장 부위에 통증이 있을 때는 지압을 하지 말고 병원이나 전문의를 찾아가 그 원인을 확인해 보도록 하는 것이 바람직하다.

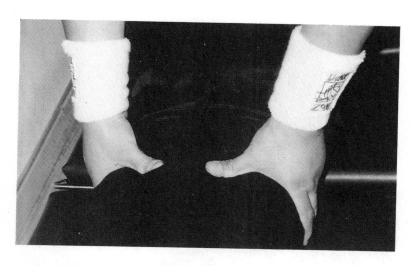

허리의 제3측선의 지압

지실과 그 상하를 천천히 다소 시간을 들여 양쪽 엄지로 지압한다. 허리를 지압하면 장(腸)이 자극되어 장의 상태가 좋아진다.

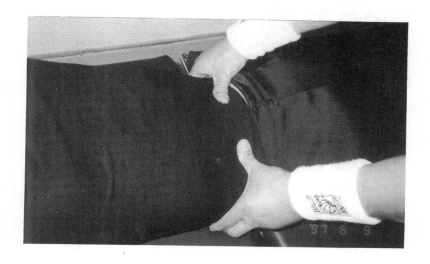

관골 상연(寬骨上緣)의 지압

제5요추의 옆에서 옆 복부에 이르는 곳을 팔(八)자 모양으로 관골 상연을 배 아래로 다소 강하게 천천히 누른다. 3, 4회 실시한다.

이 지압 요법 역시 내장의 기능을 강화시켜 주므로 변통이 원활하게 변비 증세를 해소시켜 준다. 너무 무리하지 않는다. 정성껏 지압하도록 한다.

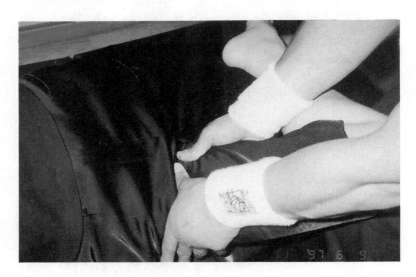

넓적다리 안쪽의 지압

넓적다리 안쪽의 힘줄이 팽팽해짐으로 천정을 보고 누워 무릎을 구부려 넓적다리 안쪽이 나오도록 해서 양쪽 엄지로 넓적다리 중앙의 힘줄을 구석구석 지압한다.

둔부의 근육 및 항문의 괄약근과도 연결이 되어 있는 근육의 운동을 통해 변통을 원활하게 해준다.

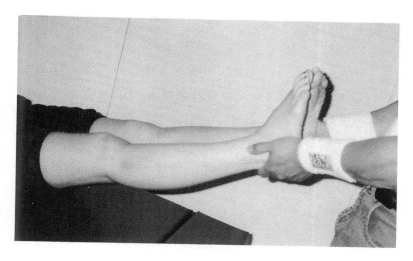

양쪽 발 진동법(振動法)

양쪽 뒤꿈치를 들어 복부 내장에 진동이 가도록 다리를 들어올려 진동시킨다. 다리를 높이 올릴수록 복부로의 자극은 강해진다.

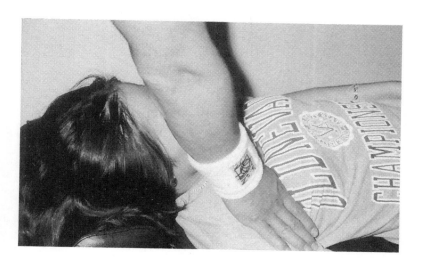

◢ 기침, 천식일 때

  기침은 목이나 기관(氣管), 기관지(氣管支)가 상했거나 염증이 있을 때, 담을 밖으로 내보내기 위해 나타나는 증상이다.
  천식은 호흡을 하는 것이 곤란하고 기관, 기관지나 폐, 심장병일 때도 일어난다.
  기침이나 호흡 곤란을 동반하는 만성 질환의 대표적인 것으

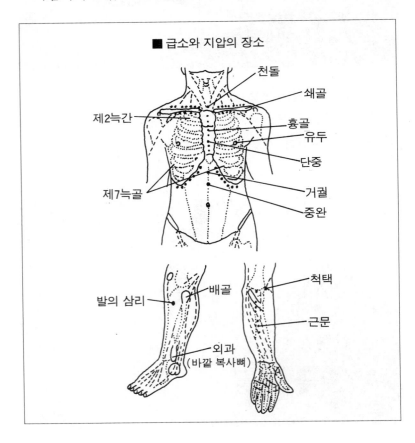

■ 급소와 지압의 장소

천돌
쇄골
제2늑간
흉골
유두
단중
제7늑골
거궐
중완

발의 삼리
배골
척택
근문
외과
(바깥 복사뼈)

로 천식이 있다.

이것은 심장이 약해서 일어나는 것과 기관지 근육의 경련으로 발작적으로 일어나는 기관지 천식이 있다.

이러한 기침과 천식은 초기 단계에 철저한 건강 관리로 치유하지 않으면 만성이 되고 쉽고, 만성이 된 후에 오랫동안 고생하지 않으면 안 된다.

기관지 천식은 알레르기라고 일컬어지는 체질에서 오는 병으로 치료하기 어렵지만 가벼운 증상이라면 지압을 가볍게 실시하는 것에 의해 편하게 할 수 있다.

기침도 만성이고 열이 없을 경우에는 가볍고 조용히 실시하면 효과가 있다.

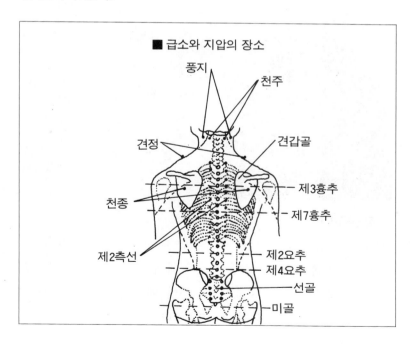

■ 급소와 지압의 장소

쇄골 하부(鎖骨下部)의 엄지 지압

흉골의 양쪽에서 쇄골 아래를 어깨 뿌리까지 엄지의 안쪽으로 뼈 아래를 따라 부드럽게 누른다. 조용히 호흡에 맞춰 아프지 않도록 실시한다.

너무 심하게 누르거나 억지로 지압을 강행하면 오히려 기관지 등의 기능 저하를 가져올 수 있으므로 주의한다. 지압 요법에서는 무엇보다도 지압을 실시하는 사람의 정성이 필요하다.

지압사의 정성과 환자의 믿음이 없이는 병의 쾌유가 어렵기 때문이다.

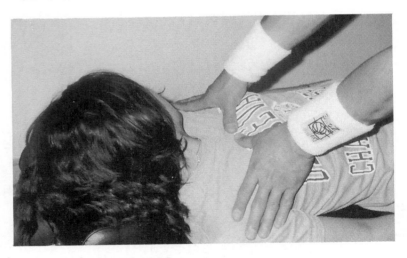

흉골부(胸骨部)의 지압

흉골의 상단에서 하단까지 양쪽 엄지를 마주하고 가볍게 지압한다. 양쪽 유두 사이의 높은 곳에 단중이라는 급소가 있다. 아프지 않도록 특히 주의한다. 속이 메스껍고 답답할 때에도 이 지압 요법을 실시하면 효과가 있다.

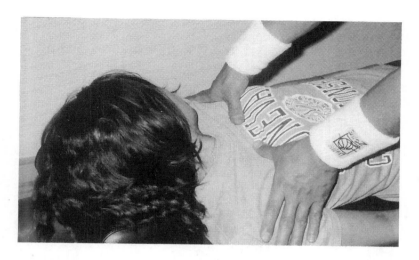

늑간(肋間)의 지압

● **상부 늑간의 지압** : 늑골과 늑골 사이의 한가운데 흉골부에서 바깥을 향해 엄지의 안쪽으로 가볍게 누른다. 제1늑간에서 제6늑간까지를 순서대로 실시한다.

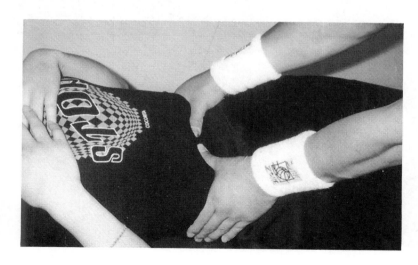

● 하부 늑간의 지압 : 제7늑간에서 제8, 제9, 제10늑간까지를 엄지를 제외한 4개의 손가락의 안쪽으로 가운데에서부터 비스듬히 위 바깥으로 호흡에 맞추어 가볍게 가라앉히듯 누른다. 이 경우에도 너무 무리하지 않도록 한다. 지압의 강도를 적당하게 잘 조절하여 정성을 들여 실시하도록 한다.

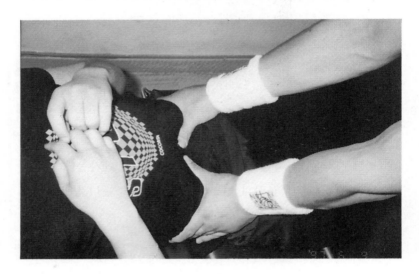

급소의 지압

양쪽 엄지를 모아 급소에서 배꼽을 향해 가볍게 누른다. 천식일 때 급소가 당기고 답답할 때가 있다.

이 때에도 역시 과격한 지압은 금물이다. 천천히, 조용하고 부드럽게 누른다.

이 지압 요법을 실시하면 급소가 트이는 느낌을 받는다. 또한 답답한 속이 확 트이고 시원한 느낌을 받음과 동시에 호흡기가 산뜻해지는 기분을 맛보게 된다.

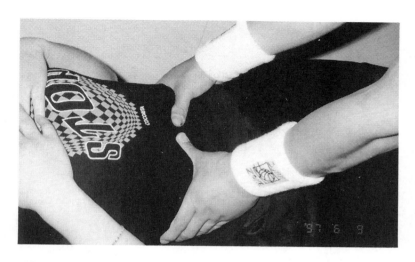

늑골 하부(肋骨下部)의 지압

급소에서 늑골 밑을 팔(八)자 형으로 바깥 아래 방향을 향해 엄지 끝을 비스듬히 위로 향해 조용히 호흡에 맞춰 누른다. 답답함을 풀 듯이 부드럽게 시행한다.

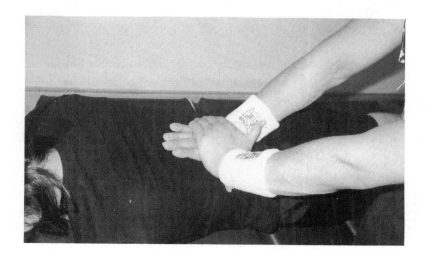

척추의 지압

지압을 받는 사람(환자)으로 하여금 엎드리게 하고 등뼈의 위를 두 손 손바닥을 겹쳐 위에서 아래로 누른다. 특히 흉추의 부분을 천천히 가볍게 누른다. 가슴을 누르지 않도록 주의한 다. 척추는 만병의 증세가 모두 나타는 곳으로 알려져 있다. 척추의 지압에 의해 몸의 각부의 이상을 점검하고 치유·예방 할 수 있다는 얘기다.

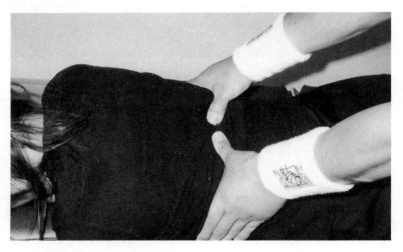

등의 제2측선의 지압

등뼈에서 밖으로 3cm 정도 떨어진 선극근(仙棘筋)을 제1흉 추의 옆에서 제12흉추의 부근까지 엄지로 누른다. 특히 견갑 골 사이를 정성껏 실시한다. 이 때에도 너무 과격한 지압이 되 지 않도록 유의한다. 지압을 실시하는 사람(지압사)의 정성이 지압을 받는 사람(환자)에게 신뢰(믿음)를 줄 수 있도록 정성 어린 교감이 있어야 한다.

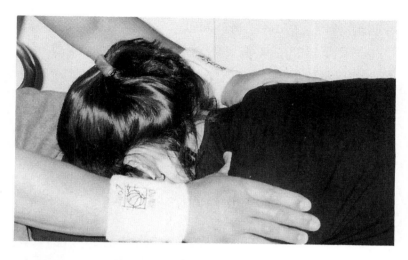

견정(肩井)의 지압

실시하는 사람은 받는 사람의 머리쪽에 앉아 두 손의 엄지를 어깨 끝의 급소(견정)에 대고 밑을 향해 천천히 누른다. 제7경추의 옆에서 어깨 끝까지 누른다.

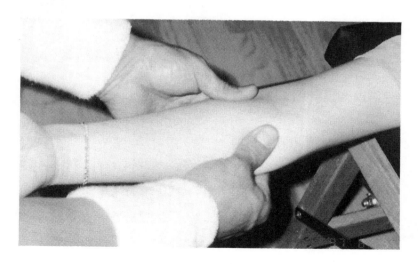

374

팔꿈치의 전면 오목한 곳의 지압

팔꿈치의 전면 오목한 곳을 엄지로 누른다. 한가운데와 그 좌우에 실시한다. 이 곳은 상당히 예민한 부위로 누르면 곧 통증이 느껴지는 곳이다. 이곳을 서서히, 강도를 조절해 가면서 정성껏 지압한다. 지압을 받는 사람(환자)이 약간 통증을 느끼는 강도로 지압하는 것이 바람직하다.

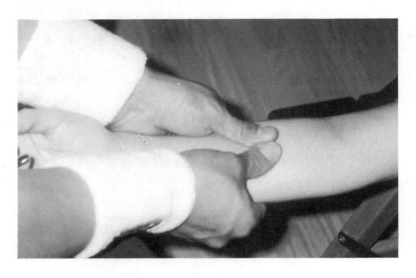

앞팔 앞면의 지압

앞팔 전면을 지압한다. 특히 한가운데의 급소를 누른다.

근육을 누르면 대개 압통이 느껴진다. 너무 과격하게 누르지 말고 적당한 강도로 지압하면 팔의 압통이 약간 전해지면서 전신이 상쾌해진다. 지압을 받는 사람(환자)에게 지압을 실시하는 사람(지압사)의 정성이 느껴질 수 있도록 차분하게 지압을 진행하도록 한다.

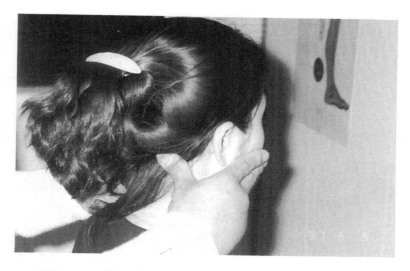

목덜미의 오목한 곳에서 귀 뒤까지 지압

한쪽 손바닥을 이마에 대고, 다른 쪽 엄지로 순서대로 누른다. 천주, 풍지를 잘 지압한다.

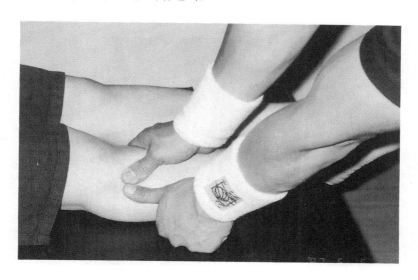

376

발 삼리(足三里)와 정강이 안쪽의 지압

● 정강이 앞의 힘줄 위에 발 삼리(足三里)라고 불리우는 급소가 있다. 이곳을 엄지로 정성껏 지압한다.

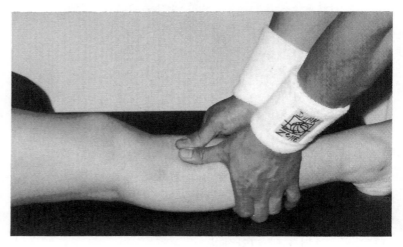

● 정강이 안쪽도 함께 눌러도 좋다.

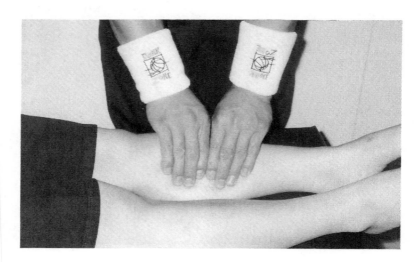

제 5 장

지압과 병용하는 체조요법

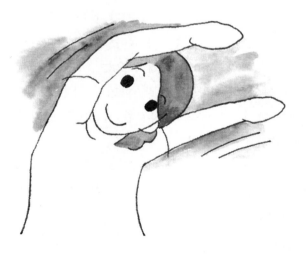

■ 지압과 체조 요법의 병용

지압이나 맛사지는 자기 자신이 하는 경우도 있으나 대부분의 경우는 지압해 주는 사람이 받는 사람에게 실시하는 것이다. 또 지압이나 맛사지와 병행하는 운동법도 지압하는 사람이 받는 사람에 대해 실시하는 수동적인 방법이다.

그런데 최근 리허빌리테이션(rehabilitation ; 질병이나 부상 등으로 신체에 장애가 생겼거나 기능이 쇠퇴했을 경우에, 그 기능을 회복시키기 위하여 베푸는 치료나 훈련)이라고 불리우는 의학 중 자기 자신이 적극적으로 행하는 운동법을 특히 '치료 체조'라고 부르며 중요시하게 되었다.

치료 체조나 기능 훈련이라고 불리우는 운동법은 전문적인 방법과는 별도로 체조법으로서 지압이나 맛사지를 한 뒤 병행해서 활용하면 보다 큰 효과가 있다.

특히 마음이나 몸의 피로에서 오는 목, 어깨 등의 결림이나 통증, 허리의 피로나 고통, 팔, 다리의 저림이나 통증에 효과가 있다. 그외 대부분의 만성질환 치료에도 효과가 있고 회복을 빠르게 할 수도 있다.

가족끼리 실시하는 지압에 적당히 병용하면 건강한 나날을 보내는 데도, 또 하루 하루의 피로 회복, 건강 유지, 노화 방지를 위해서도 큰 도움이 된다.

앞 장의 '증상에 따른 기초 지압'에 덧붙여 체조법을 적당히 실시하면 보다 좋은 효과를 기대할 수 있을 뿐만 아니라 밝고 건강한 생활을 보낼 수 있다.

◪ 체조법의 종류와 효과

체조법의 기본은 타동 운동, 자동 운동 및 강제 운동의 세 가지로 다음과 같은 종류가 있다.

타동 운동(他動運動)

지압을 받는 사람이 스스로 움직이는 것이 아니라 다른 사람의 힘으로 관절을 움직이는 방법으로 관절이 단단해지고 굳

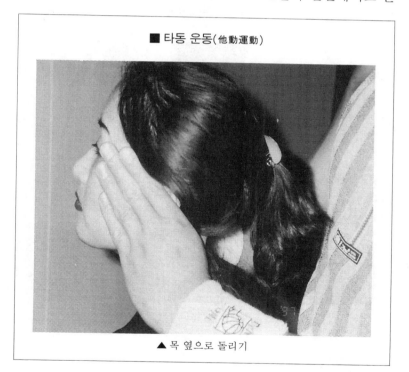

■ 타동 운동(他動運動)

▲ 목 옆으로 돌리기

는 것을 예방하고 관절의 움직임을 좋게 한다. 관절을 움직이는 범위(가동범위라고 한다) 내에서 한껏 천천히 부드럽게 실시

한다. 타동 운동은 지압이나 맛사지 때도 실시하지만 보통은
근육이 마비되어 자신의 힘으로 움직일 수 없을 때 실시한다.

개조 운동(介助運動)

환자 자신의 근육의 힘이 약할 때 지압하는 사람이 보조하
여 움직이는 방법인데 가정에서는 그다지 행해지지 않는다.

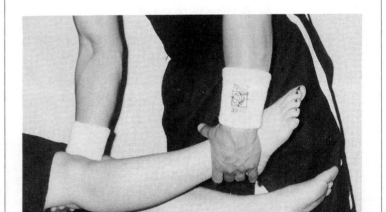

■ 개조 운동(介助運動)

▲ 다리를 밖으로 벌리는 것을 도와 준다.

자동 운동(自動運動)

자기 자신이 스스로 행하는 운동인데 자유롭게 관절을 움직
일 수 있는 한계까지 움직이는 방법이다. 일반적으로 말하는 체

조인데 지압과 병용하는 체조법은 이 자동 운동이 중심이 된다.

관절의 움직임 정도나 근육의 경직, 단축(短縮)·근력의 강도에 따른 일정 방식에 따라 실시하는 것도 있으나 너무 어려운 운동은 피하는 편이 좋다.

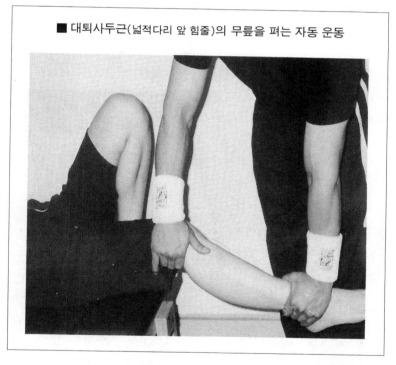

■ 대퇴사두근(넓적다리 앞 힘줄)의 무릎을 펴는 자동 운동

이 운동은 근육의 힘을 빼고 운동 기능과 협조성(전체적으로 매끄러운 운동을 할 수 있는 것)을 높일 수 있다.

또 적극적인 자동 운동은 혈액의 흐름을 좋게 할 뿐만 아니라 전신의 상태를 좋게 하고 기분도 상쾌하게 하는 효과가 있다. 그러나 지나치면 좋지 않으므로 충분히 주의한다.

저항 운동(抵抗運動)

자동 운동에 저항을 가하는 방법으로 저항은 운동을 시키는 사람의 손이나 추, 모래 주머니 등으로 가한다.

이것은 근력을 높이고 지구력을 기르는데 효과가 있다. 치료 체조로서는 중요한 운동이지만 가정에서는 그다지 많이 실시되지 않는다.

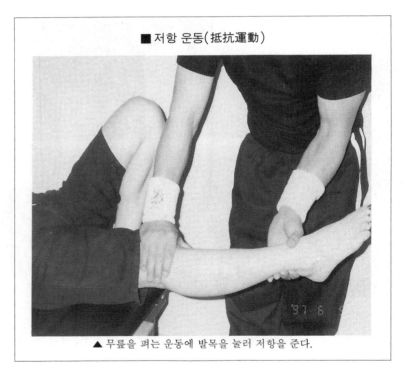

■ 저항 운동(抵抗運動)

▲ 무릎을 펴는 운동에 발목을 눌러 저항을 준다.

신장운동(伸長運動)

관절이 굳고 근육이 굳었을 때나 단축이 있을 때 그것을 늘리는 운동이다. 관절의 움직임을 좋게 하는데 효과가 있는데 지압과 병용할 때는 통증에 충분히 주의하면서 천천히 조용히 조금씩 실시하도록 한다. 지나쳐서는 절대로 안 된다.

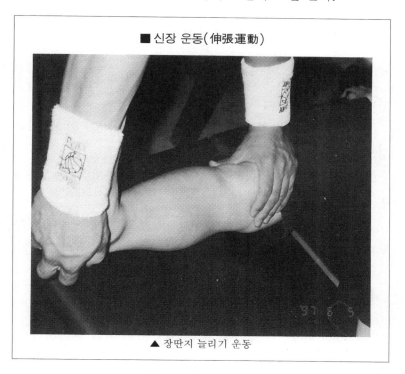

■ 신장 운동(伸張運動)

▲ 장딴지 늘리기 운동

이상의 체조법 중 지압과 병행해서 가정에서 실시하는 체조법으로서 가장 적당하고 효과가 있는 것은 자동 운동이다.

자동 운동을 중심으로 그 외의 운동 중 쉬운 것을 조합할 필요가 있다.

체조법의 종합적인 효과로서 근육이나 관절의 움직임을 좋게 하면서 전신 혈액이나 임파액의 흐름을 좋게 하고 심장이나 폐의 작용을 정비하고 피로를 회복하고 전신의 상태를 개선할 수 있다. 또 기분 전환을 기하고 내일의 활동에 대한 원기도 만들어 낸다.

■ 체조법을 실시할 때의 주의 사항

가정에서 체조법을 실시하는 데는 다음과 같은 주의가 필요하다.

① 처음부터 무리하게 힘을 주지 말고 편안하게 할 수 있는 정도에서 가볍게 실시한다.

② 운동의 횟수도 처음에는 1, 2회 정도로 하고 점차 익숙해진 다음 횟수를 늘린다.

③ 체조를 시작하기 전에 주위를 잘 보고 손이나 몸이 다른 무엇과 부딪치지 않도록 주의한다.

■ 목의 힘줄, 어깨 결림 체조

후두부의 통증, 목 힘줄의 통증이나 굳은 어깨 통증이나 결림, 심신의 피로나 만성 위장병, 심장병에 의한 어깨 결림. 또 목, 어깨, 팔이 저리거나 아픈 경완증후군(頸腕症候群). 이들 증상은 지압이나 맛사지로 어느 정도 좋아질 수 있지만 힘줄의 굳음이나 관절의 움직임을 좋게 하기 위해서는 아무래도 체조법이 필요하다. 또 적당히 실시하는 것에 의해 경완증후군이나 어깨 결림 예방에도 큰 효과가 있다.

단, 경추 등 뼈에 변화나 이상이 있는 사람이나 외상 후 일어나는 경완증후군은 전문의와 상담한 다음 실시할 필요가 있다.

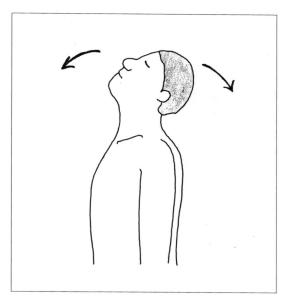

목 운동

- **전후굴운동**

(前後屈運動) :
최대한 굽힐 수
있을 때까지 천
천히 실시한다.

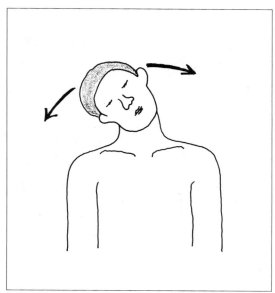

- **좌우측굴운
동**(左右側屈運動)
: 귀를 어깨 끝
에 붙이는 기분
으로 좌우로 굽
힌다.

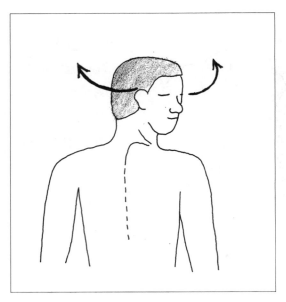

● 좌우 돌리기
: 오른쪽 왼쪽으
로 천천히 돌린
다.

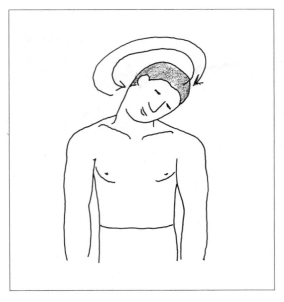

목 회전 · 염전
운동(捻轉運動)
　빙그르 돌리는
것을 2, 3회 한
다음 반대쪽으로
도 2, 3회 돌린
다. 가능한 한 크
게 천천히 돌린
다.

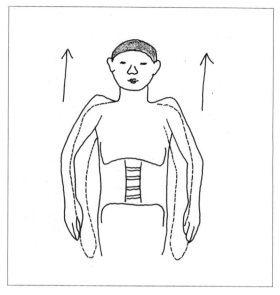

어깨 올려 돌리기

양 어깨를 들어올려 목을 움츠리는 운동을 하면서 어깨를 빙글빙글 돌린다.

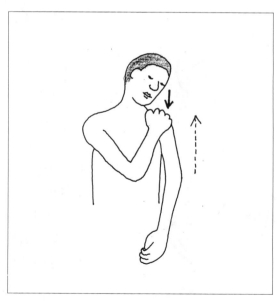

어깨 들어 올리기

한 손으로 다른 쪽 어깨를 누르면서 그 어깨를 들어올린다.

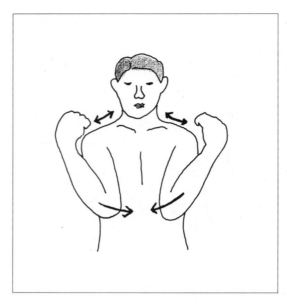

팔꿈치 개폐 운동

어깨에 손을 댄 위치에서 양 팔꿈치를 붙이듯 한다. 어깨에 댄 손은 바깥으로 벌리는 자세를 취한다. 어깨 위 승모근이 펴진 다.

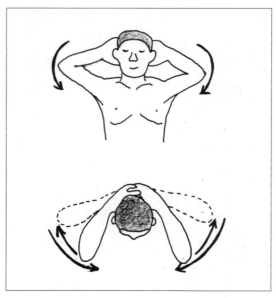

가슴을 펴는 운동

두 손을 후두 부에서 조합하여 팔꿈치 끝을 벌 렸다 오무렸다 해서 가슴을 펴 는 운동을 한다. 상체를 전후로 구부렸다 펴는 운동도 함께 한 다.

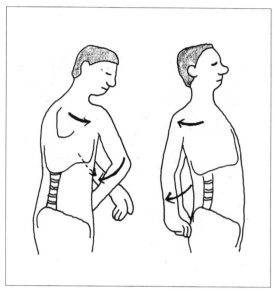

견갑골 개폐 운동

팔을 뒤로 당겨 가슴을 펴고 두 팔을 몸 앞에서 모아 가슴을 오무리는 운동을 심호흡을 하면서 한다. 양쪽 견갑골이 벌어졌다 좁혀졌다 하여 어깨가 편해진다.

기도 운동

두 손을 가슴 앞에서 마주하여 밀고 그대로 좌우로 움직인다. 손 끝은 위를 향하고 좌우 팔꿈치까지 움직인다. 견갑골의 움직임이 좋아진다.

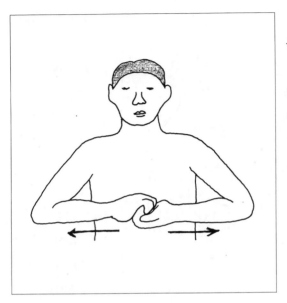

손가락 당기기
운동

두 손을 가슴
앞에서 모아 양
쪽으로 당긴다.
당기면서 좌우로
움직인다.

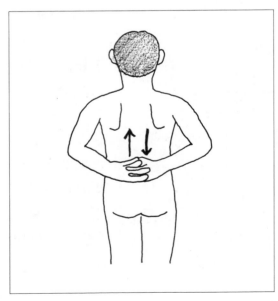

뒤에서 손을
올렸다 내렸다
하기

등에서 손을
잡아 그대로 가
능한 한 들었다
내렸다 한다. 가
능한 사람은 한
쪽을 어깨로 넘
겨 등으로 돌려
잡고 상하로 당
긴다.

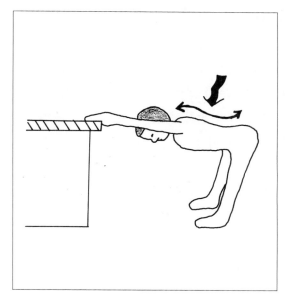

등 펴기

책상이나 씽크 대에 손을 대고 어깨의 힘을 빼고 가슴을 바닥에 붙이듯 반동을 주어 움직인다.

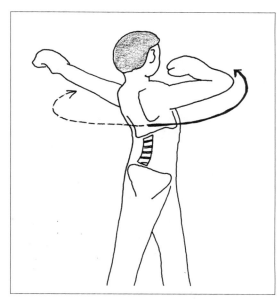

상체 · 팔 돌리기

두 팔을 앞으로 뻗어 그대로 좌우로 돌린다. 활을 당길 때의 자세를 취한다.

◢ 오십견(五十肩) 체조

오십견에는 지압이나 맛사지가 효과가 있고, 끈기있게 계속하면 어느 시기에는 대부분이 좋아진다. 그러나 운동 제한의 회복에는 아무래도 체조법이 필요하다.

어느 정도 좋아지고 통증이 적어지면 노력해서 스스로 움직이는 것이 회복을 촉진한다.

'다리미 체조'는 234쪽, '팔 올리기'는 235쪽, '어깨 운동'은 233쪽, 또 '어깨 올려 돌리기'는 387쪽을 참조하기 바란다.

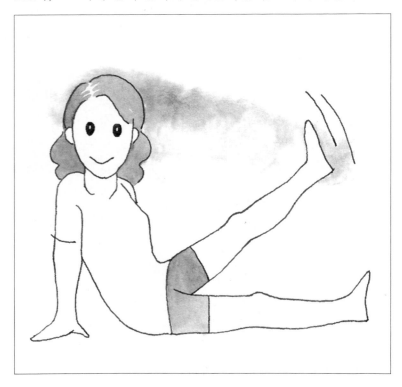

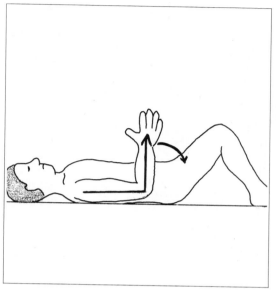

어깨 밖으로 돌리기

천정을 보고 누운 자세로 팔을 몸 옆에 둔 채 팔꿈치를 직각으로 구부리고 세운 팔꿈치를 밖으로 쓰러뜨린다. 어깨의 외선운동(外旋運動)이 좋아진다.

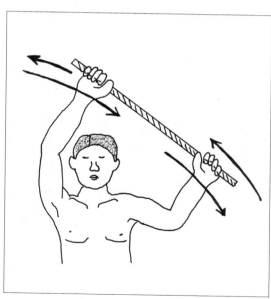

봉 체조(棒體操)

㉠ 적당한 길이의 봉을 사용하여 운동한다. 편한 쪽 손으로 불편한 쪽을 움직이도록 한다.

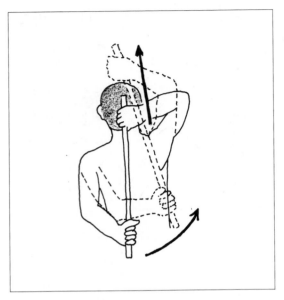

ⓛ 봉을 뒤로
돌려 ㉠과 마찬
가지로 움직인
다.

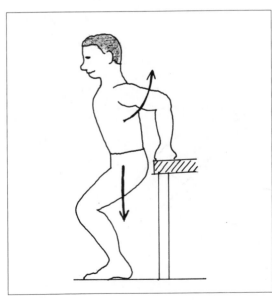

**어깨, 뒤 구부
리기**

대를 뒤에 대
고 서서 손을 뒤
로 돌려 대를 잡
고 무릎을 구부
린다. 체중으로
팔이 뒤로 구부
러진다. 체중을
얹으면서 조금씩
운동 범위를 넓
히도록 한다.

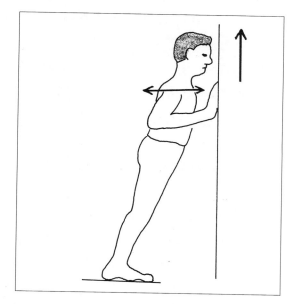

벽　체조(壁體操)

벽을 향해 서서 두 손을 어깨 폭만큼 벌려 벽에 대고 팔에 체중을 걸고 팔꿈치를 구부려 상체를 벽에 붙인다. 가슴을 펼 수 있도록 실시하고 두 손은 점점 위로 올린다. 벽은 모서리가 있는 곳을 택하여 가슴을 펴기 쉽게 해도 좋다.

◧ 요통 체조(腰痛體操)

지압과 마찬가지로 체조법은 엉거주춤하게 무리한 자세로 있을 때 일어나는 자세성 요통(姿勢性腰痛), 허리 근육의 일종의 변화로 일어나는 요근근막증(腰筋筋膜症 ; 예전에는 요근 류머티스라고 했다), 과로나 신경통, 위장이 나빠서 반사적으로 오는 요통(腰痛), 근력(筋力)의 언밸런스에서 일어나는 요통 등에 효과가 있다.

그러나 요추나 뼈의 이상, 노화 현상(변형성 요추증), 추간판 헤르니아 등으로 일어나는 요통은 좀처럼 고치기 어려움으로 이럴 때는 전문의에게 보일 필요가 있다.

요통 체조는 근육이나 힘줄을 펴는 것과 요추나 넓적다리 관절의 움직임을 느슨하게 하는 것, 근육 당김을 제거하기 위해 약한 근육을 강화하는 것 등을 목적으로 실시한다.

허리를 삐었을 때 통증이 어느 정도 가라앉은 다음 시작한다. 너무 무리하거나 지나치게 행하는 것은 좋지 않으므로 충분히 주의한다.

'다리 안쪽의 힘줄 늘리기', '몸을 앞으로 구부리기', '등의 힘줄 펴기', '허리의 힘줄 펴기', '엉덩이의 근육을 강화한다', '복근을 강화한다', '등 근육을 강화한다', '넓적다리 앞 힘줄 펴기'에 대해서는 254~259쪽을 참조하기 바란다.

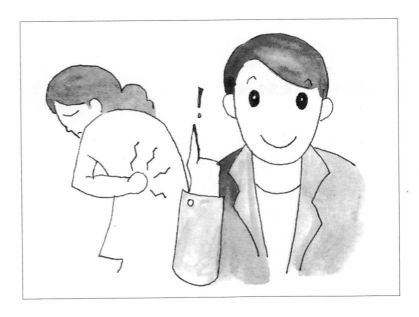

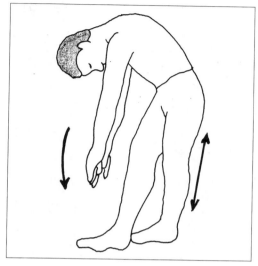

다리 교차, 앞으로 구부리기

다리를 교차하여 서서 그대로 상체를 구부려서 손가락 끝을 바닥에까지 붙인다. 천천히 반복하도록 하고 앞으로 내놓은 다리를 바꾸어 마찬가지로 실시한다. 이렇게 하면 앞으로 내놓은 다리의 안쪽 힘줄이 펴진다.

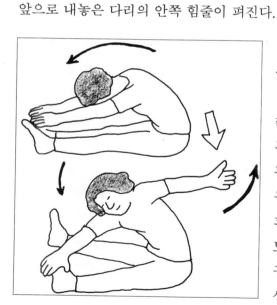

손가락 끝 붙이기 운동

두 발을 조금 벌려 앞으로 뻗고 앉는다. 무릎을 편 채 등을 둥글려 앞으로 구부리고 손가락 끝과 발가락 끝이 닿도록 한다. 최대한 구부렸으면 그대로 상체를 좌우로 비틀고 손가락 끝을 반대 발 끝에 붙인다. 이것을 2~3회 반복한다.

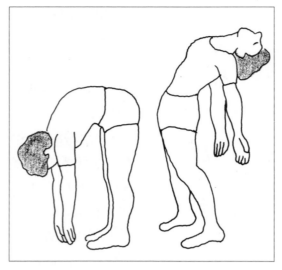

등 전후 구부리기

선 채로 등의 힘줄을 펴 뒤로 젖힌다. 두 팔은 뒤로 당기기도 하고 위로 올리기도 하면서 실시한다. 앞 구부리기와 병행하여 교대로 실시한다. 허리를 구부리고 일을 하는 사람에게 특히 유효하다.

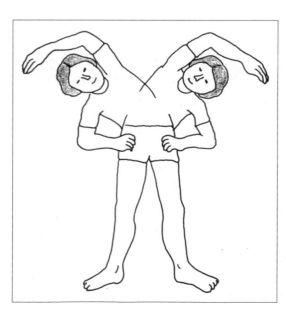

상체 옆으로 구부리기

상체를 회전하기도 하고 좌우로 구부린다. 등뼈의 움직임을 유연하게 한다. 통증이 없는 정도로 천천히 실시한다.

◢ 뇌졸중 후유증(腦卒中後遺症)의 체조

뇌졸중의 초기는 전문 의료적 치료를 필요로 하지만 발작 후 증상이 가라앉으면 기능 훈련을 실시할 필요가 있다. 전문 리허빌리테이션 시설에서 치료 체조를 받지 못한 경우에는 자택 요양을 한다.

이 경우 본인, 가족과 함께 병, 장해를 이해하고 회복을 목표로 환자를 격려하고 회복 훈련을 계속하는 것이 중요하다. 실제로 몸을 움직이고 체조를 하는 것은 참으로 힘든 일이지만 그렇다고 움직이지 않은 채 오래 두면 쭉 누워서 지내게 된다.

전문적인 치료 체조는 별도로 치더라도 간단한 타동 운동은 가족끼리도 할 수 있다.

이것은 환자 자신은 전혀 힘을 들이지 않고 가족이 움직여 주는 것이다. 손발의 관절을 움직일 수 있는 범위 내에서 천천히 움직여 주면 된다. 가능하면 1일 2회 정도 실시하도록 한다. 관절의 굳음이나 변형이 일어나는 것을 막을 수 있고 더 나아가서는 자기 자신이 움직일 수 있는 기력을 만들 수 있다.

마비되어 움직일 수 없는 손발만이 아니고 건강한 쪽에도 마찬가지로 해 줄 필요가 있다.

400

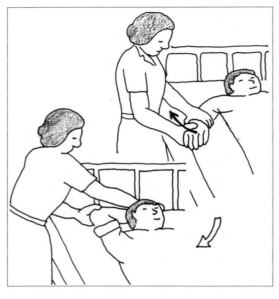

어깨 바깥으로 벌리기, 팔꿈치 구부리기

어깨 관절을 옆으로 올려 펴고 그대로 팔꿈치를 구부려 팔을 머리 위까지 가져간다. 왼손은 팔꿈치를 지탱하고 움직인다.

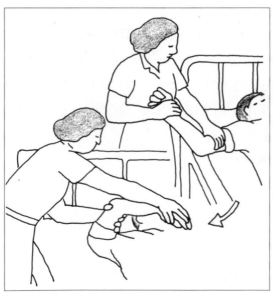

어깨 안쪽 돌리기

어깨 높이까지 올린 팔을 가슴 앞까지 가져간다. 이때 팔꿈치는 구부려도 좋다.

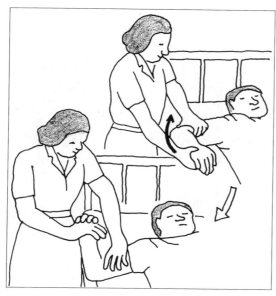

어깨, 팔꿈치 밖으로 돌리고 안으로 돌리기

어깨 높이까지 팔을 올리고 팔꿈치를 90도로 구부린 위치에서 손바닥을 위로 향해 움직였다가 원래 위치로 되돌린다. 아플 때는 무리하지 않는다.

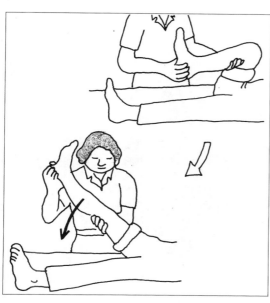

무릎 굽혔다 펴기

무릎 안쪽과 뒤꿈치를 들어올리면서 넓적다리와 무릎을 구부릴 수 있는 곳까지 구부린다. 다음에 무릎을 편 채 그대로 바닥에 놓는다.

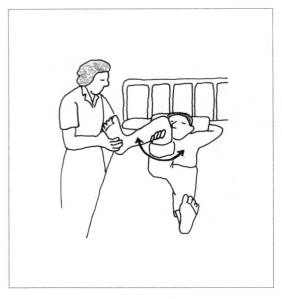

넓적다리 관절 안쪽 돌리기와 밖으로 돌리기

넓적다리와 무릎을 90도로 구부리고 왼손은 무릎을 지탱하고 오른손은 뒤꿈치를 잡아 발 끝을 좌우로 돌린다. 넓적다리 관절 비틀기 운동이 좋아진다. 너무 무리하지 않도록 하고 정성껏 진행한다.

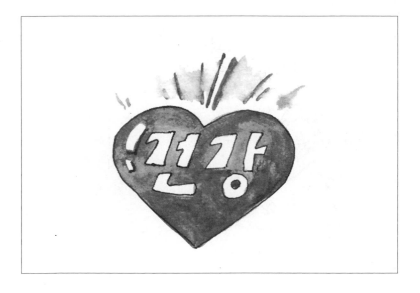

장딴지 늘리기

왼손으로 발목 조금 위를 지탱하고 오른손으로 뒤꿈치를 잡아 그 팔을 발가락 안쪽에 대고 뒤꿈치를 들어올리는 동시에 발 전부를 눌러 내린다. 아킬레스건을 늘린다.

뇌졸중인 사람은 하지(下肢) 안쪽의 힘줄이 수축되어 발 끝이 늘어지기 쉬우므로 이것을 천천히 실시한다.

끝나면 왼손을 발등에 대고 반대로 숙여준다.

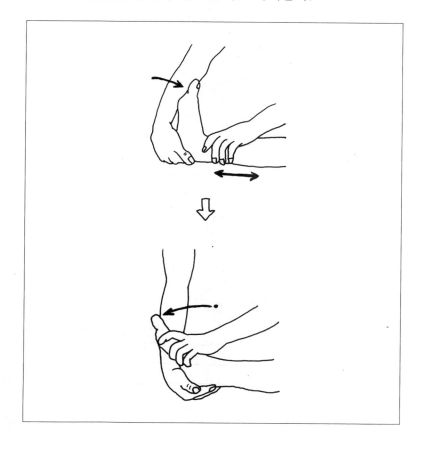

팔의 자기 타동 운동(自己他動運動)

환자 자신이 좋은 손목으로 나쁜 손발을 움직이는 운동을 자기 타동 운동이라고 한다. 앞의 타동 운동에 더해 환자 자신이 움직이는 것은 회복을 촉진시킨다.

반신 마비로 한쪽 손은 정상이라면 좋은 쪽 손으로 나쁜 쪽 손목을 잡아 움직여 준다.

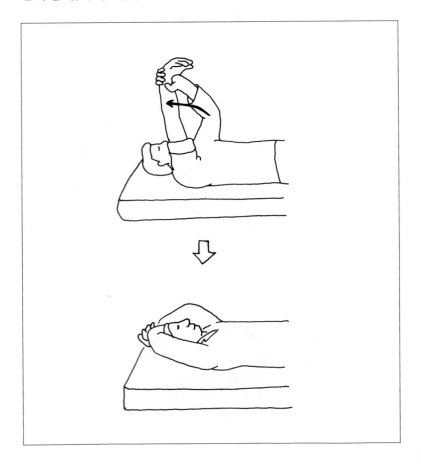

제 2 부

증상별로 누구나 치료할 수 있는
실전 지압 기술

實戰指壓技術

제 1 장

지압(指壓)을 알면
만성병도 두렵지 않다

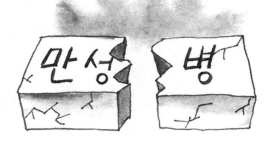

◪ 누르면 누를수록 효과가 오른다

만성병이라는 것은 보통 특별한 통증이나 눈에 보이는 증상이 적지만, 반면 끈질기게 떨어지지 않는다는 특징이 있다.

평판있는 의사가 있다는 소리를 들으면 곧장 달려가고 새로운 약이 발매되면 당장 산다. 그래도 효과가 없어 이상한 약초를 먹기도 하고 한 발 더 나아가 축수(기도)를 올리기도 하고 주변에 있는 사소한 것이라도 병의 고통에서 벗어나게 해줄 구세주가 되지는 않을까 열심이다.

또 병원을 다녀도 만성병은 좀처럼 말끔해지기 어렵고 그 시간이나 비용도 만만치 않다.

결국 병원에 다니기가 무리다 싶으면 이상한 치료법에 매달리게 되고 턱없이 악화되고 만다. 만성병이 현대 의학의 맹점이라고 일컬어지는 것은 이 때문이다. 그래서 등장하는 것이 지압이다. 낫지 않는다고 포기하고 있던 만성병이 지압을 계속하는 중에 놀랍게도 완쾌되었다는 이야기를 들은 사람도 많을 것이다.

하지만 지압은 신비도 아니고 기적도 아니다. 급소를 자극하는 것에 의해 질환이 있는 부분의 세포를 강화하고 몸의 치유력을 활발히 하여 근본적으로 병을 고친다.

그러므로 서양 의학과 같이 투여하는 약물에 대해 면역이 생기면 그 이상 효과가 없는 것이 아니고 계속하면 계속할수록 확실히 완쾌에 가까워진다.

지압이 특히 만성병에 효과가 있다는 것은 이런 이유 때문이다.

하지만 아무리 효과가 있는 지압이라고 해도 하루 아침에 좋아지는 것은 아니다. 포기하지 말고 이상한 치료법에 매달리지 말고 강한 의지로 끈기있게 치료해 나가기 바란다.

■ 만성 위병(만성위염, 위 카타르, 만성 위 무력증 등)에 잘 듣는 지압 요법

복잡해져 가기만 하는 현대에는 정신적 긴장이나 불안의 연속을 원인으로 하는 위 트러블이 속출한다.

식욕이 없다, 위가 무겁다, 나른하다, 위가 답답하다, 구역질이 난다 하는 만성적인 위병은 완치까지 시간이 걸리고 바쁜 현대인에게 있어서는 고민거리라고 할 수 있는 병이다.

이런 만성병에 효과를 발휘하는 것이 지압이다.

단, 단순히 위를 자극하는 것이 아니고 신경 계통을 평정으로 되돌리는 급소도 병행하여 누르는 것이 이 경우 최대의 포인트이다.

(1) 지압의 포인트

① 명치 좌우점 누르는 법

명치점을 다 눌렀으면 그 위치 그대로 손가락을 늑골로 향해 늑골을 덧그리듯 누른다. 단, 너무 힘을 주어서는 안 된다.

410

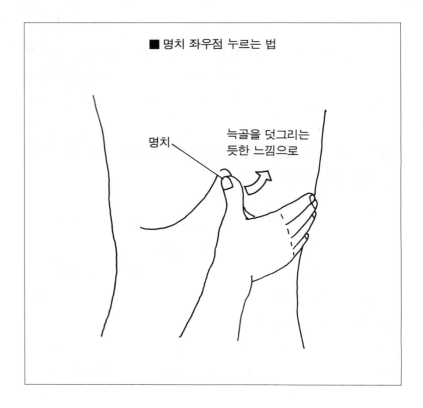

■ 명치 좌우점 누르는 법

명치

늑골을 덧그리는
듯한 느낌으로

② 명치 밑 2점 찾는 법

명치 좌우점의 지압이 끝나면 곧 손가락을 떼지 말고 아래 2
점 급소를 찾는 기준으로 삼는다. 다른 한쪽손이 완전히 급소
를 잡은 다음 뗀다.

(2) 급소와 누르는 법

안점(眼點)

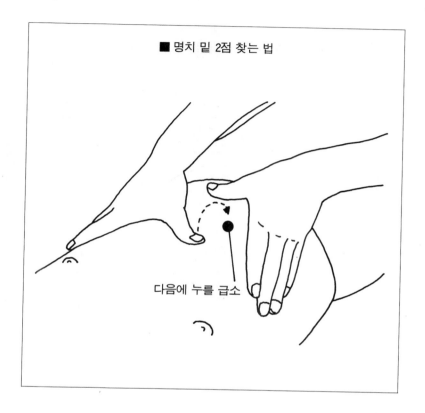

■ 명치 밑 2점 찾는 법

다음에 누를 급소

가볍고 천천히 15초 간 수직으로 3회 누른다→신경 계통(神經系統)을 가라앉히고 스트레스를 제거한다.

목덜미의 오목한 곳

가볍고 천천히 15초 간 수직으로 3회 누른다→신경 지령부(神經指令部)를 자극하여 내장 활동을 활발하게 한다.

제6흉추점, 제7흉추점, 제8흉추점

412

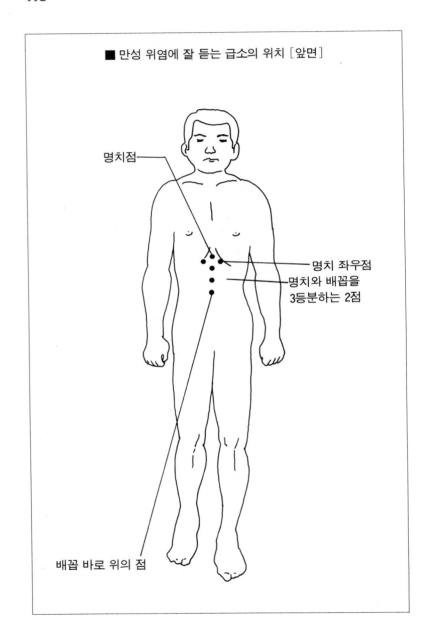

■ 만성 위염에 잘 듣는 급소의 위치 [앞면]

명치점

명치 좌우점

명치와 배꼽을
3등분하는 2점

배꼽 바로 위의 점

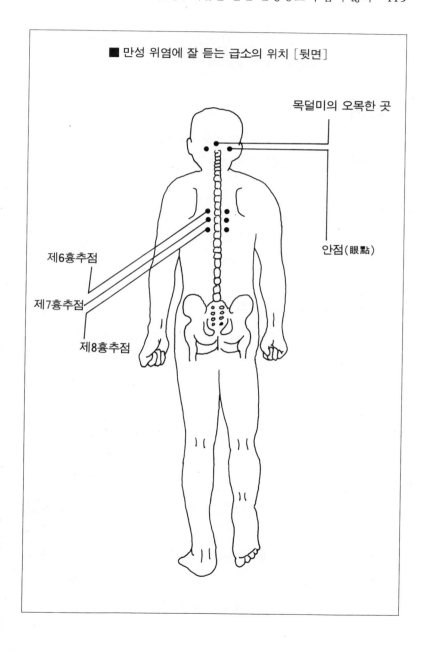

■ 만성 위염에 잘 듣는 급소의 위치 [뒷면]

목덜미의 오목한 곳

안점(眼點)

제6흉추점

제7흉추점

제8흉추점

414

가볍고 천천히 15초 간 수직으로 3회씩 누른다→내장 전반
(內臟全般)의 활동을 활발하게 한다.

명치점
극히 가볍게 15초 간 수직으로 3회씩 누른다→위(胃)와 그
주변부의 혈행(血行)을 좋게 한다.

명치 좌우점
가볍게 15초 간 늑골(肋骨)을 향해 3회 누른다(포인트① 참
조)→위(胃)의 기능을 강화한다.

명치와 배꼽을 3등분하는 2점
가볍게 15초 간 수직으로 3회 누른다→위(胃)의 기능을 강
화한다(포인트② 참조).

배꼽 바로 위의 점
가볍게 15초 간 수직으로 3회 누른다→위(胃)의 기능을 강
화한다.

◢ 위하수(胃下垂;위 아토니 포함)에 잘 듣는 지압 요법

인간의 위는 보통 배꼽 위에 손가락을 3개 나란히 놓은 위치
에 있다. 그런데 정신적인 스트레스나 과식을 계속하면 위는
점차 본래의 위치에서 아래로 내려간다.

　이것이 위하수(胃下垂)이다. 위하수는 특별히 심한 통증이 없기 때문에 오랫동안 치료하지 않고 그냥 두는 사람이 많은 것 같은데 위 나른함, 답답함, 식욕 부진 등의 장해가 있다. 매일 끈기있게 실시하면 지압은 큰 효과를 거둔다.

(1) 지압의 포인트

① 목덜미의 오목한 곳 누르는 법

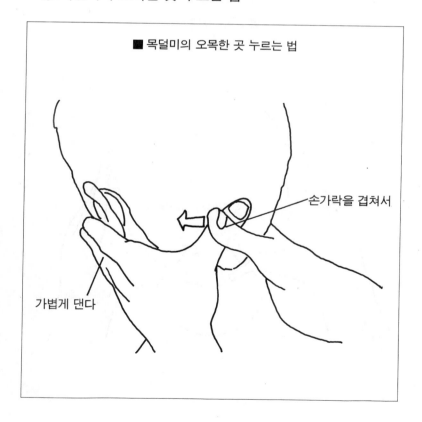

■ 목덜미의 오목한 곳 누르는 법

손가락을 겹쳐서

가볍게 댄다

좌우 엄지를 제2관절에서 비스듬히 십자로 겹치고 아래 손
가락 제2관절을 급소에 대고 누른다. 힘 방향은 수직.

② 안점(眼點) 누르는 법

좌우의 엄지가 마주하도록 하여 안점에 대고 동시에 같은
강도로 누른다. 양쪽의 힘이 반대쪽 코의 부근에서 만나는 느
낌이 좋다.

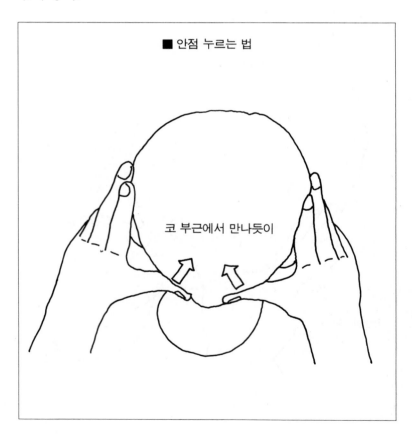

■ 안점 누르는 법

코 부근에서 만나듯이

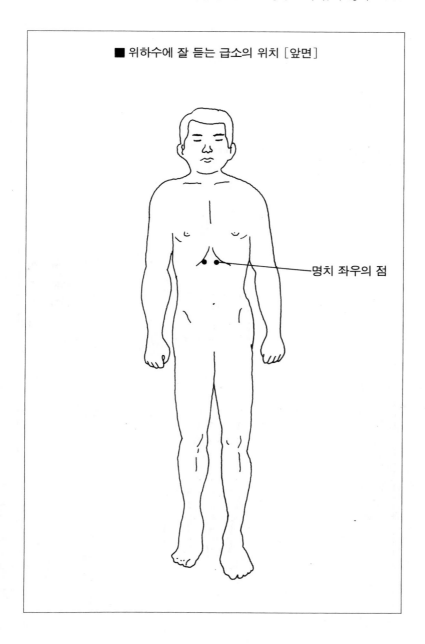

■ 위하수에 잘 듣는 급소의 위치 [앞면]

명치 좌우의 점

418

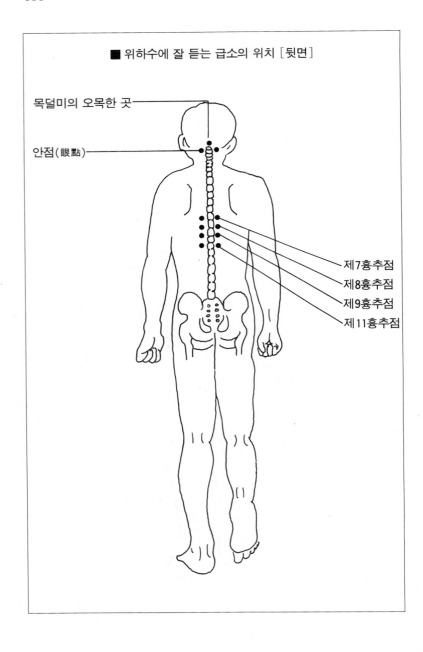

■ 위하수에 잘 듣는 급소의 위치 [뒷면]

목덜미의 오목한 곳

안점(眼點)

제7흉추점
제8흉추점
제9흉추점
제11흉추점

(2) 급소와 누르는 법

목덜미의 오목한 곳
가볍게 15초 간 수직으로 3회 누른다(포인트① 참조)→신경사령부(神經司令部)를 자극하여 내장의 활동을 활발하게 한다.

안점(眼點)
가볍게 15초 간 수직으로 3회 누른다(포인트② 참조)→신경을 안정시킨다.

명치 좌우의 점
가볍게 15초 간 늑골을 향해 3회 누른다→위(胃)의 기능을 높인다.

제7흉추점, 제8흉추점, 제9흉추점, 제11흉추점
가볍게 15초 간 수직으로 3회 누른다→위(胃)에 탄력(彈力)을 주고 활동을 활발하게 한다.

■ 당뇨병(糖尿病)에 잘 듣는 지압 요법

당뇨병은 췌장(膵臟)이 인슐린이라는 호르몬을 분비하기 어려워진다. 인슐린은 체내의 당분을 에너지로 바꾸는 역할을 맡고 있는 것으로 당뇨병이 되면 체내의 당분이 늘고 뇨와 함께 체외(體外)로 나가 버린다.

증상으로서는 나른함, 목마름 등이 있고 아무리 먹어도 살이 찌지 않는다. 이 병은 도중에 치료를 중지하거나 식이요법을 하지 않으면 일생 되돌릴 수 없는 일을 초래하게 된다. 매일 지압을 반복하는 것이 중요하다.

(1) 지압의 포인트

① 발의 삼리(足三里) 누르는 법

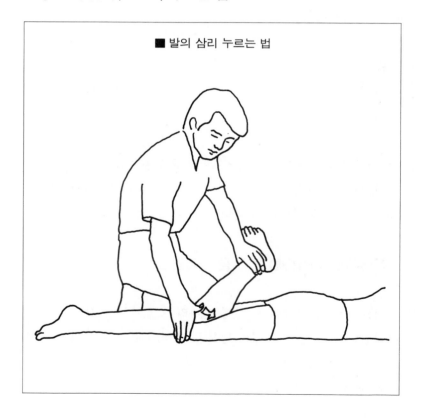

■ 발의 삼리 누르는 법

　지압을 받는 사람은 엎드리고 무릎 아래를 세운다. 지압하
는 사람은 그 반대쪽에 위치하고 아래(무릎쪽)에서부터 손가락
을 대어 누른다.

② 발의 삼리(足三里) 찾는 법

　다리를 펴고 손바닥으로 무릎의 소승(小僧)을 감싸듯이 누
른다. 이때 인지의 지문 부분이 발의 삼리점(三里點)이 된다.

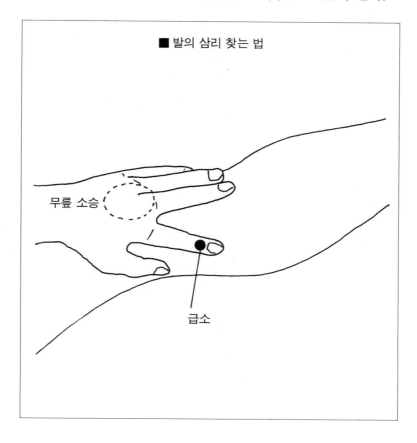

■ 발의 삼리 찾는 법

무릎 소승

급소

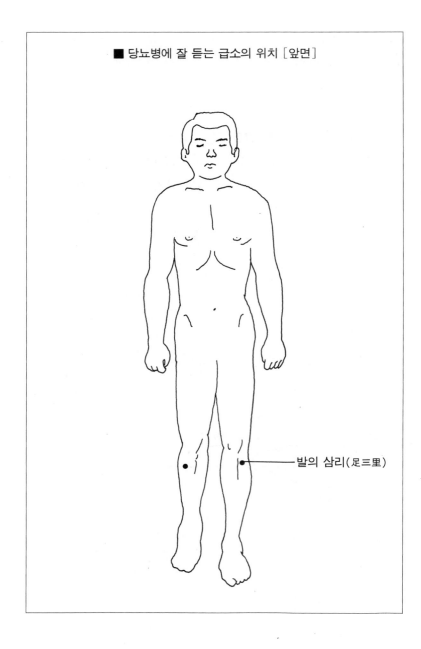

■ 당뇨병에 잘 듣는 급소의 위치 [앞면]

발의 삼리(足三里)

(2) 급소와 누르는 법

목덜미의 오목한 곳
가볍게 10초 간 수직으로 3회 누른다→신경 계통(神經系統)에 자극을 준다.

안점(眼點)
가볍게 10초 간 수직으로 3회 누른다→내장 전반(內臟全般)을 활발하게 한다.

제9흉추점, 제10흉추점
강하게 10초 간 수직으로 3회 누른다→전신의 신진대사(新陳代謝)를 촉진시킨다.

제11흉추점, 제12흉추점
강하게 10초 간 수직으로 3회 누른다→췌장(膵臟)을 자극하여 부신(副腎)에서의 인슐린 분비를 정비한다.

발의 삼리(足三里)
강하게 10초 간 수직으로 3회 누른다(포인트①, ② 참조)→발의 나른함을 제거한다.

백리점(百里點)
강하게 10초 간 수직으로 3회 누른다→당뇨병(糖尿病) 특유

424

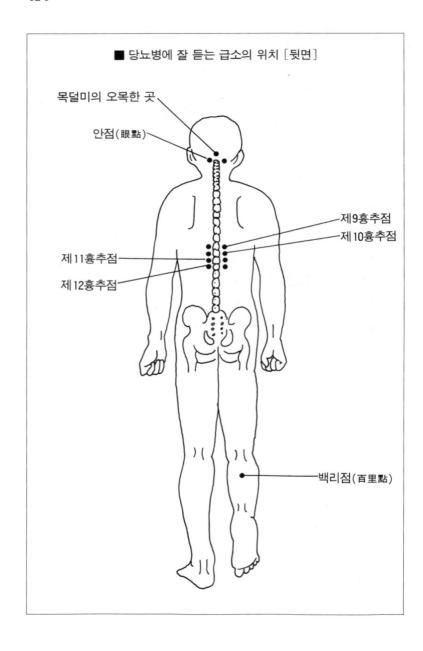

■ 당뇨병에 잘 듣는 급소의 위치 [뒷면]

목덜미의 오목한 곳

안점(眼點)

제9흉추점

제10흉추점

제11흉추점

제12흉추점

백리점(百里點)

의 다리의 나른함을 제거한다.

■ 저혈압(빈혈증 포함)에 잘 듣는 지압 요법

일반적으로 저혈압증이라고 하면 최고 혈압 90밀리 이하를 말하며 쉽게 피로하고 숨이 가쁘고 불면, 현기증, 두통 등의 증상을 동반한다. 체형적으로는 마르고 키가 큰 사람에게 많이 볼 수 있고 체질적인 것이라고 하지만 확실한 원인은 아직 밝혀져 있지 않다.

이에 대한 지압으로는 전신의 혈액 순환을 좋게 하고 신진 대사를 활발하게 하는 급소를 중심으로 실시한다. 장수자(長壽者)에게는 혈압이 낮은 사람이 많다고 하지만 너무 예민한 기분으로 있지 말고 느긋한 마음을 유지하는 것이 중요하다.

(1) 지압의 포인트

① 견근점(肩根點) 누르는 법

엄지 손가락 끝이 자신(지압하는 사람)쪽을 향하고 엄지 손가락이 어깨의 선과 직각이 되도록 누른다. 양쪽 힘이 배꼽 부근에서 만나는 느낌으로 누르면 좋다.

② 흉쇄유돌근(胸鎖乳突筋)의 점 누르는 법

얼굴을 한껏 옆으로 향했을 때 전경부(前頸部)에 나오는 굵은 힘줄이 흉쇄유돌근(胸鎖乳突筋)이다. 이 근 바깥쪽에 엄지

426

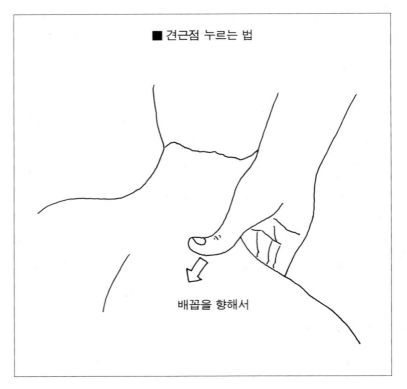

■ 견근점 누르는 법

배꼽을 향해서

손가락을 대고 살짝 누른다.

(2) 급소와 누르는 법

목덜미의 오목한 곳
강하게 10초 간 수직으로 3회 누른다→신경을 조용히 하고
스트레스를 제거한다.

견근점(肩根點)

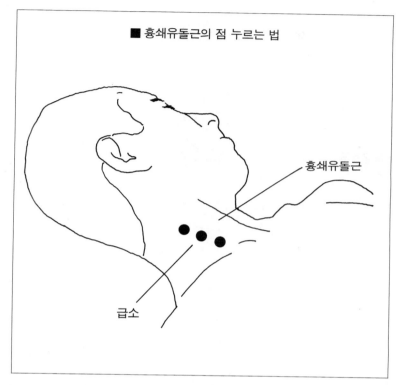

■ 흉쇄유돌근의 점 누르는 법

흉쇄유돌근

급소

강하게 10초 간 수직으로 3회 누른다(포인트① 참조)→전신 (全身)의 혈행(血行)을 좋게 한다.

흉쇄유돌근의 점

가볍게 10초 간 수직으로 3회 누른다(포인트② 참조)→혈압 (血壓)을 조절한다.

제3흉추점, 제4흉추점

강하게 10초 간 수직으로 3회 누른다→전신의 혈행(血行)을

■ 저혈압에 잘 듣는 급소의 위치 [앞면]

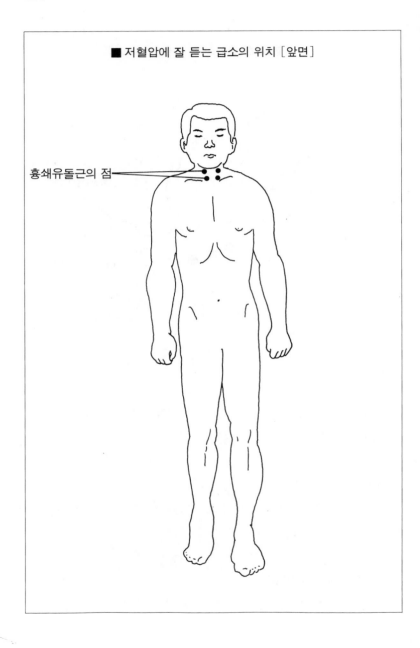

흉쇄유돌근의 점

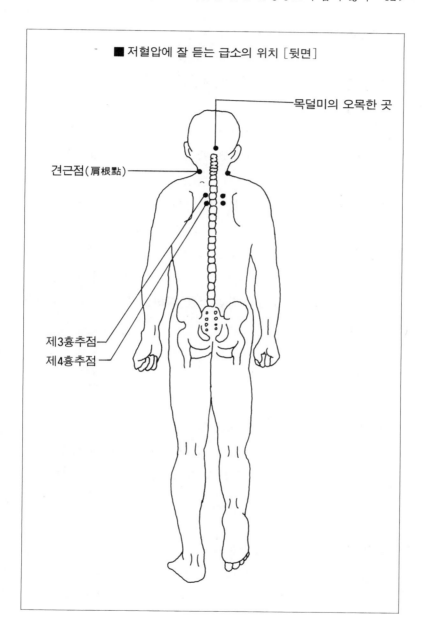

■ 저혈압에 잘 듣는 급소의 위치 [뒷면]

목덜미의 오목한 곳

견근점(肩根點)

제3흉추점

제4흉추점

좋게하여 신진대사(新陳代謝)를 높인다.

◢ 고혈압(高血壓)에 잘 듣는 지압 요법

40대, 50대가 되면 슬슬 동맥경화(動脈硬化)가 걱정이 되는데 이 동맥경화의 최대 리스크 팩터(위험인자)가 고혈압증(高血壓症)인 것이다.

WHO(세계보건기구)에서는 최고 혈압 165밀리, 최저 혈압 95밀리 이상을 고혈압이라고 하고 이명(耳鳴), 어깨 결림, 불면, 변비, 동계라는 전신 증상이 일반적으로 알려져 있다.

지압으로는 즉, 혈압을 내릴 수는 없지만 위의 각 증상을 서서히 치료할 수는 있다. 스트레스를 피하도록 하고 마음을 컨트롤하기 바란다.

(1) 지압의 포인트

① 제3요추점(腰椎點) 누르는 법

1, 2, 3, 4에서 가압하고 5, 6, 7, 8에서 강하게 수직으로 누르고 9, 10, 11, 12에서 힘을 흉추(胸椎)를 향해 누른다. 13, 14, 15에서 힘을 뺀다.

② 흉쇄유돌근의 점 누르는 법

얼굴을 한껏 옆으로 향했을 때 전경부(前頸部)에 나오는 굵은 힘줄이 흉쇄유돌근이다. 이 근육의 바깥쪽에 엄지 손가락을

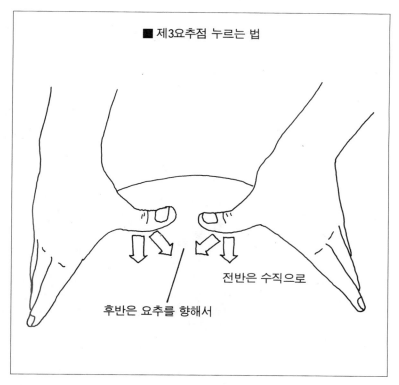

■ 제3요추점 누르는 법

전반은 수직으로

후반은 요추를 향해서

대고 살짝 누른다.

(2) 급소와 누르는 법

안점(眼點)

가볍게 10초 간 수직으로 3회 누른다→신경 계통(神經系統)을 자극하여 전신의 밸런스를 잡는다.

견근점(肩根點)

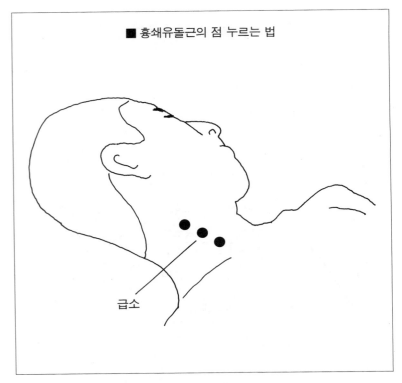

■ 흉쇄유돌근의 점 누르는 법

급소

가볍게 15초 간 수직으로 3~5회 누른다→혈행(血行)을 좋게 하여 어깨 결림, 두통을 제거한다.

흉쇄유돌근의 점
가볍게 10초 간 수직으로 3회 누른다(포인트① 참조)→혈행(血行)의 흐름을 조절한다.

제1요추점, 제2요추점
가볍게 15초 간 수직으로 3회 누른다→신장(腎臟)의 기능

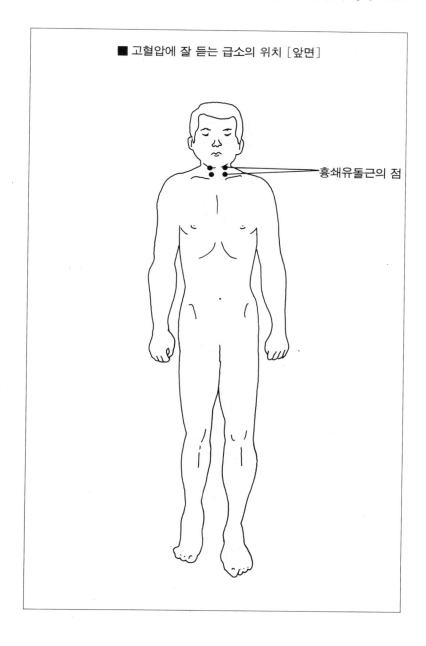

■ 고혈압에 잘 듣는 급소의 위치 [앞면]

흉쇄유돌근의 점

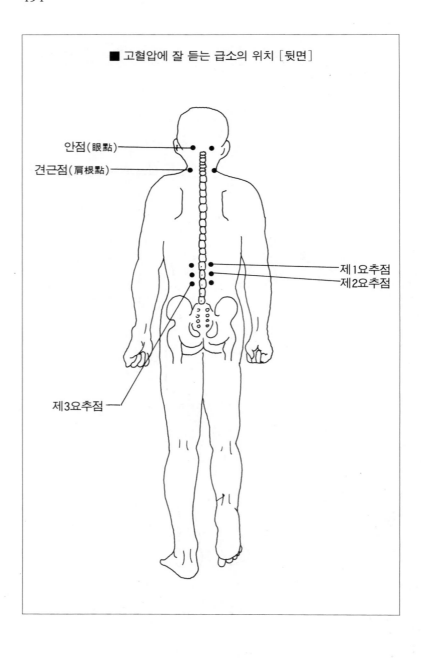

■ 고혈압에 잘 듣는 급소의 위치 [뒷면]

안점(眼點)

견근점(肩根點)

제1요추점
제2요추점

제3요추점

을 높인다.

제3요추점
강하게 15초 간, 힘의 방향을 바꾸어 누른다(포인트① 참조)
→신장(腎臟)의 기능을 높인다.

■ 천식(기관지염 포함)에 잘 듣는 지압 요법

천식의 고통은 본인이 아니면 알 수 없다고 한다. 갑자기 발
작(發作)이 시작되어 호흡이 곤란해지고 금방 안색이 창백해
진다. 시간은 30분에서 수 시간, 환자는 서지도 앉지도 못한
다. 보고 있는 주위 사람이 힘들 정도이다.
천식의 3할은 어릴 때 일어나지만, 성인 환자도 소아기 때부
터 발병하는 경우가 대부분이다. 가능한 한 조기에 몸에 저항
력을 기르고 지압을 계속해야 한다.

(1) 지압의 포인트

① 명치점 누르는 법
좌우 늑골이 만드는 오목한 곳에 엄지 제2관절에서 선단(끝
부분)까지를 가라앉힌다는 느낌으로 손가락을 댄다. 단, 누르
는 것은 제2관절로 한다.

② 팔의 뿌리점 찾는 법

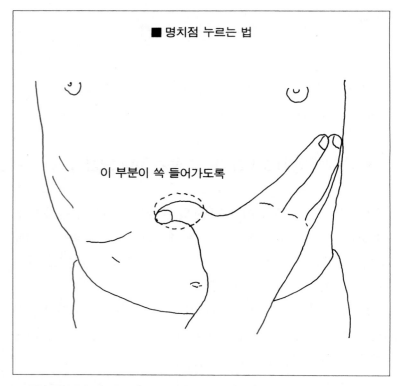

■ 명치점 누르는 법

이 부분이 쏙 들어가도록

쇄골(鎖骨)에서 4, 5cm 정도 밑에 있는 것이 이 급소이다. 겨드랑이 밑에 4개의 손가락을 넣고 엄지를 팔의 뿌리에 붙이면 제2관절이 딱 이 급소에 닿는다.

(2) 급소와 누르는 법

목덜미의 오목한 곳

가볍게 천천히 15초 간 수직으로 3회 누른다→신경 계통(神經系統)을 평정하게 되돌리고 기관(氣管) 내의 경련을 가라앉

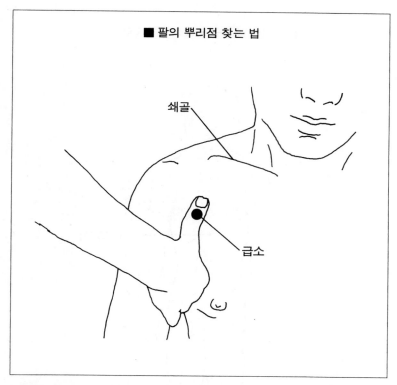

■ 팔의 뿌리점 찾는 법

쇄골

급소

히는데 효과적이다.

견근점(肩根點)

보통 10초 간 수직으로 3회 누른다(포인트② 참조)→기침을
막는데 효과적이다.

제3흉추점, 제4흉추점, 제5흉추점, 제6흉추점

가볍게 천천히 15초 간 수직으로 3회 누른다→호흡(呼吸)을
편하게 한다.

438

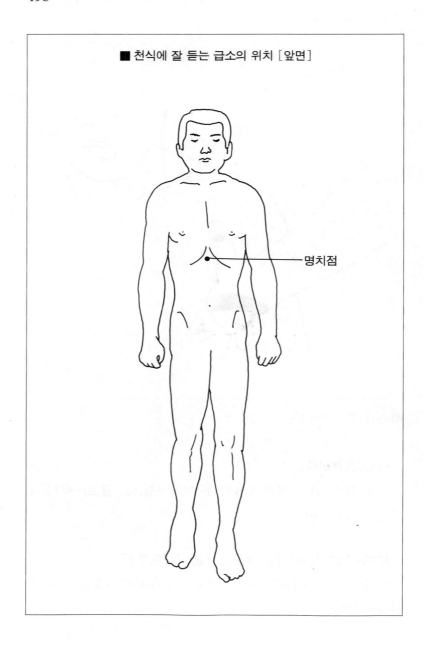

■ 천식에 잘 듣는 급소의 위치 [앞면]

명치점

■ 천식에 잘 듣는 급소의 위치 〔뒷면〕

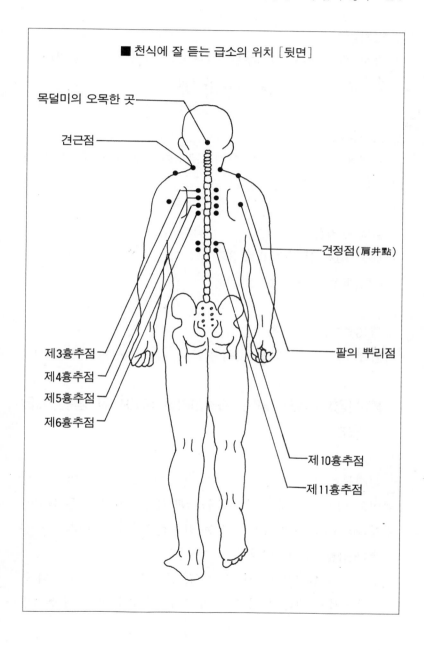

목덜미의 오목한 곳

견근점

견정점(肩井點)

제3흉추점

제4흉추점

제5흉추점

제6흉추점

팔의 뿌리점

제10흉추점

제11흉추점

명치점

극히 가볍게 15초 간 손을 얹는 느낌으로 3회 반복한다(포인트① 참조)→횡격막(橫隔膜)을 자극하여 호흡을 편하게 한다.

견정점(肩井點)

가볍게 천천히 15초 간 수직으로 3회 누른다→호흡(呼吸)을 정돈하고 어깨 결림을 제거한다.

팔의 뿌리점

보통 10초 간 수직으로 3회 누른다(포인트② 참조)→호흡기계(呼吸器系)의 활동을 높인다.

제10흉추점, 제11흉추점

가볍게 15초 간 수직으로 3회 누른다→기관(氣管)을 강화한다.

◼ 신경통(늑간신경통, 좌골신경통 등)에 잘 듣는 지압요법

신경통은 신경을 따라 격렬한 통증이 갑자기 일어나는 상태이고 대표적인 것으로 흉부 늑골과 늑골 사이가 아픈 늑간신경통(肋間神經痛)과 요부에 있는 좌골신경을 따라 아픈 좌골신경통(坐骨神經痛)이 있다.

신경통의 원인은 바이러스 전염, 알콜·비소·아연 등의 중독, 갱년기의 내분비 장해 등이 있고 이들에 과로, 정신적인 홍분, 한냉 등의 요인이 겹쳐 일어난다.

　지압은 이상의 아픈 부분의 혈행을 좋게 하고 통증을 가라앉히는데 아픈 부분을 갑자기 누르거나 해서는 안 된다.

(1) 지압의 포인트

① 흉골(胸骨) 양쪽의 점 누르는 법

늑골(肋骨)과 늑골 사이에 엄지를 대고, 조용히 수직으로 누

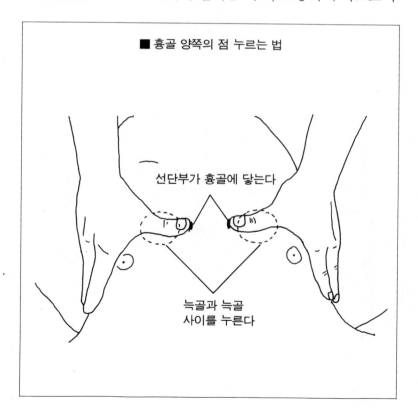

■ 흉골 양쪽의 점 누르는 법

선단부가 흉골에 닿는다

늑골과 늑골
사이를 누른다

른다. 이 경우, 지문부(指紋部)를 흉골 바깥으로 대는 듯이 하면 제2관절이 정확히 급소에 닿는다.

② 제4요추점(第四腰椎點) 누르는 법

1에서 수를 세어 5까지에는 수직으로 누르고, 6, 7, 8에 그대로 힘을 요추(腰椎)로 향한다. 그리고 9, 10에서 힘을 빼는 듯이 한다.

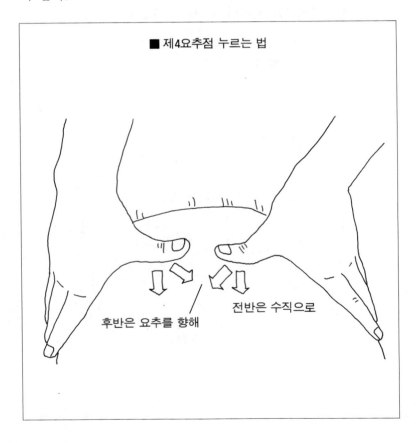

■ 제4요추점 누르는 법

후반은 요추를 향해

전반은 수직으로

(2) 급소와 누르는 법

제1흉추점, 제2흉추점, 제3흉추점, 제4흉추점, 제5흉추점, 제6흉추점, 제7흉추점

가볍게 천천히 15초 간 수직으로 3회 누른다→흉부(胸部)의 혈행(血行)을 좋게 한다.

장골릉(腸骨稜)의 점

가볍게 천천히 15초 간 수직으로 3회 누른다→좌골신경(坐骨神經) 주변부의 혈행을 좋게 한다.

후대퇴부 중앙의 점

가볍게 천천히 15초 간 수직으로 3회 누른다→다리 부분의 통증을 제거한다.

흉골(胸骨) 양쪽의 점

가볍게 천천히 15초 간 수직으로 3회 누른다(포인트① 참조)→늑골(肋骨) 주변의 신경을 자극하여 통증을 진정시킨다.

제4요추점(第四腰椎點)

다소 강하게 10초 간 힘의 방향을 바꾸어 3회 누른다(포인트② 참조)→허리 부분의 혈행(血行)을 좋게 하여 통증을 제거한다.

발의 삼리(足三里)

444

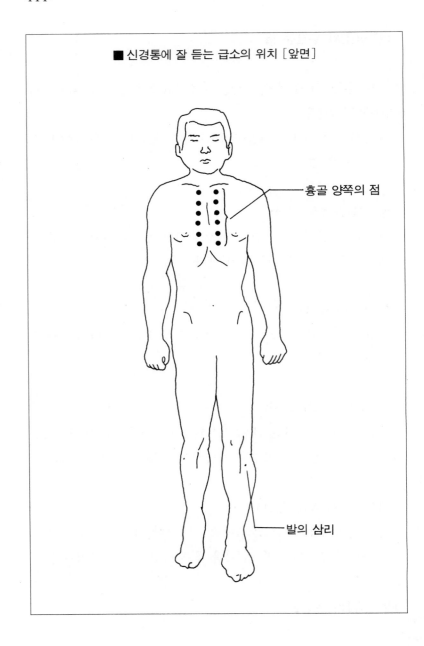

■ 신경통에 잘 듣는 급소의 위치 [앞면]

흉골 양쪽의 점

발의 삼리

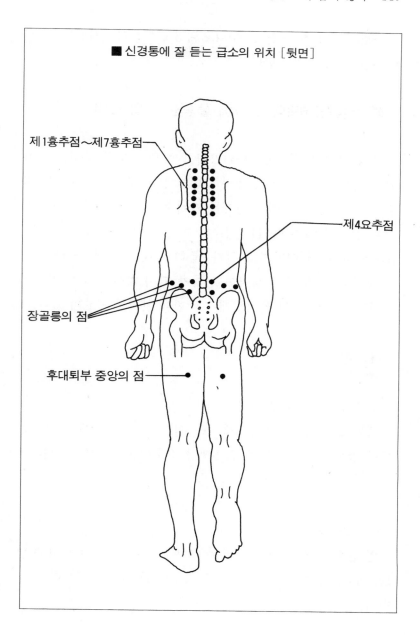

■ 신경통에 잘 듣는 급소의 위치 [뒷면]

제1흉추점~제7흉추점

제4요추점

장골릉의 점

후대퇴부 중앙의 점

가볍게 천천히 15초 간 수직으로 3회 누른다→좌골(坐骨)의 나른함, 통증을 제거한다.

◪ 축농증(코막힘 포함)에 잘 듣는 지압 요법

매일 머리가 무겁고 코가 막히고 아무리 코를 풀어도 고름 같은 콧물이 나오면서 산뜻하지 않고 볼이 붓고 아프고 냄새를 잘 맡지 못한다── 이런 장해를 가져오는 것이 축농증이다. 이 것은 감기가 원인이 되는 경우가 가장 많고 그외 열성질환(熱性疾患)에 이어 생기기도 한다. 특히 학생이나 샐러리맨의 경우 집중할 수가 없고 생각이 정리가 되지 않아 초조함이 계속되기도 함으로 매일 끈기있게 코막힘을 완치할 필요가 있다.

(1) 지압의 포인트

① 제4경추점 누르는 법
보통으로 세어 1에서 5까지는 힘이 머리 중앙에서 만나는 듯한 방향으로 누르고 6, 7, 8에서 경추(頸椎)를 짜듯 힘을 위로 올린다.

② 코의 뿌리점 누르는 법
양 손의 중지를 코의 뿌리에 대고 지문부(指紋部)로 양쪽 방향으로 같은 힘으로 누른다. 손가락 끝을 세우지 않도록 주의한다.

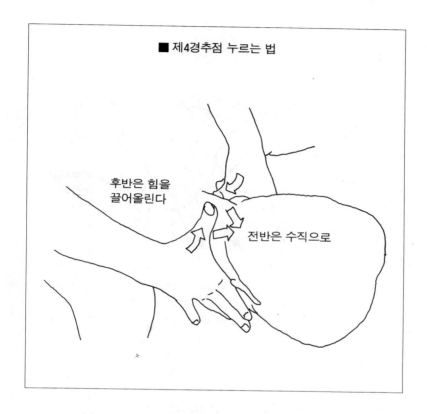

■ 제4경추점 누르는 법

후반은 힘을
끌어올린다

전반은 수직으로

(2) 급소와 누르는 법

두정점(頭頂點)

가볍게 15초 간 수직으로 3회 누른다→두통(頭痛)을 제거하
는데 효과적이다.

안점(眼點)

강하게 15초 간 수직으로 3회 누른다→축농증(蓄膿症)에 동

448

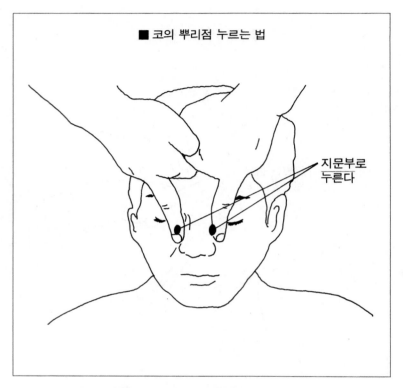

■ 코의 뿌리점 누르는 법

지문부로
누른다

반되는 두통을 제거하는데 효과적이다.

제4경추점(第四頸椎點)

보통으로 10초 간 힘의 방향을 바꾸어 3회 누른다(포인트①
참조)→코막힘을 제거하여 호흡을 편하게 한다.

코의 뿌리에 따른 점

가볍게 15초 간 수직으로 3회 누른다(포인트② 참조)→혈행
(血行)을 좋게 하여 코점막이 부은 것을 제거한다.

■ 축농증에 잘 듣는 급소의 위치 [앞면]

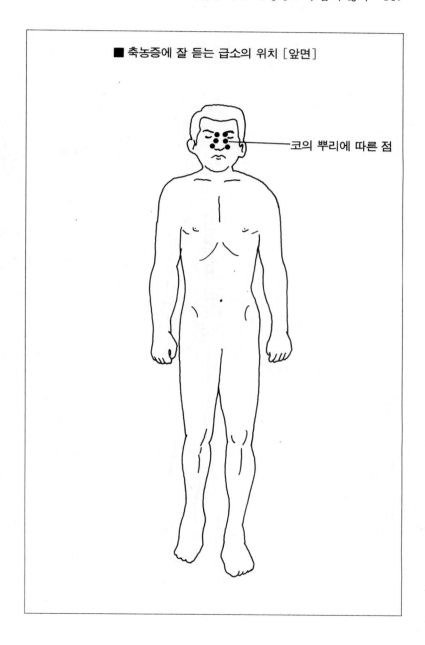

코의 뿌리에 따른 점

450

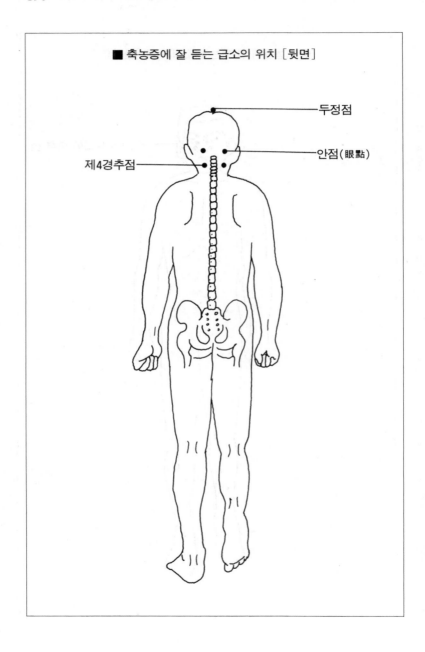

■ 축농증에 잘 듣는 급소의 위치 [뒷면]

두정점

안점(眼點)

제4경추점

■ 지압은 이런 효과가 있다

조기 치료로 고혈압이 완치되었다

―― E씨(56세, 공장 경영자)의 경우

　공장을 경영하고 있는 56세의 E씨는 일을 하는 한편 스포츠
에 열중하고 있고 젊어서부터 병 한 번 걸린 적 없는 몸이라고
자만하고 있었다. 약간 몸 컨디션이 나빠도 일을 하다 보면 자
연스럽게 낫는다고 생각했고 사실 그것으로 충분히 통용되었
었다.

　그런데 최근 목이나 배에 지방이 붙고 어깨가 묘하게 기분
이 나쁘고 게다가 눈이 충혈되고 때때로 현기증이 났다.

　그런데도 곧 괜찮아지려니 하고 신경을 쓰지 않고 있다가
얼마 전에 갑자기 기분이 나빠져 의사를 찾아갔더니 고혈압이
라고 했다. 역시 살이 찐 것이 원인이었다.

　병원을 돌아다니고 이 약, 저 약 모든 치료법에 손을 대었으
나 별 효과를 보지 못하다가 어떤 모임에서 우연히 지압사(指
壓師)인 P씨와 만나게 되었던 것이다.

　P씨가 지압을 하고 있다고 하자 곧 E씨는 치료를 개시했는
데 처음에는 어깨도 등도 배도 단단했고 전신의 세포가 지쳐
있는 것 같았다.

　견근점(肩根點), 안점(眼點), 포추점(胞椎點), 요추점(腰椎
點) 등 고혈압의 급소를 늘려 가자 이상하게도 전신의 결림이
곧 부드러워져 갔다. 마치 썰물이 물러가는 느낌으로, 그때까
지 많은 사람을 치료해 왔으나 그렇게 빨리 높은 효과를 올린

것은 P씨로서도 처음 있는 일이었다.

　그 후에도 E씨는 열심히 치료를 받고 언제나 주 2회는 평상 혈압을 유지하기 위해 지압을 받았다.

　최근에는 좋아하는 스포츠도 서서히 시작하고 다시 이전과 같은 터프함을 자랑하면서 지압의 높은 효과에 감사하고 있다고 한다.

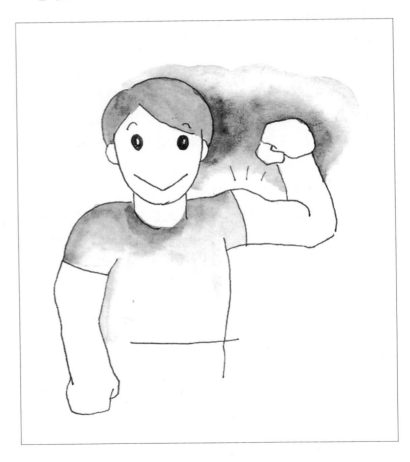

제 2 장

깊어진 병을 치료하는
지압(指壓)의 기술

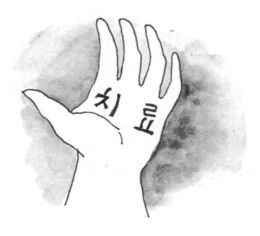

■ 1일 몇 분의 투자로 치료와 예방에 만전을

　외상(外傷) 등은 별도로 하고 그외 대부분의 병은 손가락 하나로 치료할 수 있다고 해도 과언은 아닐 것이다. 그만큼 지압이 큰 효과가 있는 것이다. 흔히 일어나는 병과 신체의 이상에도 지압은 그 멋진 효과를 발휘한다. 통증이 있다거나 좀 컨디션이 나쁘다고 생각되면 당장 지정 급소를 눌러보기 바란다.

　급소라는 것은 이상한 것으로 병이 난 곳과는 전혀 무관한 듯 보이는 경우라도 막상 이상이 일어나면 급소도 열을 갖기도 하고 누르면 아프기도 하고 피부가 거칠거칠해지기도 한다.

　빨리 급소를 누르는 것에 의해 병도 가볍게 끝나고, 그날부터 매일 반복해서 누르는 것에 의해 재발도 막고 예방도 되고 일거양득이 되는 것이다.

　또 다른 병도 마찬가지이지만 질환이나 이상 증상은 책대로라고 할 수 없다. 예를 들어 감기에 걸리면 두통이 있는 것과 함께 기침도 나고 몸이 마디마디 아프기도 하다. 이럴 때는 각각의 급소를 조합하여 눌러보아 기분이 좋다고 생각되는 부분을 누르면 되는 것이다.

　병이나 이상이 있고 나서야 비로소 건강을 고맙게 생각하는 것이 세상살이이다. 비록 지금은 병이 나지 않았지만 내일 어찌될지 알 수 없다.

　매일 몇 분 간의 지압으로 병을 예방할 수 있다는 것은 행운이다. 특히 몸의 특정 내장이나 특정 부분에 자신이 없는 사람은 지금부터 지압을 시도하기 바란다. 몸에 활력을 주고 치료

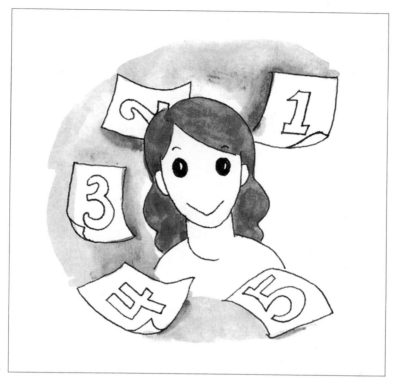

와 예방에 큰 힘을 지닌 것이 지압의 특징이다.

반복에 의해 어느새 빈번해지고 그러다가 위중한 병에 걸리게 되는 것이 인간의 건강과 질병이라고 할 수 있다.

◤ 위경련(위 통증, 위 카타르 포함)에 잘 듣는 지압 요법

위의 트러블은 다수 있지만 그 중에서도 위경련, 위 통증은 언제 습격할지 알 수 없는 것인 만큼 참으로 성가신 것이다.

신경을 혹사하고 과로, 소화불량 등이 그 원인으로 되어 있으나 그 외에 십이지장궤양, 위궤양, 담석 등에 의한 경우도 있으므로 전문의의 치료가 필요하다.

여기에서는 일시적으로 통증을 억제하기 위한 지압을 소개하고 있으나 심한 통증이 있을 경우에는 환부를 갑자기 세게 누르지 않도록 주의해야 한다.

(1) 지압의 포인트

① 무릎 위의 점 찾는 법

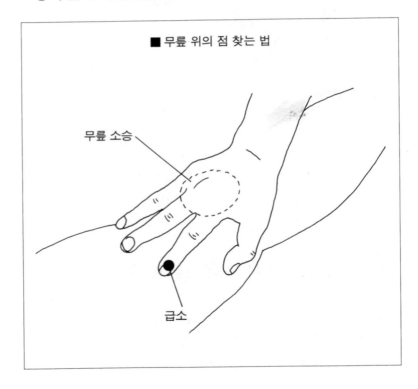

■ 무릎 위의 점 찾는 법

무릎 소승

급소

무릎을 쭉 폈을 때 무릎 소승 상부의 바깥에 생기는 도랑의
상단부가 이 급소이다. 그림과 같이 오른손을 무릎에 대었을
때 인지의 지문부에 닿는다.

② 복부의 4점 찾는 법

명치점의 지압이 끝나도 곧 손가락을 떼지 말고 그 손가락
을 기준으로 아래의 급소를 찾는다. 또 통증이 있을 때는 절대
로 복부를 누르지 않도록 한다.

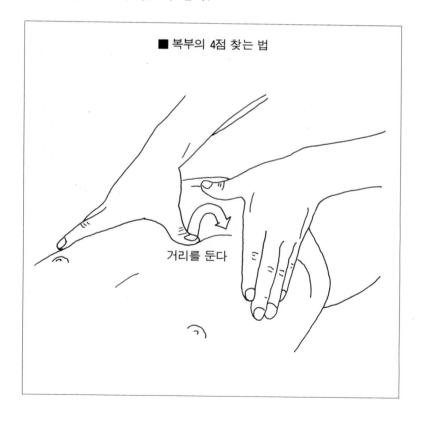

■ 복부의 4점 찾는 법

거리를 둔다

458

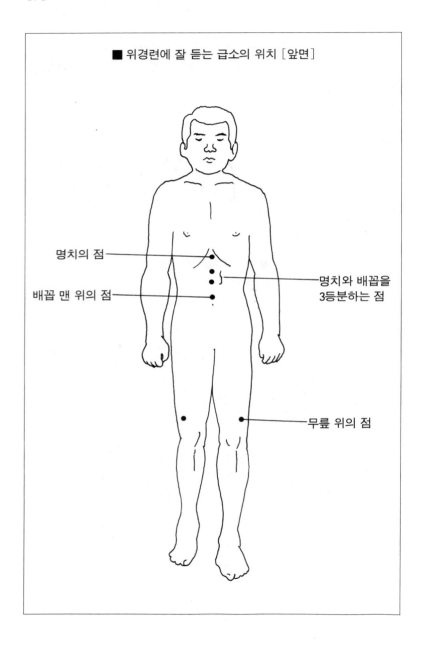

■ 위경련에 잘 듣는 급소의 위치 [앞면]

명치의 점

명치와 배꼽을
3등분하는 점

배꼽 맨 위의 점

무릎 위의 점

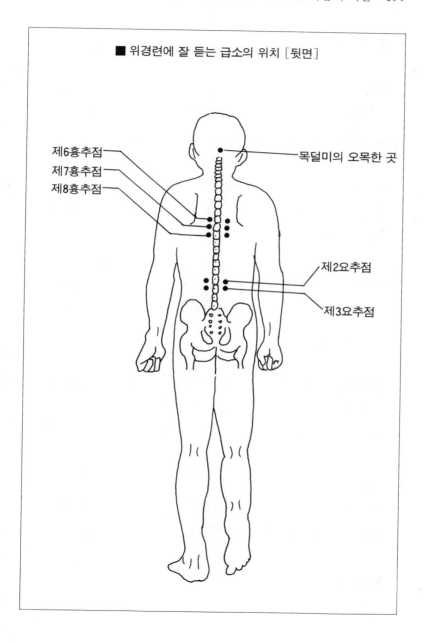

■ 위경련에 잘 듣는 급소의 위치 [뒷면]

제6흉추점
제7흉추점
제8흉추점
목덜미의 오목한 곳
제2요추점
제3요추점

(2) 급소와 누르는 법

목덜미의 오목한 곳

강하게 15초 간 수직으로 3회 누른다→생활 중추를 자극하여 소화운동을 활발하게 한다.

제6흉추점, 제7흉추점, 제8흉추점

강하게 15초 간 수직으로 3회 누른다→위(胃)에 자극을 주어 경련을 멈추게 한다.

제2요추점, 제3요추점

강하게 5~10초 간 수직으로 3회 누른다→복부의 울혈을 제거하는데 효과적이다.

명치의 점, 명치와 배꼽을 3등분하는 점, 배꼽 맨위의 점

가볍게 15초 간 수직으로 3회 누른다(포인트② 참조)→위장의 혈행을 좋게 한다.

무릎 위의 점

서서히 힘을 가해 10초 간 3회 누르고 천천히 힘을 뺀다(포인트① 참조)→위의 통증을 가라앉힌다.

◤ 설사에 잘 듣는 지압 요법

설사에는 식중독, 폭음 폭식, 정신적 스트레스, 세균성 전염병 등 여러가지 원인이 있다. 그 중에는 소화기(消化器)의 암(癌)에 의한 설사도 있으므로 일단 전문의의 진단을 받는 편이 안심할 수 있을 것이다.

하지만 특별한 이상도 없는데 설사를 하는 사람의 경우는 불규칙적인 생활에서 오는 신경적인 설사일 때가 많으므로 약한 장(腸)을 자극하여 활동을 정비하는 지압이 효과적이다.

모든 급소를 2, 3일 하고 그만 두지 말고 꾸준히 끈기있게

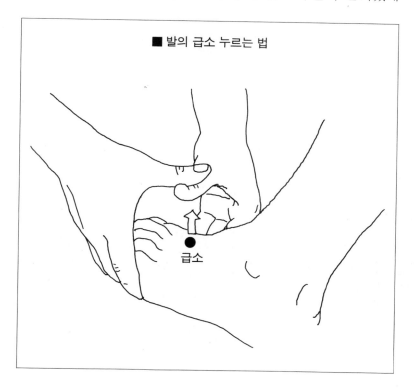

■ 발의 급소 누르는 법

급소

지속적으로 실시하기 바란다.

(1) 지압의 포인트

① 발의 급소 누르는 법

2개의 손가락을 제2관절에 십자형으로 겹쳐 누른다. 보통으로 세어 5까지 힘을 넣고 6에서 9까지 수직으로 누른 다음 10에서 딱 뗀다.

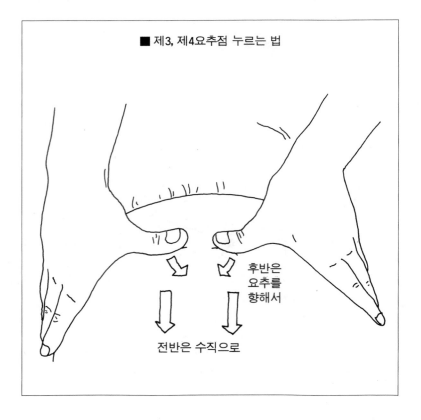

■ 제3, 제4요추점 누르는 법

후반은 요추를 향해서

전반은 수직으로

■ 설사에 잘 듣는 급소의 위치 [앞면]

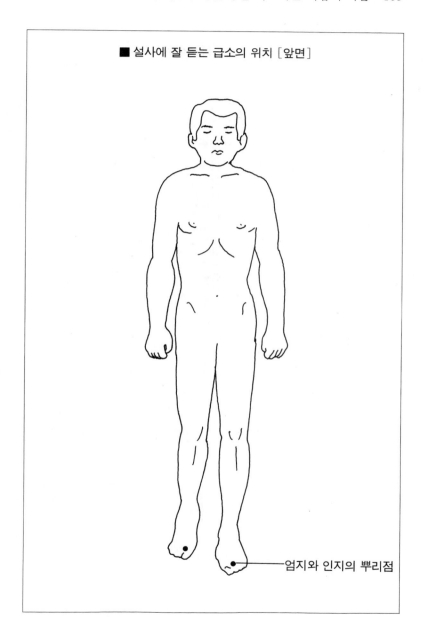

엄지와 인지의 뿌리점

464

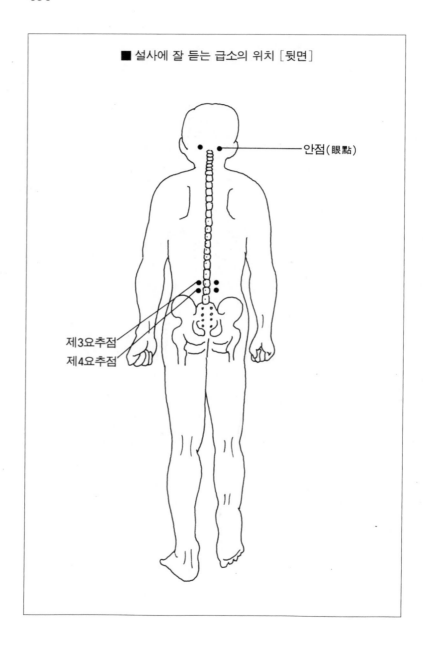

■ 설사에 잘 듣는 급소의 위치 [뒷면]

안점(眼點)

제3요추점
제4요추점

② 제3, 제4요추점 누르는 법

보통으로 세어 1에서 5까지는 수직으로 누르고 6, 7, 8에서 요추를 향해 누르고 9, 10에서 힘을 뺀다.

(2) 급소와 누르는 법

안점(眼點)

가볍게 15초 간 수직으로 3회 누른다→신경계통을 자극하여 스트레스를 가라앉힌다.

제3요추점, 제4요추점

보통으로 10초 간 힘을 넣는 방향을 바꾸어 3회 누른다(포인트② 참조)→장(腸) 주변부의 혈행(血行)을 좋게 하여 장의 활동을 돕는다.

엄지와 인지의 뿌리점

강하게 10초 간 수직으로 3회 누른다(포인트① 참조)→장(腸)의 활동을 정돈한다.

◤ 신장병(신염, 네프로제 등)에 잘 듣는 지압 요법

초조해 하지 않고 끈기있게 치료할 때에 비로소 효과가 있는 병 중의 하나에 신장병(腎臟病)이 있다. 몸이 나른하다, 피로하기 쉽다, 머리가 무겁다, 현기증이나 구역질이 난다, 식욕이 없다 라는 증상 외에 신장병의 경우는 얼굴이나 손발이 붓고 뇨(尿)의 양이 감소하고 뇨의 색이 어두운 색으로 변하는 증상이 있으므로 보통 사람이라도 신장(腎臟)의 이상이라고 알아차릴 것이다.

신장병에 대한 지압은 손발의 부종(浮腫)을 제거하고 신장 주변부의 혈행(血行)을 좋게 하는 것이 목적인데 열이 있을 경우에는 반드시 삼가한다.

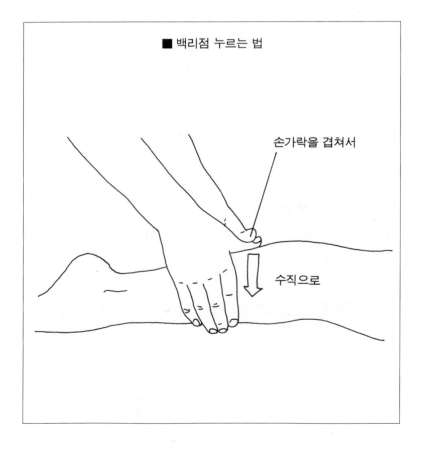

■ 백리점 누르는 법

손가락을 겹쳐서

수직으로

(1) 지압의 포인트

① 백리점(百里點) 누르는 법

좌우의 엄지를 제2관절에서 십자로 겹쳐 아래 제2관절이 급소에 닿도록 누른다.

② 용천점(湧泉點) 누르는 법

백리점(百里點)과 마찬가지로 좌우의 제2관절을 십자로 겹

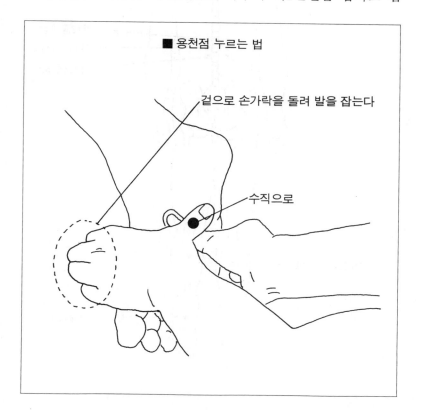

■ 용천점 누르는 법

겉으로 손가락을 돌려 발을 잡는다

수직으로

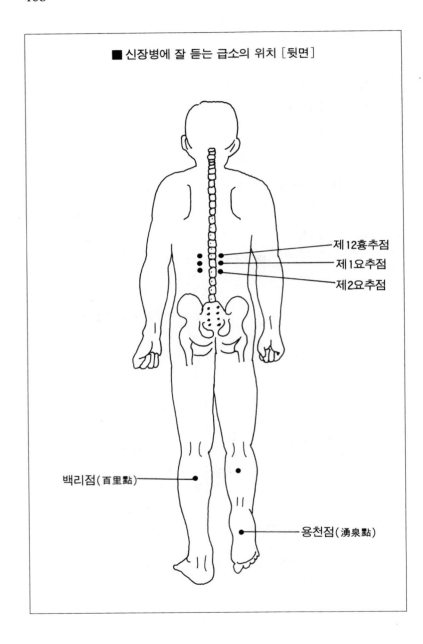

■ 신장병에 잘 듣는 급소의 위치〔뒷면〕

제12흉추점
제1요추점
제2요추점

백리점(百里點)

용천점(湧泉點)

처 누른다. 두 손으로 발 끝을 감싸듯이 하여 누르면 힘의 조절이 용이하다.

(2) 급소와 누르는 법

제12흉추점, 제1요추점, 제2요추점

가볍게 15초 간 수직으로 3회씩 누른다→신장(腎臟) 주변부의 혈행(血行)을 좋게 하여 기능을 높인다.

백리점(百里點)

가볍게 10~15초 간 수직으로 3회 누른다(포인트① 참조)→다리 부분의 혈행(血行)을 좋게 하고 붓기를 제거한다.

용천점(湧泉點)

가볍게 10~15초 간 수직으로 3회 누른다(포인트② 참조)→전신에 활력(活力)을 준다.

■ 간장병(간경변, 담석증, 담낭염 등)에 잘 듣는 지압 요법

우리나라에서는 예로부터 간장(肝臟)을 '간이 콩알만해지다, 간이 크다' 등의 이야기를 하며 간장을 중시해 왔다. 사실 간장이 약하면 스태미너가 없어지고 설사를 하기도 하고 식욕도 없는 상태가 된다.

이 원인은 불규칙한 생활이나 편식(偏食), 과음(過飮) 등을 들 수 있다. 간장은 본래 매우 중요한 기관이지만 이 간장이 약할 정도이면 다른 부위에도 상당한 무리가 가고 있다는 뜻이 된다.

폭음, 폭식을 피하고 규칙적으로 생활하기 바란다.

(1) 지압의 포인트

① 제8∼10흉추점 누르는 법

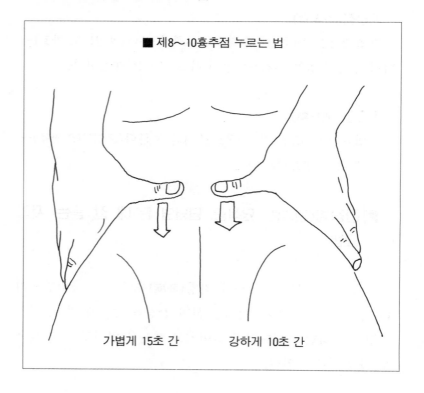

■ 제8∼10흉추점 누르는 법

가볍게 15초 간　　　강하게 10초 간

두 손을 좌우의 급소에 동시에 대고 왼쪽은 약간 강하게 10초 간, 오른쪽은 가볍게 15초 간을 누른다. 간장의 쇠약 정도에 따라 오른손의 힘을 더욱 가감한다.

② 다리의 삼리점(足三里點) 찾는 법

발은 펴고 손바닥으로 무릎 승모를 감싸듯이 눌렀을 때 인지 지문부가 발의 삼리점이 된다.

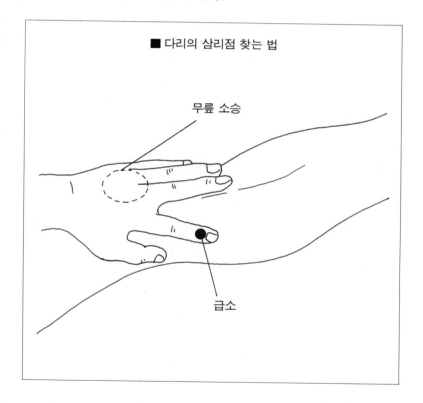

■ 다리의 삼리점 찾는 법

무릎 소승

급소

(2) 급소와 누르는 법

472

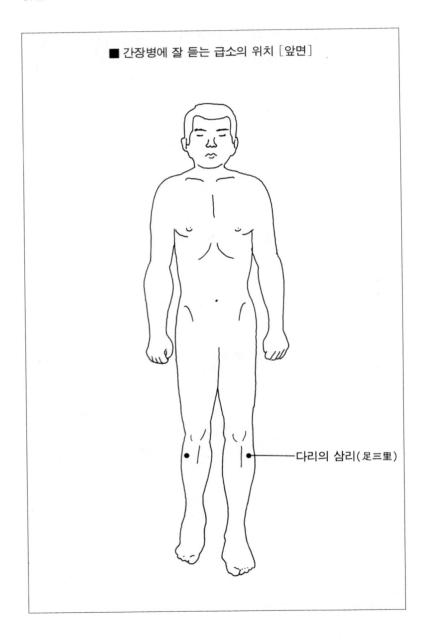

■ 간장병에 잘 듣는 급소의 위치 [앞면]

다리의 삼리(足三里)

■ 간장병에 잘 듣는 급소의 위치 [뒷면]

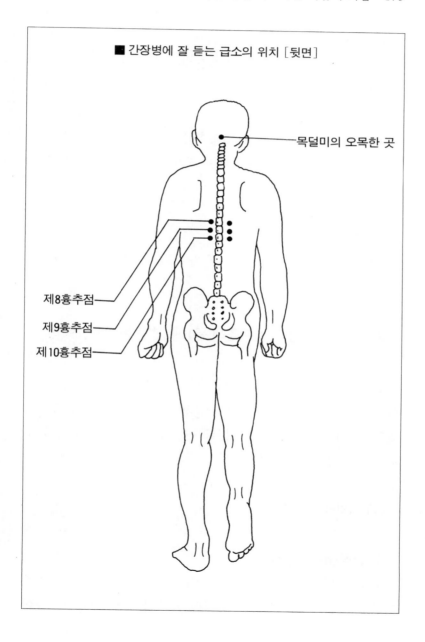

목덜미의 오목한 곳

제8흉추점

제9흉추점

제10흉추점

목덜미의 오목한 곳

보통 10초 간 수직으로 3회 누른다→내장 전반의 작용을 활발하게 한다.

제8흉추점, 제9흉추점, 제10흉추점

좌우의 힘과 시간을 바꾸어 수직으로 3회 누른다(포인트①
참조)→간장(肝臟)을 강화한다.

다리의 삼리(足三里)

가볍게 10초 간 수직으로 3회 누른다(포인트② 참조)→발의
붓기를 제거한다.

◼ 심장병(협심증, 심근경색 등)에 잘 듣는 지압 요법

심장병은 초기에는 위가 나른하다, 구역질이 난다, 식은땀
이 난다, 가슴에 압박감이 있다, 호흡이 힘들다 라는 증상이
있다. 특히 심장이 아프지 않아도 이상과 같은 초기 증상을 느
끼면 곧 지압을 실시해야 한다.

(1) 지압의 포인트

① 안점(眼點) 누르는 법

좌우의 엄지가 마주하도록 안점에 대고 좌우 동시에 같은
강도로 누른다. 양쪽 힘이 반대쪽 코부리에서 만나는 느낌이

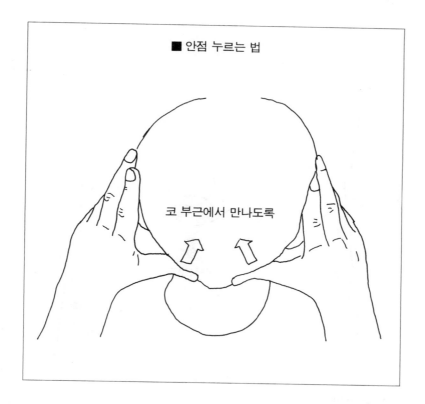

■ 안점 누르는 법

코 부근에서 만나도록

좋다.

② 명치점 누르는 법

좌우 늑골(肋骨)이 만드는 명치에 엄지의 제2관절에서 끝까지 쑥 들어가는 느낌으로 손가락을 댄다. 단, 누르는 것은 제2관절로 한다.

(2)급소와 누르는 법

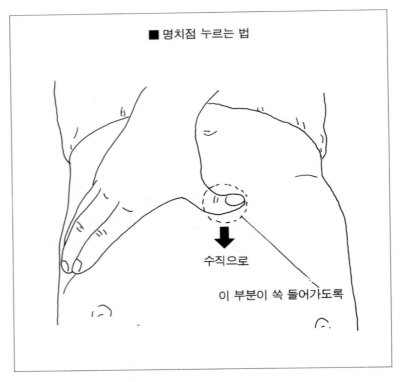

■ 명치점 누르는 법

수직으로

이 부분이 쏙 들어가도록

목덜미의 오목한 곳

가볍게 10~15초 간 수직으로 3회 누른다→신경계통에 자극을 주어 정신의 평정을 유지한다.

안점(眼點)

가볍게 15초 간 수직으로 3회 누른다(포인트① 참조)→긴장을 풀고 불안감을 제거한다.

제3흉추점, 제4흉추점, 제5흉추점

■ 심장병에 잘 듣는 급소의 위치 [앞면]

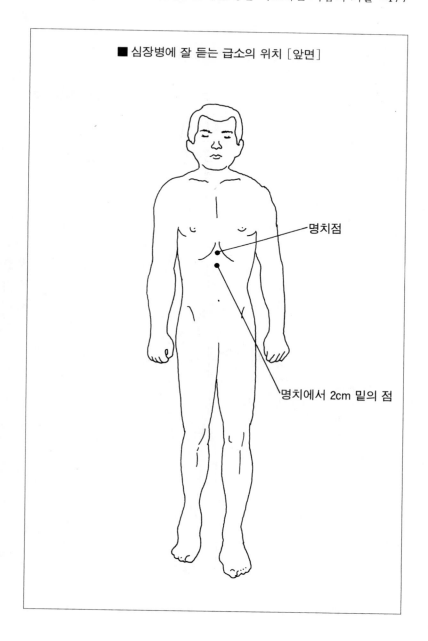

명치점

명치에서 2cm 밑의 점

478

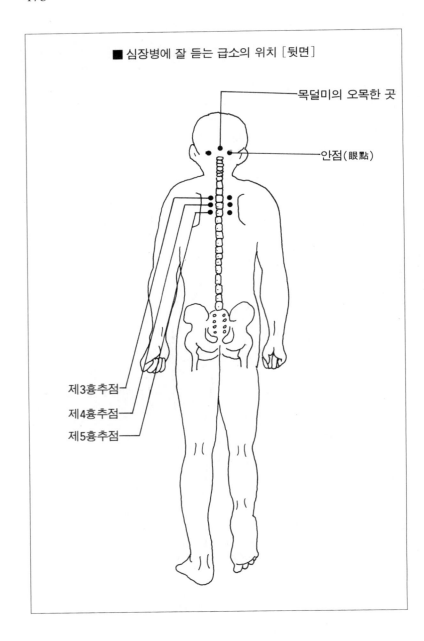

■ 심장병에 잘 듣는 급소의 위치 [뒷면]

목덜미의 오목한 곳

안점(眼點)

제3흉추점

제4흉추점

제5흉추점

가볍게 15초 간 수직으로 3회 누른다→심장의 활동을 높이
고 신진대사를 활발하게 한다.

명치점.

극히 가볍게 15초 간 수직으로 3회 누른다(포인트② 참조)→
횡격막(橫隔膜)에 자극을 주어 심장의 활동을 돕는다.

명치에서 2cm 밑의 점

가볍게 15초 간 수직으로 3회 누른다→가슴으로의 압박감을
제거한다.

■ 변비에 잘 듣는 지압 요법

여성의 고민거리 중에 변비가 있다. 변비는 불규칙한 생활,
정신적인 스트레스, 음식 등이 원인으로 하루 이틀은 괜찮지만
매일 계속되면 두통, 나른함, 초조함, 여드름, 피부 거칠음 등
여성에게 있어서 괴로운 증상이 나타난다.

이것은 장(腸) 속에 변(便)이 정체되는 것으로 체독(體毒)이
배출되지 않기 때문이다. 마르고 장관(腸管)의 근육에 힘이 없
는 사람에게 많으므로 장의 주변을 자극하여 장관의 움직임을
활발하게 하는 급소를 누르면 좋다.

끈기있게 실시하기 바란다.

(1) 지압의 포인트

① 제3, 제4 요추점 누르는 법

보통으로 세어 1에서 8까지 수직으로 누르고 9에서 13까지 같은 강도로 요추(腰椎)를 향해 누른다. 14, 15에서 힘을 뺀다.

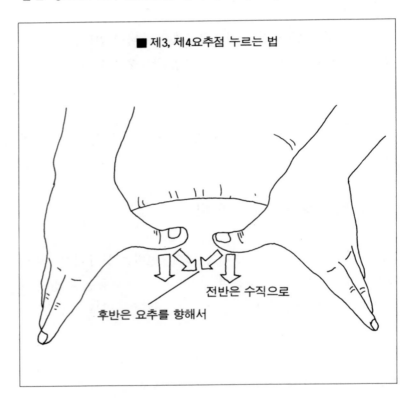

■ 제3, 제4요추점 누르는 법

전반은 수직으로

후반은 요추를 향해서

② 하복부(下腹部) 누르는 법

손바닥을 젖히고 손바닥의 볼록한 전체로 부드럽게 누른다.

(2) 급소와 누르는 법

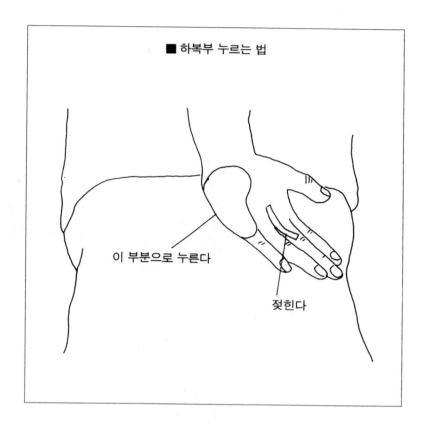

■ 하복부 누르는 법

이 부분으로 누른다

젖힌다

목덜미의 오목한 곳

강하게 10~15초 간 수직으로 3회 누른다→신경계통(神經系統)이 자극되어 장(腸)의 움직임이 활발해진다.

안점(眼點)

강하게 15초 간 수직으로 3회 누른다→신진대사(新陳代謝)가 활발해진다.

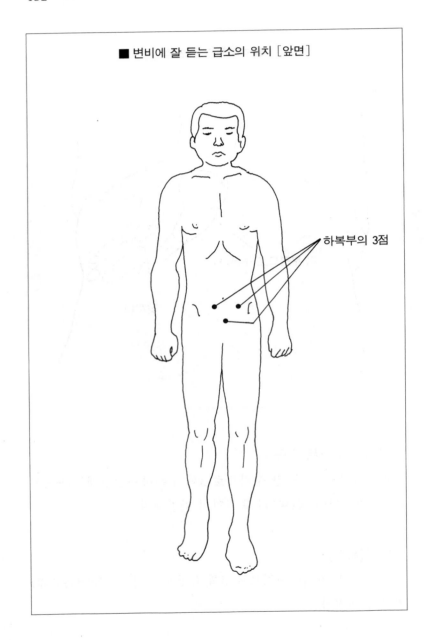

■ 변비에 잘 듣는 급소의 위치 [앞면]

하복부의 3점

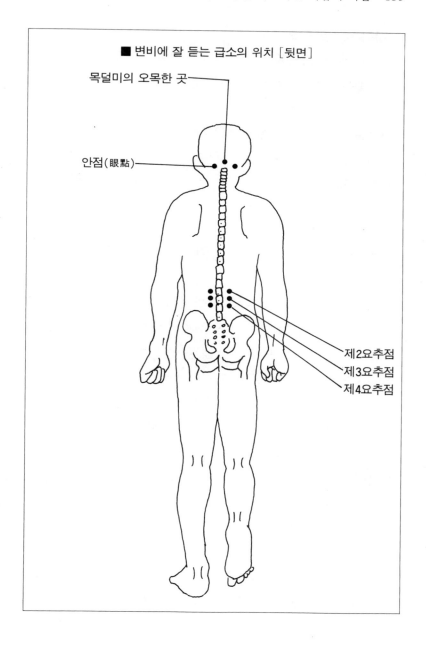

■ 변비에 잘 듣는 급소의 위치 [뒷면]

목덜미의 오목한 곳

안점(眼點)

제2요추점
제3요추점
제4요추점

484

하복부(下腹部)의 3점

손바닥으로 가볍게 수직으로 각각 3회씩 누른다(포인트② 참조)→복부(腹部)의 혈행(血行)을 좋게 한다.

제2요추점, 제3요추점, 제4요추점

강하게 15초 간 방향을 바꾸어 3회 누른다(포인트① 참조)→ 장관(腸管)의 근육(筋肉)을 좋게 하여 장의 움직임을 높인다.

◼ 감기에 잘 듣는 지압 요법

'감기는 만병의 근원'이라는 말이 있듯이 자칫하면 폐렴(肺炎)이나 기관지염(氣管支炎) 등을 발병시키므로 주의한다.

감기란 바이러스나 세균 감염 등에 의해 일어나는 상기도염증(上氣道炎症)의 총칭으로 기침이 난다, 코가 막힌다, 콧물이 난다, 머리가 아프다, 열이 난다 등의 증상을 동반한다.

지압을 실시할 경우, 특히 심한 증상에 맞는 급소를 누르는데 고열이 있거나 몸이 쇠약해져 있을 때는 피해야 한다. 환자의 상태를 보면서 신중하게 실시하기 바란다.

(1) 지압의 포인트

① 제4경추점(第四頸椎點) 누르는 법

양쪽의 엄지를 좌우 급소에 대고 1에서 5까지는 급소를 수직으로 누르고 6, 7, 8에서 양쪽 손가락을 동시에 밀어올린다. 9, 10에서 힘을 뺀다.

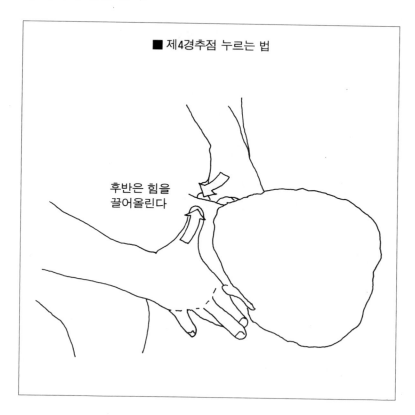

■ 제4경추점 누르는 법

후반은 힘을
끌어올린다

② 견갑골(肩胛骨) 안쪽의 점 누르는 법

오른쪽을 지압할 때는 왼손 엄지를 급소에 대어 고정시키고 오른손으로 어깨를 잡아 가까이 붙이듯이 누른다. 왼쪽을 누를 때도 마찬가지이다.

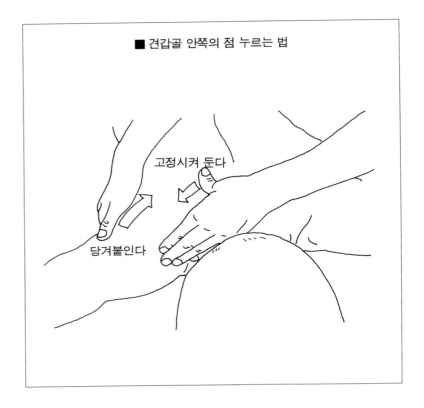

■ 견갑골 안쪽의 점 누르는 법

고정시켜 둔다

당겨붙인다

(2) 급소와 누르는 법

안점(眼點)

강하게 15초 간 수직으로 3~5회 누른다→두통(頭痛)을 멈추게 한다.

제7흉추점(第七胸椎點)

강하게 15초 간 수직으로 3~5회 누른다→전신(全身)의 저

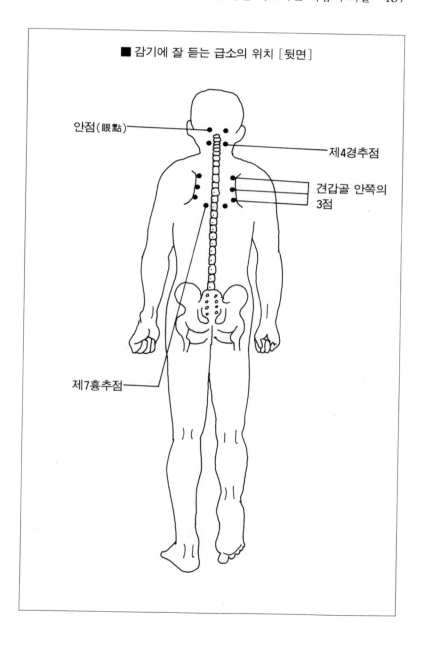

■ 감기에 잘 듣는 급소의 위치 [뒷면]

안점(眼點)

제4경추점

견갑골 안쪽의
3점

제7흉추점

항력(抵抗力)을 기른다.

제4경추점(第四頸椎點)

강하게 10초 간, 힘의 방향을 바꾸어 3회 누른다(포인트① 참조)→코막힘을 고친다.

견갑골(肩胛骨) 안쪽의 3점

강하게 15초간 3~5회 누른다(포인트② 참조)→기관지를 자극하여 기침을 멈추게 한다.

◪ 지압은 이런 효과가 있다

'밑져야 본전……'이라는 생각이었는데 건강을 고쳤다

──D씨(48세, 샐러리맨)의 경우

회사원 D씨가 지압사인 P씨를 찾아왔을 때 그의 안색은 나빴다.

이야기를 들어보니 무역회사 영업사원으로 낮에는 손님 상대로 신경을 많이 썼고 밤에는 역시 손님 접대로 술을 먹는다는 것이었다. 그 술은 자신을 죽이며 싫어도 먹은 것이었기 때문에 전혀 취하지도 않고 피로하기만 한 것일 뿐이었다.

몇 년 동안 그런 생활이 계속되는 중에 아침에 양치질을 하면 구역질이 나고 등에 둔통(鈍痛)이 있고 몸이 왠지 나른하여 견딜 수가 없었다. 신경의 긴장과 연일 계속되는 음주에서 오는 간장 기능 쇠약(肝臟機能衰弱)이다.

D씨 자신이 간장이 약해져 있다는 것을 어렴풋이 느껴 약을 먹기도 했고 부인도 큰 걱정인 것 같았다. 그러던 차에 부인이 전철역 앞 책방에서 지압에 관한 책을 보고 밑져야 본전이라는 생각으로 지압사인 P씨를 찾아가 지압을 실시했다고 한다.

"처음에는 몰랐는데 점차 나른함이 가셨습니다. 이거 괜찮구나 싶어 지압사께 본격적으로 지압을 받을까 해서요……."

D씨는 지압에 대해 눈뜨기 전까지의 경과를 이야기해 주었다.

치료는 우선 등의 둔통을 제거하고 간장의 기능을 원활하게 해 주기 위해 요추점에서 시작해서 D씨는 매일 통원을 계속했다. 2주일째부터였던가, 등의 통증도 적어지고 몸의 나른함도 좋아졌고 보기에도 밝은 모습이 되었다.

지금 D씨는 완전히 건강해졌지만 그래도 예방과 간장 강화를 위해 바쁜 일 틈틈이 주에 한 번은 반드시 지압사인 P씨 앞에 나타난다고 한다.

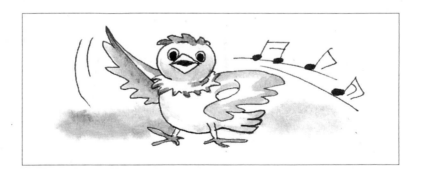

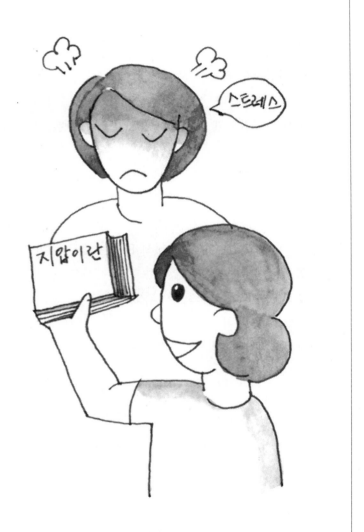

▲ 서양 의학이 병이 난 부위만을 치료 대상으로 삼고 있는데 반해 동양 의학은 병이 난 부위뿐만 아니라 인체 전반적인 부위를 모두 치료 대상으로 삼고 있다.

제 3 장

내일이면 늦다,
지압으로 체질과 성격 혁명을!

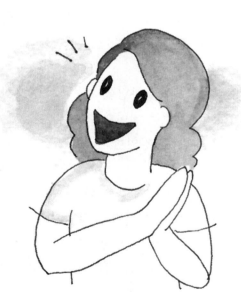

◪ 지압으로 터프한 육체와 강인한 정신을

워커 호릭이란 신조어가 있다. 워커 호릭이란 일 중독자(中毒者)라는 의미로 요컨대 일을 하지 않으면 외톨이가 된 듯 불안해지는 현대인을 가리키는 말이다.

매일 발생하는 막대한 정보는 날마다 개인간 또는 기업간의 경쟁을 부추기며 사람의 의욕을 요구한다. 일 중독자가 느끼는 것은 부득이한 일일지도 모른다.

이런 숨가쁘게 변하는 현대 사회를 통과할 수 있는 중요한 패스포트는 무엇일까?

그것은 뭐니뭐니해도 심신의 건강이다.

언제나 병약하고 몸에 무리가 쉽게 와 회사를 자주 쉬는 사람은 모든 사람에게서 배척당하고 드디어 사회의 낙오자가 되고 만다.

엄격한 경쟁 사회에서 살아남을 수 있는 터프함이 없으면 진정한 현대인이 될 수 없는 것이다.

물론 육체만이 아니다. 강인한 정신, 이것도 현대인에게는 필요하다.

언제나 불안해 하고 화를 내는 사람, 반발만 하는 사람은 사회라는 집단 속에서 튕겨져 나가고 만다. 또 반대로 남 앞에 나서서 말도 제대로 못하고 금방 흥분해 버리는 사람, 종종 혼자 고민하는 허약한 신경의 소유자는 풀이 죽고 노이로제에 걸리고 만다.

어떤 경우에든 꺾이지 않고 복잡한 인간 관계에도 지지 않

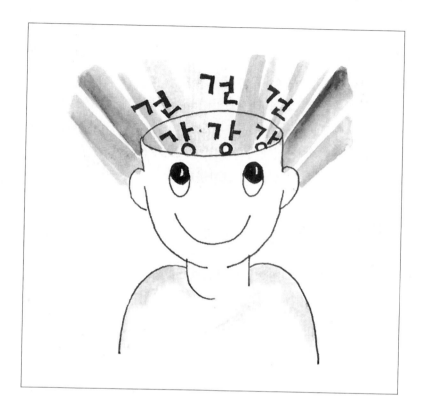

는 유연하면서도 튼튼한 정신이야말로 지금 이 난세를 살아 나
가는데 있어서 갖추지 않으면 안 될 것이라고 할 수 있다.

체력면에서 단련이 되는 급소와 정신의 안정을 기하는 급소
를 합쳐 매일 끈기있게 지압을 계속해 보기 바란다.

당신은 사회의 승리자로서 성공을 손에 쥘 날도 멀지 않다.

◾ 전신(全身)에 활력을 불어넣기 위해서는

활력이 넘치는 사람이 사회의 지도자가 되는 것은 어느 시대에나 변함이 없다. 학교에서나 가정에서나 사회에서나, 현대의 사회를 살아가는 제일 조건은 건강이다.

이를 위해서는 우선 내장(內臟)을 강화하여 전신에 스태미너를 붙여야 한다. 몸이 허약하면 '의욕'도 나지 않는다. 매일 끈기있게 전신의 신진대사(新陳代謝)를 촉진하여 혈행(血行)을 좋게 하는 급소를 중심으로 실시한다.

(1) 지압의 포인트

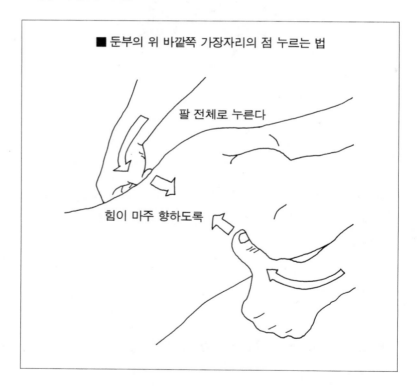

■ 둔부의 위 바깥쪽 가장자리의 점 누르는 법

팔 전체로 누른다

힘이 마주 향하도록

① 둔부(臀部)의 위 바깥쪽 가장자리의 점 누르는 법

두 손으로 원을 만들 듯 좌우의 엄지를 급소에 대고 상체를 낮추면서 힘을 넣는다. 가능한 한 앞팔이 몸쪽에 직각이 되게 하면 힘을 넣기 쉽다.

② 명문(命門) 누르는 법

양쪽 엄지를 제2관절에서 겹쳐 아래 손가락의 제2관절을 급소에 대고 누른다. 가능한 한 지긋이 누르도록 한다.

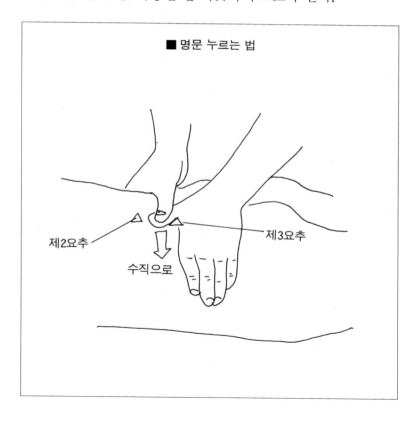

■ 명문 누르는 법

제2요추

제3요추

수직으로

(2) 급소와 누르는 법

제8흉추점, 제9흉추점
강하게 15초 간 수직으로 3~5회 누른다→간장(肝臟)을 자극하여 스태미너를 준다.

제12흉추점, 제1요추점, 제2요추점
강하게 15초 간 힘의 방향을 바꾸어 3회 누른다→부신(副腎)을 자극하여 호르몬 분비를 촉진시킨다.

명문(命門)
양쪽 엄지를 겹쳐 강하게 15초 간 3회 누른다(포인트② 참조)→체질을 바꾸어 체력을 키운다.

안점(眼點)
가볍게 15초 간, 수직으로 3~5회 누른다→전신의 기능을 충실하게 하고 활력을 불어 넣어 준다.

제11흉추점
강하게 15초 간, 수직으로 15초 간 누른다→의지를 강하게 만들어 한다.

둔부(臀部) 위의 바깥쪽 가장자리의 점
매우 강하게 10초 간, 수평으로 3회 누른다(포인트① 참조)→

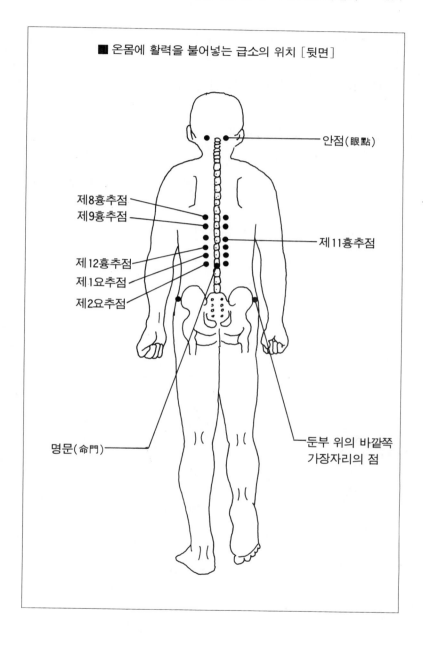

■ 온몸에 활력을 불어넣는 급소의 위치 [뒷면]

안점(眼點)

제8흉추점
제9흉추점

제11흉추점

제12흉추점
제1요추점
제2요추점

명문(命門)

둔부 위의 바깥쪽
가장자리의 점

전신의 세포에 활력을 불어 넣어 준다.

◪ 신경을 튼튼하게 만들기 위해서는

매우 복잡한 현대 사회에서는 정신의 터프함도 필요하다. 생각에 골몰하거나 너무 예민하면 정신적인 스트레스가 쌓여 노이로제가 되고 만다. 자칫 사회의 패배자가 될 우려도 있는 것이다.

건강하고 활력있는 몸과 터프한 신경은 제일선의 생활 전선

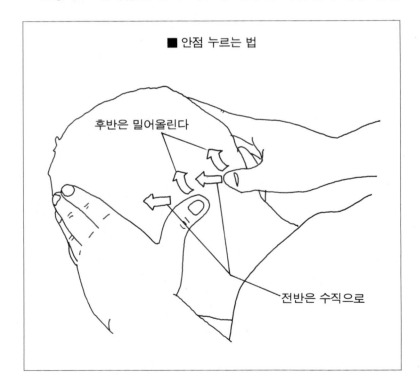

■ 안점 누르는 법

후반은 밀어올린다

전반은 수직으로

에 서있는 사회인의 라이선스(licence)라고 할 수 있을 것이다.
  이 경우의 지압은 정신을 평정하게 유지하고 피로를 제거하
는 급소가 중심이 된다.

(1) 지압의 포인트

① 안점(眼點) 누르는 법
  양쪽 엄지를 서로 마주하여 좌우 급소에 대고 1에서 5까지
는 수직으로, 6, 7, 8에서 두정(頭頂)으로 밀어올리듯 누르고

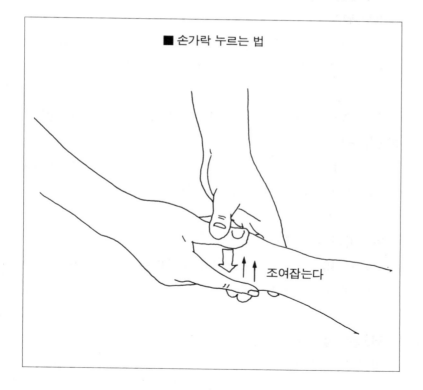

■ 손가락 누르는 법

조여잡는다

500

9, 10에서 힘을 뺀다.

② 손가락(手指) 누르는 법

손 또는 손가락을 두 손으로 가볍게 잡고, 양쪽 엄지를 제2
관절(第二關節)에서 겹쳐 누른다. 힘을 넣을 때는 두 손을 꼭
쥐듯 하면 좋다.

(2) 급소와 누르는 법

안점(眼點)

보통 15초 간 힘의 방향을 바꾸어 3회 누른다(포인트① 참조)
→피로를 제거하고 신경을 차분히 가라앉힌다.

손의 엄지 주변, 엄지와 인지의 뿌리점, 중수골(中手骨)을 따른 점, 모지구 융기(隆起)의 점

강하게 15초 간 수직으로 3회 누른다(포인트② 참조)→대뇌
를 자극하여 머리 회전을 빠르게 한다.

목덜미의 오목한 곳

강하게 15초 간 수직으로 3회 누른다→신경계통(神經系統)
을 평정하게 유지시켜 준다.

제3흉추점, 제4흉추점

약간 약하게 15초 간 수직으로 3회 누른다→심장(心臟)을

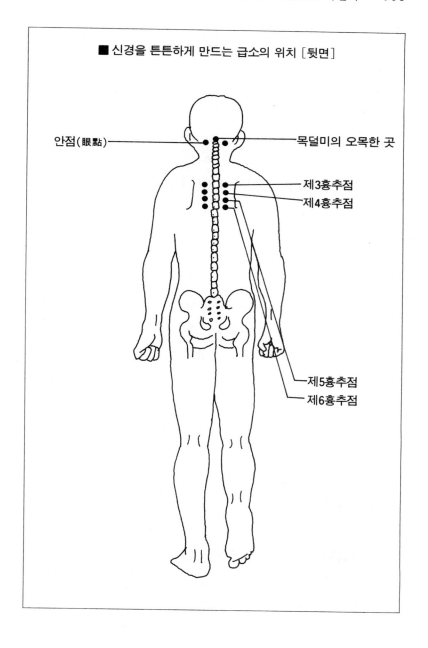

■ 신경을 튼튼하게 만드는 급소의 위치 [뒷면]

안점(眼點)

목덜미의 오목한 곳

제3흉추점
제4흉추점

제5흉추점
제6흉추점

강하게 하여 기능을 강화시킨다.

제5흉추점, 제6흉추점

약간 약하게 15초 간 수직으로 3회 누른다→불안을 해소하고 정서를 안정시킨다.

■ 기력(氣力)을 충실하게 하기 위해서는

사회에서나 가정에서나 인간 관계가 스무스하면 그 외의 일도 잘 되는 법이다.

그를 위해서는 자신 속에 갇혀 있지 말고 널리 주위와 사귀어야 한다. 적극적이고 능동적인 사람이 다른 사람들로부터 호감을 사는 것은 당연한 일이라고 할 수 있을 것이다.

반대로 금방 피로해 하고 주위의 사람들과 잘 사귀지 못하는 소극적인 성격의 소유자는 자연히 사람들로부터 경원시되는 것 같다.

따라서 체력(體力), 기력(氣力) 강화를 기하는 것이 무엇보다 중요하다.

(1) 지압의 포인트

① 목덜미의 오목한 곳 누르는 법

양쪽 엄지를 제2관절에서 겹치고 아래 손가락의 제2관절을 급소에 대고 양쪽 손가락에 힘을 주어 수직으로 누른다.

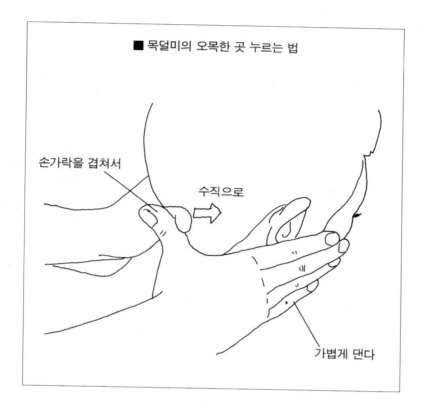

■ 목덜미의 오목한 곳 누르는 법

손가락을 겹쳐서

수직으로

가볍게 댄다

② 백리점(百里點) 누르는 점

양쪽 엄지의 제2관절을 좌우 급소에 대고 좌우 동시에 같은 힘으로 누른다. 이 경우 아래에서 쥐듯이 힘을 가하면 힘을 조절하기 쉽다.

(2) 급소와 누르는 법

목덜미의 오목한 곳

504

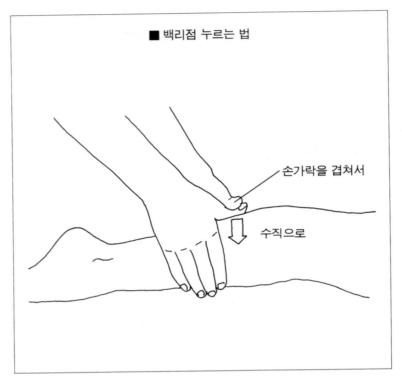

■ 백리점 누르는 법

손가락을 겹쳐서

수직으로

가볍게 15초 간 수직으로 3회 누른다(포인트① 참조)→호흡 (呼吸), 혈행(血行)을 좋게 한다.

백리점(百里點)

아주 강하게 10초 간 수직으로 3회 누른다(포인트② 참조)→ 전신(全身)의 세포에 활력을 주어 체질을 바꾼다.

안점(眼點)

강하게 10~15초 간 수직으로 3회 누른다→신경이 차분히

■ 기력을 충실하게 해주는 급소의 위치 [뒷면]

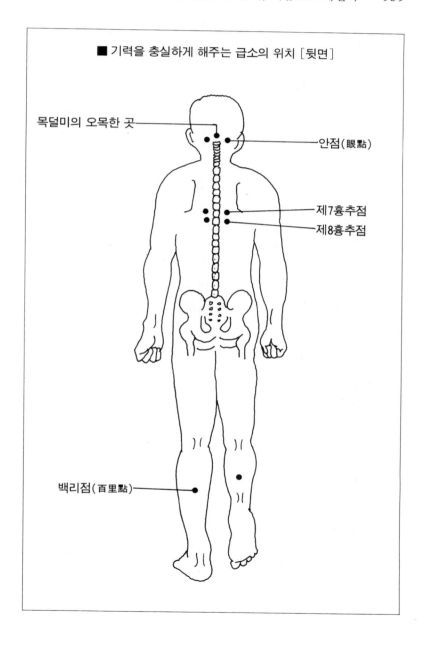

목덜미의 오목한 곳

안점(眼點)

제7흉추점

제8흉추점

백리점(百里點)

가라앉고 스트레스를 제거한다.

제7흉추점, 제8흉추점
가볍게 15초 간 수직으로 3회 누른다→신진대사(新陳代謝)를 왕성하게 하고 스태미너를 키운다.

■ 노이로제(우울증 포함)에 잘 듣는 지압 요법

노이로제는 문명병(文明病)의 대표라고 하며 사회 구조가 복잡해짐에 따라 그 발생률도 높아지고 있다.

이것은 특히 예민한 사람에게서 많이 볼 수 있는데, 현기증이 있다, 기억력이 떨어진다, 초조하다, 잠을 잘 수 없다, 불안감이 항상 있다, 동계가 심하다, 머리가 무겁다 등의 증상이 있다.

노이로제인 사람은 큰 일도 아닌 것을 갖고 끙끙 앓는 경우가 많은 것 같다. 정신적인 부담을 줄일 수 있도록 생활 환경을 바꾸고 숙면할 수 있도록 매일 지압을 계속하도록 한다.

(1) 지압의 포인트

① 안점(眼點) 누르는 법
양쪽 손가락이 서로 마주보게 하여 급소에 대고 동시에 같은 힘으로 수직으로 누른다.

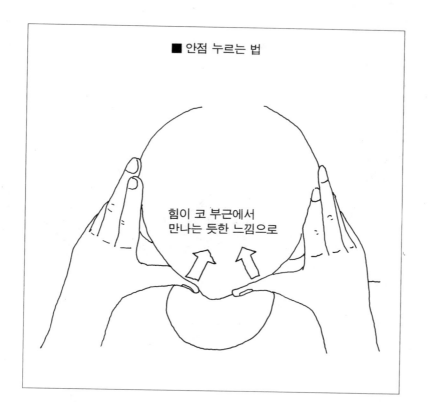

■ 안점 누르는 법

힘이 코 부근에서
만나는 듯한 느낌으로

② 발의 급소 누르기

한쪽 엄지의 제2관절을 오목한 곳에 대고 그 위에 또 다른 한쪽 엄지를 십자로 겹쳐 누른다. 1에서 9까지 누르고, 10에서 딱 뗀다.

(2) 급소와 누르는 법

목덜미의 오목한 곳

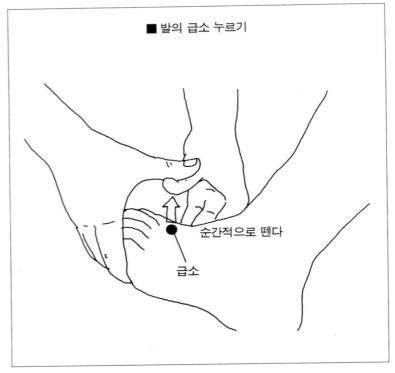

■ 발의 급소 누르기

순간적으로 뗀다

급소

강하게 15초 간 수직으로 3회 누른다→신경계통(神經系統)에 자극을 주어 숙면(熟眠)을 가져다 준다.

안점(眼點)

보통으로 15초 간 수직으로 3회 누른다(포인트① 참조)→심신(心身)의 기능을 회복시킨다.

제11흉추점

보통으로 15초 간 수직으로 3회 누른다→호르몬의 밸런스를

■ 노이로제에 잘 듣는 급소의 위치 [앞면]

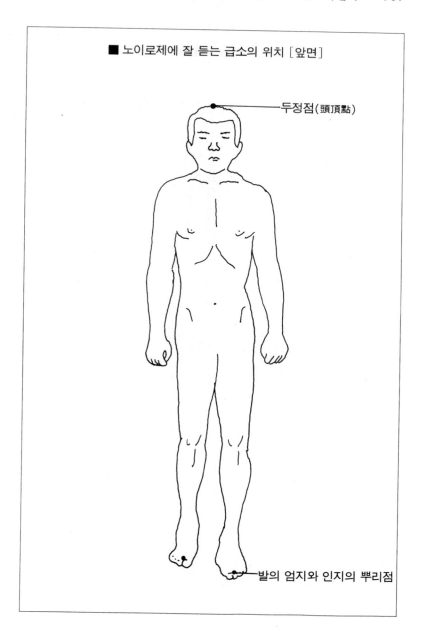

두정점(頭頂點)

발의 엄지와 인지의 뿌리점

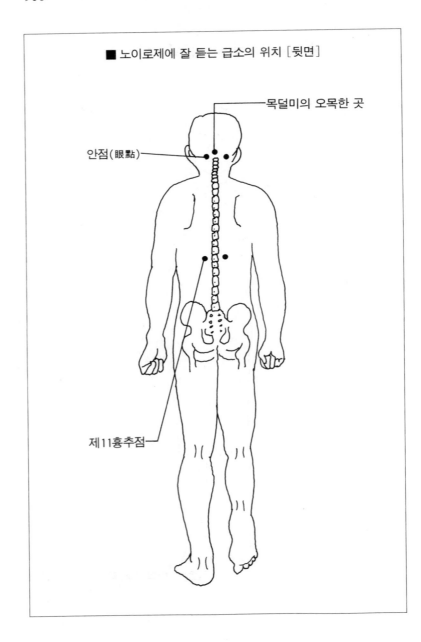

■ 노이로제에 잘 듣는 급소의 위치 [뒷면]

목덜미의 오목한 곳

안점(眼點)

제11흉추점

유지하여 마음을 진정시킨다.

두정점(頭頂點)

강하게 10초 간 수직으로 3회 누른다→마음을 가라앉히고 안정을 가져다 준다.

발의 엄지와 인지의 뿌리점

보통으로 10초 간 수직으로 3회 누른다(포인트② 참조)→머리에 쌓인 피를 내린다.

◢ 히스테리에 잘 듣는 지압 요법

히스테리라고 하면 여성을 떠올리지만 최근에는 남성에게도 히스테리를 많이 볼 수 있게 되었다.

머리나 배가 아프다, 눈이 잘 보이지 않는다, 목소리가 나오지 않는다, 귀가 잘 들리지 않는다 라는 증상이 히스테리의 특징인데 심하면 경련을 일으키고, 간질과 같이 거품을 물며 쓰러지는 일조차 있다.

그 중에서도 평정하고 안정된 마음으로 있는 것이 무엇보다 중요하다.

(1) 지압의 포인트

① 목덜미의 오목한 곳 누르는 법

양쪽 엄지의 제2관절을 겹쳐 급소에 대고 1에서 7까지는 수
직으로, 8에서 12까지는 두정(頭頂)으로 밀어올리듯 누르고
13, 14, 15에서 힘을 뺀다.

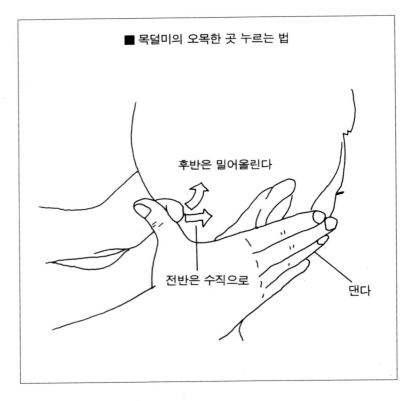

■ 목덜미의 오목한 곳 누르는 법

후반은 밀어올린다

전반은 수직으로

댄다

② 견근점(肩根點) 누르는 법

엄지의 끝을 앞으로 향해 어깨의 선이 수직이 되도록 대고
양쪽의 힘이 배꼽 부근에서 만나는 느낌으로 누른다.

(2) 급소와 누르는 법

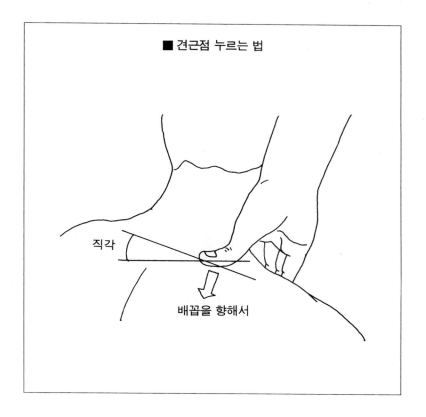

■ 견근점 누르는 법

직각

배꼽을 향해서

안점(眼點)

가볍게 15초 간 수직으로 3회 누른다→심신(心身)의 기능을 정돈한다.

제6흉추점, 제7흉추점

약간 강하게 10초 간 수직으로 3회 누른다→내장(內臟) 전체의 혈액 순환(血液循環)을 좋게 한다.

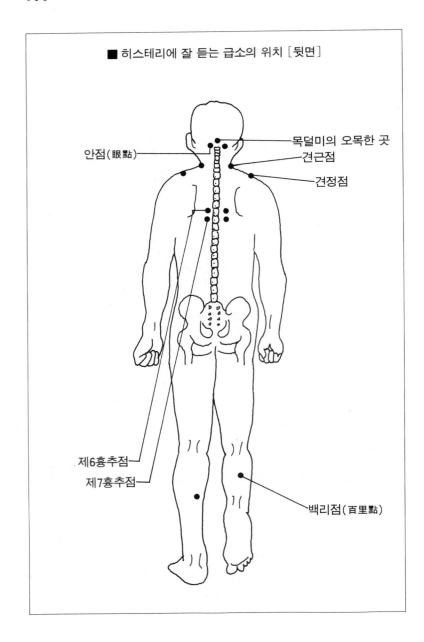

■ 히스테리에 잘 듣는 급소의 위치 [뒷면]

목덜미의 오목한 곳

안점(眼點)

견근점

견정점

제6흉추점

제7흉추점

백리점(百里點)

목덜미의 오목한 곳

가볍게 15초 간 힘의 방향을 바꾸어 3회 누른다(포인트① 참조)→정신(精神)의 평정(平靜)을 유지한다.

견근점(肩根點), 견정점(肩井點)

강하게 10초 간 수직으로 3회 누른다(포인트② 참조)→어깨 결림을 제거하고 마음을 가라앉힌다.

백리점(百里點)

약간 강하게 10초 간 수직으로 3회 누른다→전신(全身)에 활력(活力)을 주고 정신을 평정하게 유지한다.

◢ 지압은 이런 효과가 있다

웃음을 되찾은 노이로제 환자

—— O씨(25세, 샐러리맨)의 경우

지압사인 P씨가 처음 O씨를 만났을 때 그는 고개를 숙이고 한 마디도 하지 않았다. 함께 온 부모의 말을 빌리자면 일류 대학을 나온 O씨는 일류 컴퓨터 회사에 취직했는데 1년 정도 지나면서부터 점점 말이 없어졌고 마침내 말을 걸어도 대답을 하지 않고 완전히 무표정하게 고개를 숙였다고 한다. 벨이 울리면 수화기를 들기는 하지만 그저 들고만 있을 뿐이라는 것. 의사의 진단 결과 노이로제, 지방에 있던 부모가 놀라 상경했다.

516

아무런 어려움 없이 이제까지 고생을 몰랐던 그는 혼자 하
숙 생활을 하는 동안 친구들도 모르게 그는 자기만의 세계에
틀어박히게 되었던 것이다.

정신병원에 보내는 것은 가엾다고 생각하여 지인을 통해 지
압사인 P씨를 알게 되었다는 것이다.

P씨는 우선 O씨에게서 매일 치료 받으러 다니겠다는 약속
을 받아냈다. 지압의 급소는 목덜미의 오목한 곳, 안점 등 신
경을 평정하게 유지하는 위치가 중심이었다.

매일 P씨에게 오던 중에 O씨는 더 이상 고개를 숙이지 않았
고 드디어 '지압을 하면 기분이 좋아요'라고 스스로 말을 걸기
까지 했다.

지금은 회사에 다니면서 매일 귀가길에 P씨에게 들르고 '애
인이 생겼어요'라는 말도 하게 되었다고 한다.

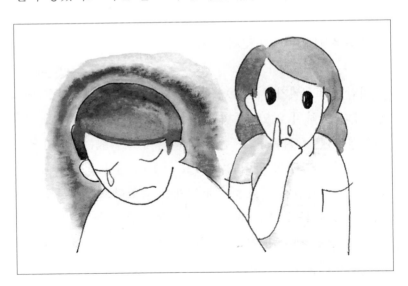

제 4 장

통증, 나른함 치료에
특효인 지압의 신기술

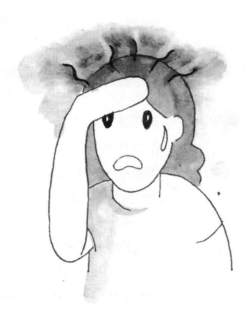

■ 급한 불은 껐다고 방심해서는 안 된다

예를 들어 일에 열중하다 보니 어깨가 결린다, 오랫동안 구부리고 있었더니 허리가 아프다 라는 때는 누구나 무의식적으로 몸을 펴고 아픈 부분을 두드리거나 주무른다.

이것은 결리고 아픈 부분을 외부에서 자극을 주어 혈행(血行)을 좋게 하는 것이므로 지압과 비슷한 성격을 지닌 것이라고 할 수 있을 것이다.

그러나 어깨 결림이 가벼우면 그 정도로 괜찮아지겠지만 신경통이나 류머티스와 같은 격통(激痛)을 동반하는 증상에서는 그렇게 만만치가 않다.

서양 의학에서는 이런 증상에는 꼭 아픔을 멈추게 하는 주사를 놓는 정도이다.

통증, 결림, 나른함 등은 역시 뜸, 침, 지압 등 동양 의학이 특기로 하는 분야이고 그 중에서도 지압(指壓)은 뜸이나 침처럼 도구도 필요치 않고 통증이나 열도 없고 급소의 위치만 집어내면 누구나 손쉽게 할 수 있어 매우 편리하다.

또 결림이나 나른함은 그 증상이 나타났을 때 지압을 하면 그것으로 끝나는 케이스가 많은데 특히 신경통 등은 지압을 실시했다고 즉시 완치되는 것이 아니다.

매일매일 끈기있게 비록 통증이 완전히 사라졌다 싶어도 계속하는 것이 중요하다.

평소의 노력과 열의가 재발을 방지함으로 매일 하는 지압도 아픈 곳을 부둥켜 안고 죽을 듯한 고통을 맛보는 것보다는 편

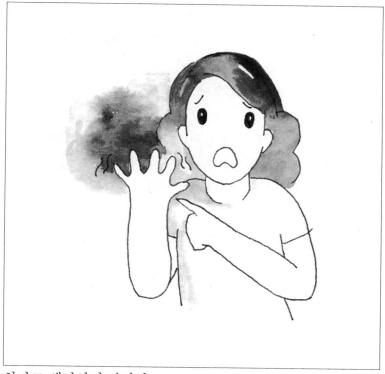

하다고 생각하기 바란다.

또 손발이 차고 묘하게 저리면 내장의 질환이 원인이라고 생각할 수 있다. 이상하다 라는 생각이 들면 주저말고 전문의의 진단을 받을 필요가 있다. 또 요통(腰痛)은 척추 자체의 고장이 원인인 케이스도 있다. 우선 무엇이 원인이 되어 트러블이 생겼는지를 파악하는 것이 먼저이다.

◢ 요통(허리를 삐었을 때, 허리의 피로, 묵직함 등 포함) 에 잘 듣는 지압 요법

요통(腰痛)이라고 한 마디로 말해도 허리의 뼈나 관절의 트
러블, 신경병, 부인병, 위장병 등 그 원인은 다양하다. 그 중에
는 단순히 운동 부족이나 회사에서 장시간 같은 자세를 유지했
던 것이 원인인 경우도 있으나 보통 사람은 그 결단을 내리기
가 어려운 것 같다.

이 경우 지압에서는 원인은 어떻든 허리의 통증을 제거하는
것을 목표로 한다. 아픈 부분의 근육을 풀고 혈행(血行)을 좋
게 하는 급소를 중심으로 천천히 끈기있게 실시하기 바란다.

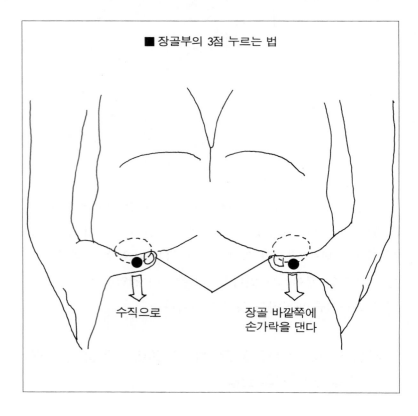

■ 장골부의 3점 누르는 법

수직으로

장골 바깥쪽에
손가락을 댄다

(1) 지압의 포인트

① 장골부(腸骨部)의 3점 누르는 법

허리와 몸통의 경계에 이 급소가 있다. 맨 안쪽은 요추(腰椎)의 좌우 7cm 되는 곳, 엄지 아래쪽이 장골(腸骨)에 부딪치지 않도록 약간 위로 누른다.

② 좌우 둔부(臀部)의 중앙점 누르는 법

좌우 둔부(臀部)의 중앙에 양쪽 엄지의 제2관절(第二關節)을

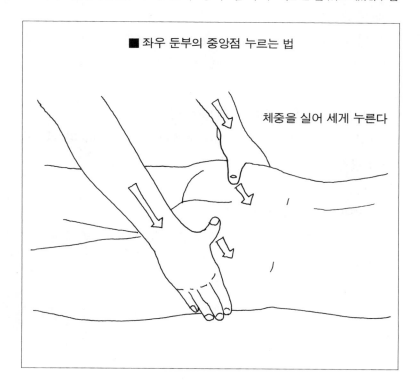

■ 좌우 둔부의 중앙점 누르는 법

체중을 실어 세게 누른다

대고 동시에 누른다. 둔부는 탄력성이 있으므로 좀 강하게 누르는 편이 좋다.

(2) 급소와 누르는 법

장골릉(腸骨稜)의 3점
가볍게 15초 간 수직으로 3~5회 누른다(포인트① 참조)→허리 근육의 피로를 푼다.

좌우 둔부의 중앙점
가볍게 15초 간 수직으로 3회 누른다(포인트② 참조)→복근(腹筋)을 강하게 하여 요부(腰部)의 혈행을 좋게 한다.

제11흉추점, 제12흉추점, 제1요추점
가볍게 15초 간 수직으로 3회 누른다→내장(內臟)의 기능을 높여 혈행을 좋게 한다.

다리의 백리점(百里點)
다소 강하게 10초 간 수직으로 3회 누른다→허리의 통증을 가라앉힌다.

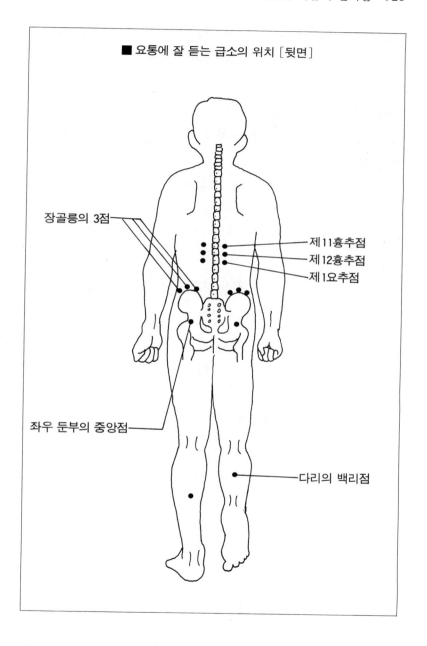

■ 요통에 잘 듣는 급소의 위치 [뒷면]

장골릉의 3점

제11흉추점
제12흉추점
제1요추점

좌우 둔부의 중앙점

다리의 백리점

■잠을 잘못 잤을 때(목의 통증, 저림, 자동차 사고의 후유증 등)에 잘 듣는 지압 요법

아침에 일어나 목을 움직이면 목줄기에서 어깨에 걸쳐 펄쩍 뛰어오를 정도의 격통(激痛)이 있을 때가 있다. 이것은 소위 잠을 잘못 자서 그런 것으로, 무리한 자세로 잤거나 베개를 잘못 베었을 때 일어나고 그 외 피로가 심하거나 에어컨의 찬 바람이 직접 닿은 경우에도 이런 일이 일어난다.

보통은 가만히 그대로 있으면 낫지만 효과적인 급소를 몇 곳

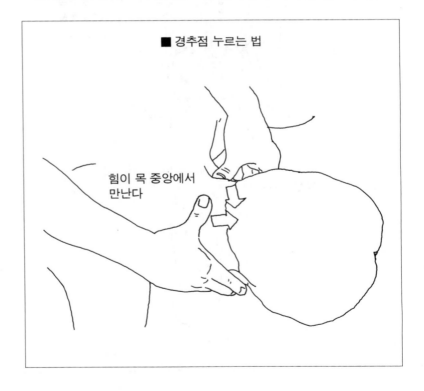

■ 경추점 누르는 법

힘이 목 중앙에서 만난다

누르면 회복의 속도가 빠르다. 온습포(溫濕布)도 효과가 있다.

(1) 지압의 포인트

① 경추점(頸椎點) 누르는 법

양쪽 엄지의 제2관절을 급소에 대고 양쪽의 힘이 목 중앙에서 만나는 느낌으로 누른다. 이 경우 손가락을 밀어올릴 필요는 없다.

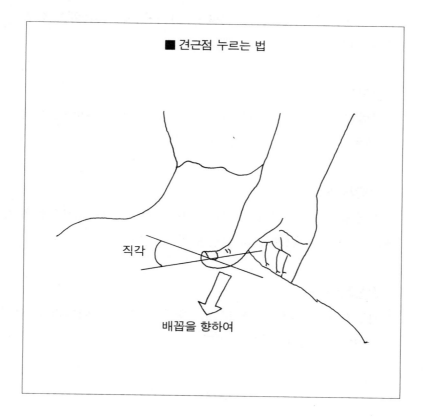

■ 견근점 누르는 법

직각

배꼽을 향하여

② 견근점(肩根點) 누르는 법

엄지의 끝이 자신(지압하는 사람) 쪽을 향하고 엄지가 어깨의 선과 직각이 되도록 댄다. 양쪽의 힘이 배꼽 부근에서 만나는 느낌으로 누른다.

(2) 급소와 누르는 법

안점(眼點)

가볍게 10초 간 수직으로 3회 누른다→근육(筋肉)의 긴장을 풀어 준다.

견근점(肩根點)

가볍게 10~15초 간, 3회 누른다(포인트② 참조)→머리, 어깨의 근육을 풀어 혈행(血行)을 좋게 한다.

제3경추점, 제4경추점

가볍게 10초 간 경추(頸椎)를 향해 3회 누른다(포인트② 참조)→목줄기 근육(筋肉)의 결림을 풀어 준다.

견정점(肩井點)

가볍게 10~15초 간 수직으로 3회 누른다→목, 어깨의 근육을 풀어 혈행(血行)을 좋게 한다.

■ 잠을 잘못 잤을 때에 잘 듣는 급소의 위치 [뒷면]

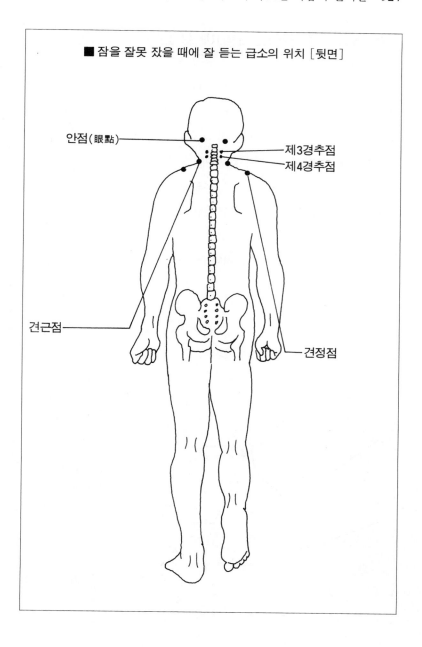

안점(眼點)

제3경추점

제4경추점

견근점

견정점

■ 어깨 결림(오십견 포함)에 잘 듣는 지압 요법

갱년기에 접어든 여성, 50세 이상의 남성으로 어깨가 심하게 아프고 팔을 올릴 수 없다 라는 경험이 있었던 사람이 의외로 많다. 또 그 정도까지는 아니라도 오랫동안 신경을 집중하고 책상 앞에 앉아 있으면 심하게 어깨가 결린다.

어깨 결림, 오십견(五十肩), 어느 쪽이든 아프다고 해서 어깨를 움직이지 않고 있을 수는 없다.

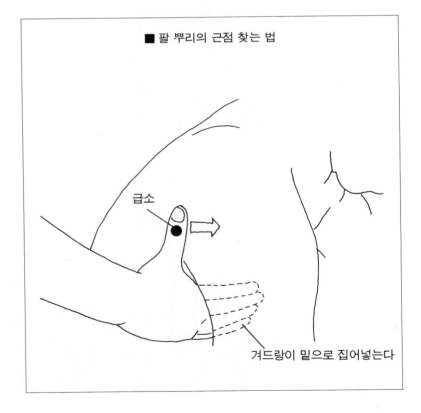

■ 팔 뿌리의 근점 찾는 법

급소

겨드랑이 밑으로 집어넣는다

어깨 근육에 자극을 주는 급소를 중심으로 지압을 실시하고 동시에 가벼운 체조를 하면 회복이 빠른 것 같다.

(1) 지압의 포인트

① 팔 뿌리의 근점(根點) 찾는 법
4개의 손가락을 겨드랑이 밑에 넣어 꼭 눌러붙이고 엄지를 바깥쪽으로 폈을 때 제2관절이 딱 급소에 닿는다. 앞, 뒤 모두 같은 방법으로 하면 된다.

② 삼각근(三角筋) 중앙의 점 누르는 법
두 손으로 상완부(上腕部)를 가볍게 잡고 2개의 엄지의 제2관절부(第二關節部)를 십자로 겹쳐 급소에 대고 두 손을 잡듯이 누른다.

(2) 급소와 누르는 법

안점(眼點)
강하게 15초 간 수직으로 3회 누른다 → 근육의 결림을 푼다.

견근점(肩根點), 견정점(肩井點)
다소 강하게 10~15초 간, 수직으로 3회 누른다→목, 어깨 근육의 혈행(血行)을 좋게 한다.

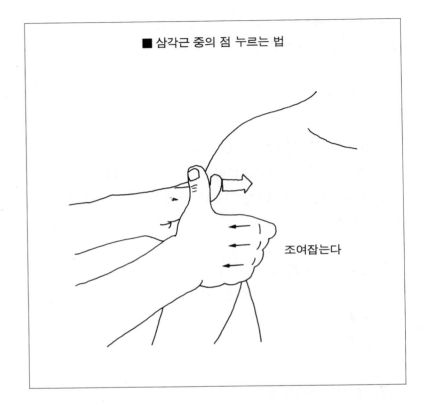

■ 삼각근 중의 점 누르는 법

조여잡는다

삼각근(三角筋) 중앙의 점

다소 강하게 15초 간 수직으로 3회 누른다(포인트② 참조)→ 어깨 근육의 긴장을 풀고 통증을 가라앉힌다.

팔 뿌리의 점

강하게 10초 간 수직으로 3회 누른다(포인트① 참조)→어깨 의 힘줄에 자극을 주어 힘줄의 수축력을 풀어 준다.

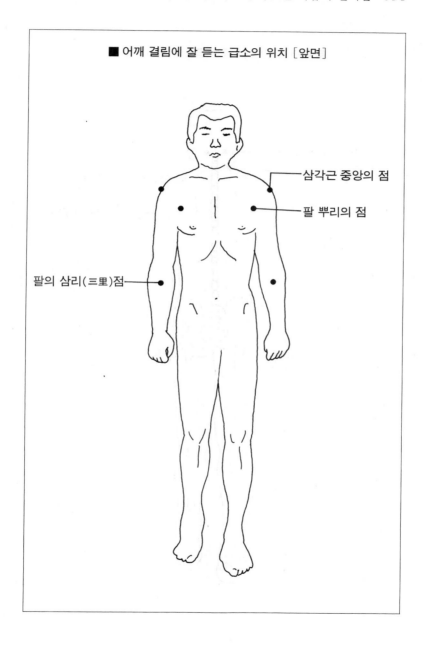

■ 어깨 결림에 잘 듣는 급소의 위치 [앞면]

삼각근 중앙의 점

팔 뿌리의 점

팔의 삼리(三里)점

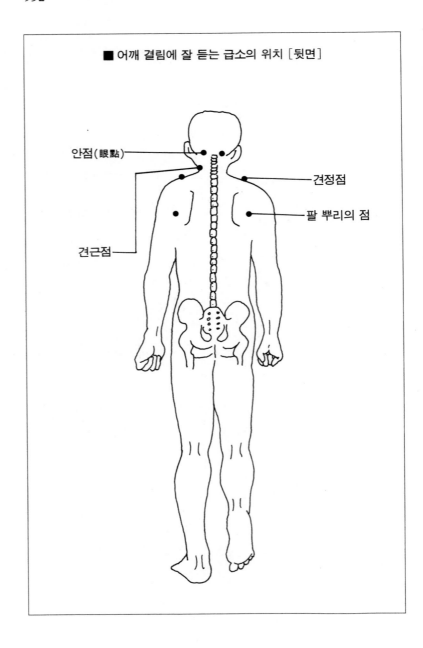

■ 어깨 결림에 잘 듣는 급소의 위치 [뒷면]

안점(眼點)

견정점

팔 뿌리의 점

견근점

팔의 삼리점(三里點)

강하게 10초 간 수직으로 3회 누른다→어깨 근육의 수축을 푼다.

◢ 손, 팔의 피로(통증, 마비 포함)에 잘 듣는 지압 요법

손, 팔은 마음의 움직임에 따른 몸의 동작으로서 일상 빈번하게 사용된다. 인간의 몸에서는 손이 가장 혹사당하고 있다고 할 수 있는 것이다.

그런 만큼 손은 튼튼하지만 그래도 평소 멀리하던 스포츠를 한 후에나 손을 집중적으로 사용하는 작업을 한 뒤에는 어지간한 손도 피로를 느낀다.

물론 피로는 그냥 두어도 시간이 지나면 자연히 풀리지만 내일의 새로운 활동을 위해서도 가능한 한 빨리 피로를 풀어주는 것이 좋다.

손(팔)의 혈행(血行)을 좋게 하고 근육에 활력을 주는 급소를 중심으로 지압을 실시하기 바란다.

(1) 지압의 포인트

① 팔의 삼리(三里) 찾는 법

오른손의 경우는 지압을 받는 사람의 팔을 구부리고 지압하는 사람의 오른손으로 팔꿈치를 잡았을 때 오른손의 지문부(指紋部) 부근이 이 급소가 된다.

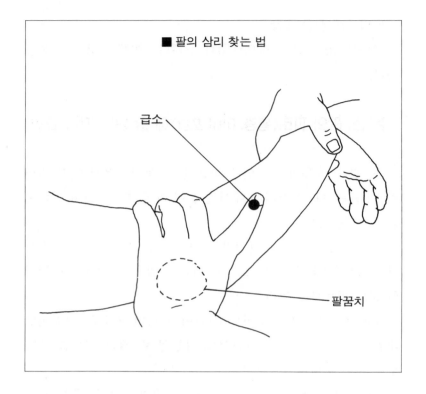

■ 팔의 삼리 찾는 법

급소

팔꿈치

② 견갑골(肩胛骨)의 안쪽 점 누르는 법

오른쪽을 지압할 때는 왼손 엄지를 급소에 대어 고정시키고 오른손으로 어깨를 잡아 가까이 붙이듯 누른다. 왼쪽도 마찬가지로 지압한다.

(2) 급소와 누르는 법

제4경추점(第四頸椎點)

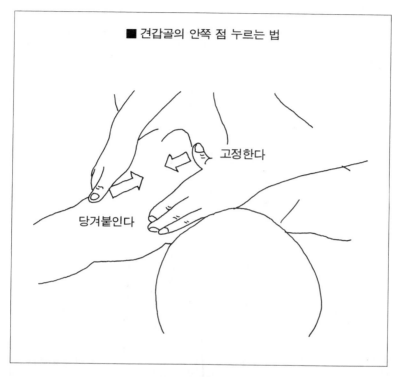

■ 견갑골의 안쪽 점 누르는 법

고정한다

당겨붙인다

보통으로 15초 간 등뼈를 향해 3회 누른다→손의 마비, 저림을 제거한다.

삼각근(三角筋)의 중앙점

강하게 10초 간 수직으로 3회 누른다→팔의 혈행(血行)을 좋게 하고 근육의 세포에 활력을 준다.

견갑골(肩胛骨)의 안쪽 3점

다소 강하게 10초 간 수직으로 3회 누른다(포인트② 참조)→

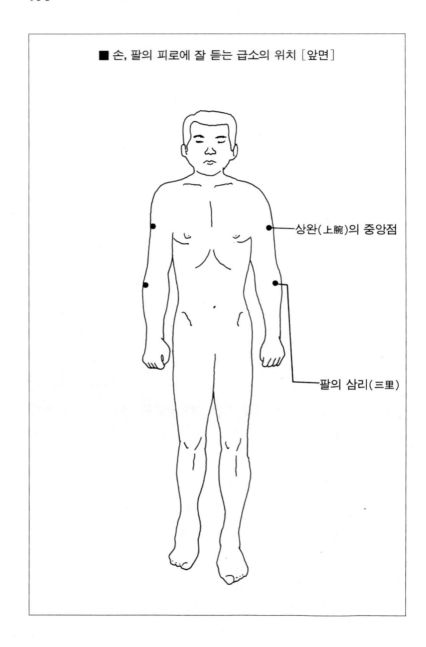

■ 손, 팔의 피로에 잘 듣는 급소의 위치〔앞면〕

상완(上腕)의 중앙점

팔의 삼리(三里)

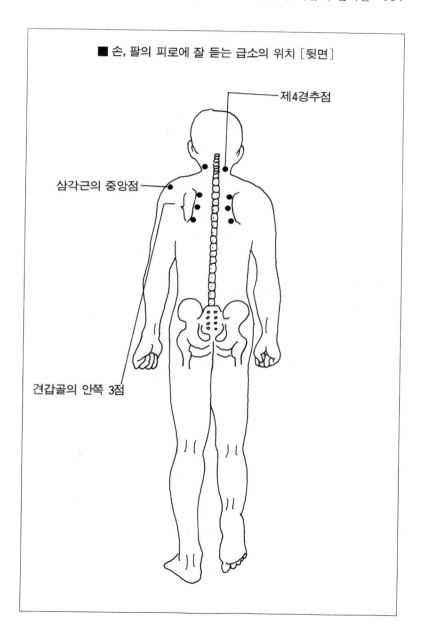

■ 손, 팔의 피로에 잘 듣는 급소의 위치 [뒷면]

제4경추점

삼각근의 중앙점

견갑골의 안쪽 3점

상체 전체를 자극하여 혈행(血行)을 좋게 한다.

상완(上腕)의 중앙점

강하게 10초 간 수직으로 3회 누른다→손의 혈행(血行)을 좋게 하여 묵직함을 제거한다.

팔의 삼리(三里)

다소 강하게 10초 간 수직으로 3회 누른다(포인트① 참조)→ 대사기능(代謝機能)을 활발하게 한다.

■ 발, 다리의 피로(통증, 마비 포함)에 잘 듣는 지압 요법

평소 전철이나 자동차만 타고 운동다운 운동을 거의 하지 않는 사람은 생각 이상으로 다리가 약하다. 가끔 스포츠를 하고 나면 다리의 피로는 의외로 오래 남는다.

또 이와는 별도로 장기간 병으로 누워 있으면 사용하지 않는 근육이 수축되고 마비를 일으킬 우려도 있다. 어느 쪽이든 증상을 빨리 제거하는 것이 제일이다. 다리나 발이 묵직하다, 피로하다 라고 생각되면 혈행(血行)을 좋게 하고 피로를 제거하는 급소를 중심으로 지압을 실시하기 바란다.

(1) 지압의 포인트

① 다리의 삼리점(三里點) 찾는 법

다리를 펴고 손바닥으로 무릎의 소승(小僧)을 감싸듯 댔을 때 인지의 지문부(指紋部) 부근이 삼리점(三里點)이 된다.

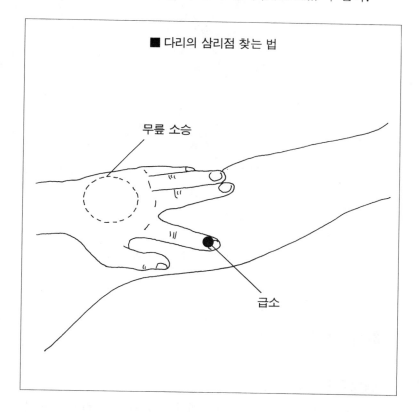

■ 다리의 삼리점 찾는 법

무릎 소승

급소

② 다리의 3점 찾는 법

다리의 삼리점(三里點)의 지압이 끝나도 손가락을 떼지 말고 다음 급소를 찾을 때의 기준으로 삼는다. 다른쪽 손가락이 다음 급소를 잡은 시점에서 뗀다.

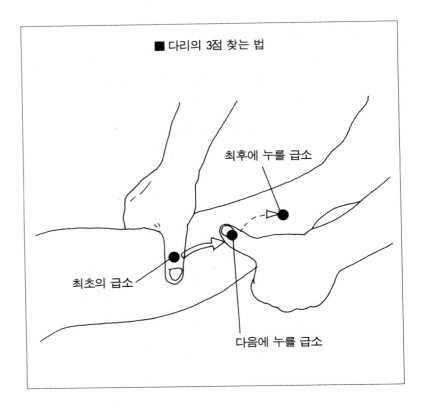

■ 다리의 3점 찾는 법

최후에 누를 급소

최초의 급소

다음에 누를 급소

(2) 급소와 누르는 법

제4요추점, 제5요추점

강하게 10초 간 요추를 향해 3회 누른다→다리 전체의 혈행(血行)을 좋게 하고 대사 활동(代謝活動)을 활발하게 한다.

백리점(百里點)

강하게 15초 간 수직으로 3회 누른다→다리의 묵직함을 제

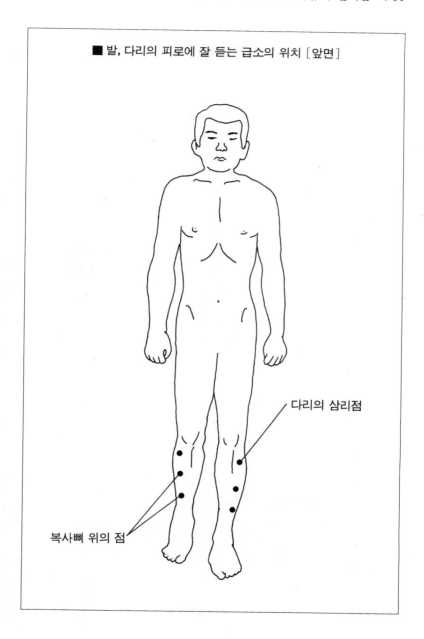

■ 발, 다리의 피로에 잘 듣는 급소의 위치 [앞면]

다리의 삼리점

복사뼈 위의 점

542

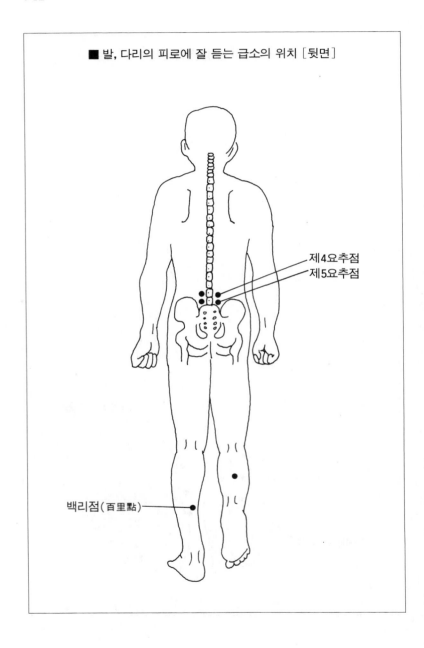

■ 발, 다리의 피로에 잘 듣는 급소의 위치 [뒷면]

제4요추점
제5요추점

백리점(百里點)

거하여 혈행(血行)을 좋게 한다.

다리의 삼리점(三里點)

강하게 10초 간 수직으로 3회 누른다(포인트② 참조)→다리의 혈행(血行)을 좋게 한다.

복사뼈 위의 점

강하게 10초 간 수직으로 3회 누른다(포인트① 참조)→다리의 혈행(血行)을 좋게 한다.

◢ 전신의 묵직함에 잘 듣는 지압 요법

아침에 일어나기가 힘들다, 피로하다, 손발에 힘이 없다, 일하기가 귀찮아 죽겠다…… 이런 경험이 많지 않은가? 전신의 묵직함은 단순한 피로가 원인인 경우도 있고 위장, 심장, 신장 장해가 원인인 경우도 있다.

이것은 전신 근육에 비타민이나 아미노산 등의 영양소나 산소가 잘 공급되지 않기 때문이다.

그러므로 지압은 전신의 신진대사(新陳代謝)를 활발하게 하는 급소를 중점적으로 실시하는 것이 좋다.

(1) 지압의 포인트

① 목덜미의 오목한 곳 누르는 법

좌우의 엄지를 제2관절에서 십자로 겹치고 아래 손가락의
제2관절을 급소에 대고 누른다. 힘의 방향은 수직이다.

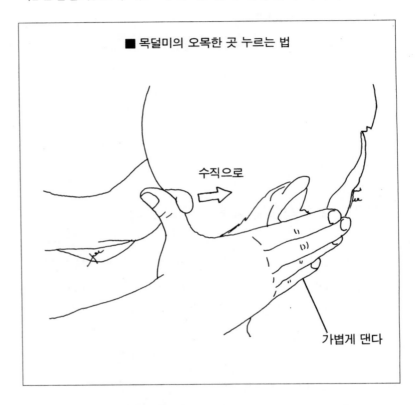

■ 목덜미의 오목한 곳 누르는 법

수직으로

가볍게 댄다

② 둔부 위 바깥 가장자리 누르는 법

두 손으로 원을 그리듯이 엄지를 좌우 급소에 대고 상체를
낮추면서 힘을 넣는다. 양쪽의 힘이 서로 마주하듯이 한다.

(2) 급소와 누르는 법

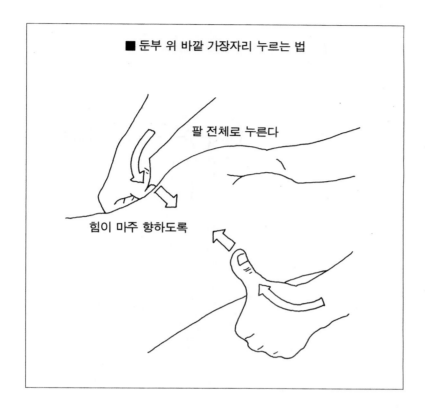

■ 둔부 위 바깥 가장자리 누르는 법

팔 전체로 누른다

힘이 마주 향하도록

제7흉추점

가볍게 15초 간 수직으로 3회 누른다→전신(全身)의 혈행을 좋게 하여 신진대사를 높인다.

백리점(百里點)

강하게 15초 간 수직으로 3회 누른다→다리의 혈행(血行)을 좋게 한다.

546

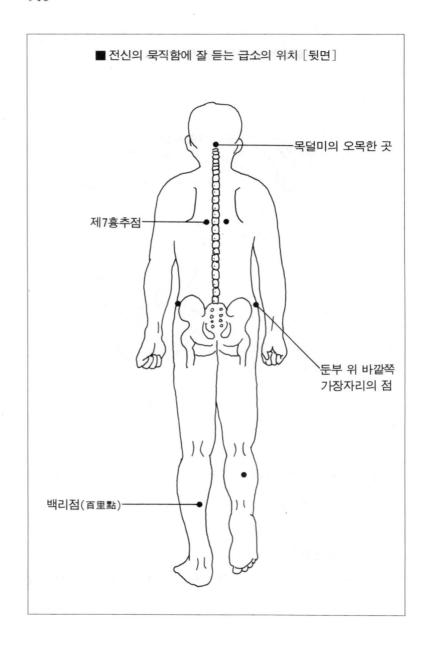

■ 전신의 묵직함에 잘 듣는 급소의 위치 [뒷면]

목덜미의 오목한 곳

제7흉추점

둔부 위 바깥쪽
가장자리의 점

백리점(百里點)

목덜미의 오목한 곳

강하게 15초 간 수직으로 3회 누른다(포인트① 참조)→신경 (神經)과 내장(內臟)에 자극을 준다.

둔부 위 바깥쪽 가장자리의 점

강하게 10초 간 수평으로 3회 누른다(포인트② 참조)→전신 (全身)의 세포에 활력을 준다.

◢ 두통(두중 포함)에 잘 듣는 지압 요법

잠이 안 오기는 하지만 의사에게 갈 정도는 아니고 이러지 도 저러지도 못하는 것이 두통(頭痛)이나 두중(頭重)이다. 통 증을 진정시키기 위해 쉽게 약을 먹는 경향이 있는 것 같은데 두통약은 먹지 않는 것이 좋다.

고혈압이나 뇌 질환에 의한 두통은 별도로 하고 보통 두통 이라면 지압으로 충분히 치료할 수 있다.

두부(頭部)의 혈행을 좋게 하여 통증이나 불쾌감을 제거하 고 상쾌하게 할 수 있도록 지시하는 급소를 가볍고 천천히 정 성껏 누른다.

(1) 지압의 포인트

① 협골궁(頰骨弓) 윗쪽의 점 찾는 법

눈꼬리 밑에서 코의 옆에 있는 것이 협골(頰骨), 급소는 협

골 위, 눈꼬리 옆 약 3cm 되는 곳. 관자놀이 중앙 거의 바로 밑
이 된다.

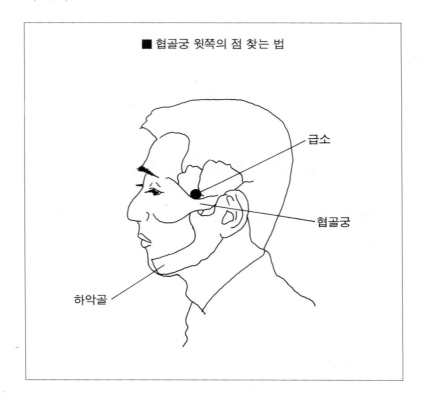

■ 협골궁 윗쪽의 점 찾는 법

급소

협골궁

하악골

② 유양후와점(乳樣後窩點) 찾는 법

귓볼 바로 뒤에 있는 돌기를 유양돌기(乳樣突起)라고 하고
그 뒤 조금 밑에 있는 오목한 곳이 유양후와(乳樣後窩). 그 오
목한 곳이 급소가 된다.

(2) 급소와 누르는 법

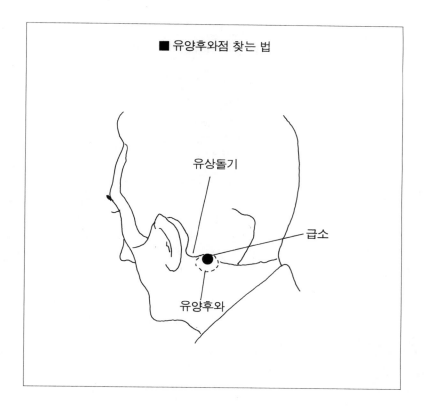

■ 유양후와점 찾는 법

유상돌기

급소

유양후와

목덜미의 오목한 곳

강하게 10초 간 수직으로 3회 누른다→신경계통(神經系統)을 자극한다.

유양후와점(乳樣後窩點)

가볍게 15초 간 수평으로 3회 누른다(포인트②)→두부(頭部)의 통증을 제거하여 산뜻하게 만든다.

550

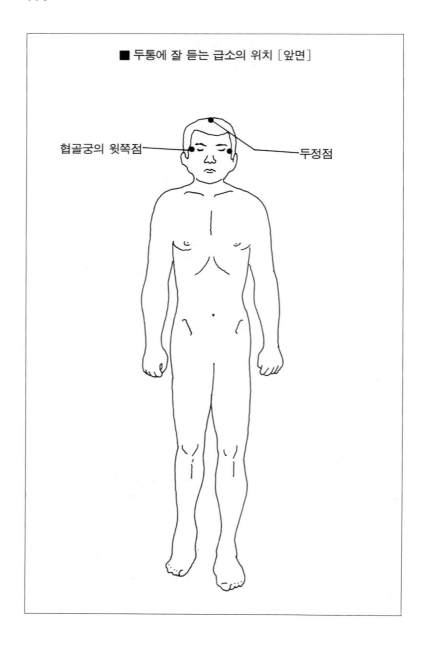

■ 두통에 잘 듣는 급소의 위치 [앞면]

협골궁의 윗쪽점

두정점

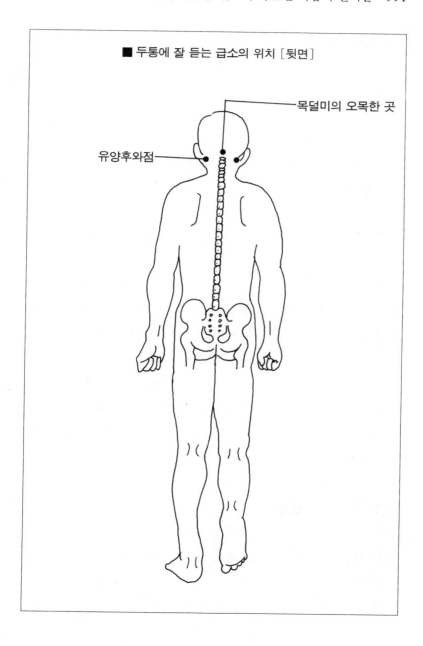

■ 두통에 잘 듣는 급소의 위치 [뒷면]

목덜미의 오목한 곳

유양후와점

두정점(頭頂點)

가볍게 10~15초 간 수직으로 3회 누른다→두부(頭部)의 혈
행(血行)을 좋게 하고 통증을 제거한다.

협골궁(頰骨弓)의 윗쪽점

가볍고 천천히 15초 간 수평으로 3회 누른다(포인트① 참조)
→혈행(血行)을 좋게 하여 두중(頭重)을 고친다.

◢ 치통(잇몸 통증, 치조농루 포함)에 잘 듣는 지압 요법

방금 전까지는 아무렇지도 않았는데 갑자기 일어나는 이 통
증에는 어른조차도 울고 싶을 정도이다. 치통(齒痛)의 최대 원
인은 충치(虫齒)이지만 그 이외에도 치내염(齒內炎), 치조농루
(齒槽膿漏), 어깨 결림, 히스테리 등이 있다.

아무튼 치과 의사의 치료를 받는 것이 가장 좋지만 한밤중
이거나 여행지에서 갑자기 통증이 시작되면 그럴 수도 없다.

근본 원인은 전문의에게 맡기기로 하고 지압으로는 불쾌한
통증을 완화시킬 수 있다.

(1) 지압의 포인트

① 협골궁(頰骨弓)의 하단점(下端點) 찾는 법

협골(頰骨) 밑에 손가락을 대고 크게 입을 벌리면 융기되는
뼈(턱 뼈 상단)가 있는데 그 융기 바로 앞(코 쪽) 오목한 곳이

급소가 된다.

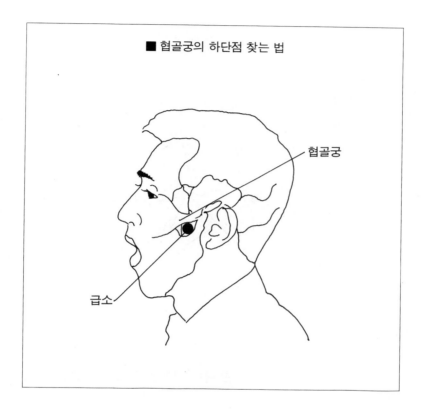

■ 협골궁의 하단점 찾는 법

협골궁

급소

② 귓볼 밑의 점 찾는 법

턱뼈를 따라 엄지의 선단(끝부분)이 귓볼에 가볍게 닿을 때 엄지 안쪽(지문부)이 급소가 된다.

(2) 급소와 누르는 법

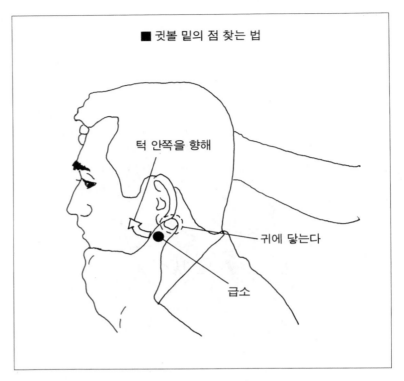

■ 귓볼 밑의 점 찾는 법

턱 안쪽을 향해

귀에 닿는다

급소

귓볼 밑의 점

보통으로 18초 간 3회 누른다(포인트② 참조)→통증을 제거한다.

관자놀이의 점

강하게 10초 간 수직으로 3회 누른다→신경의 흥분을 가라앉힌다.

협골궁 하단(頰骨弓下端)의 점

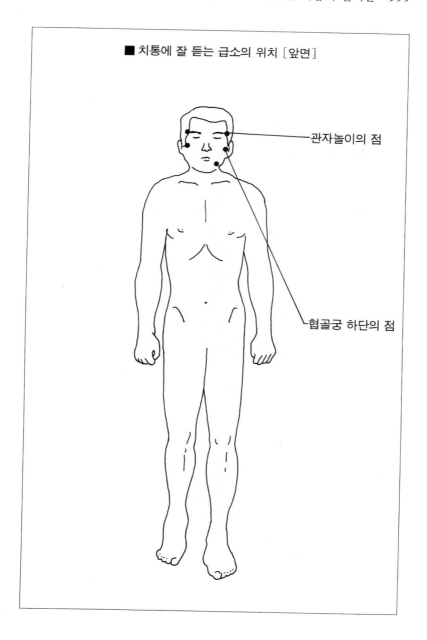

■ 치통에 잘 듣는 급소의 위치 [앞면]

관자놀이의 점

협골궁 하단의 점

556

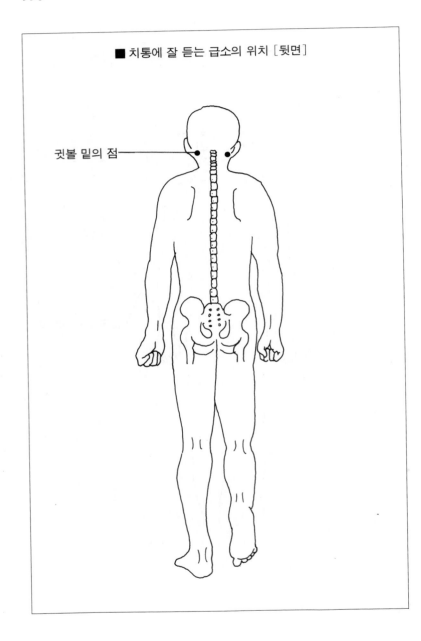

■ 치통에 잘 듣는 급소의 위치 [뒷면]

귓볼 밑의 점

강하게 10초 간 수직으로 3회 누른다(포인트① 참조)→통증
(痛症)을 제거한다.

■ 지압은 이런 효과가 있다

병원, 온천을 다녀도 좋아지지 않던 통증이

──── S씨(56세, 변리사)의 경우

S씨는 변리사이다. 실용 신안(新案) 상표 등을 의뢰자의 대
리로 특허청에 신청, 출원이라는 업무상 아무래도 책상 앞에
앉아 하루 종일 펜을 드는 일이 많아 56세인 오늘까지 어깨나
팔, 손가락 등의 근육을 혹사시켜 왔다.

그런데 3, 4일 전 오른쪽 어깨가 뻐근하다 싶더니 갑자기 어
깨의 통증이 심해 한밤중에 잠에서 깨었다. 아침이 되어도 통
증은 사라지지 않고 팔을 들어 얼굴을 씻을 수도 없었다.

그리고 무엇보다 곤란한 것은 문서를 만드는 변리사 일을
전혀 할 수 없다는 것이었다.

가까운 외과에서 치료를 받으니 응급으로 진통 주사와 약을
줄 뿐 별 효과가 없었다고 한다. 그로부터 반 년 정도 온천을
찾아다니고 유명한 의사를 찾아 다녔다는 것이다.

그러던 중 지압에 관한 책을 우연히 보게 되었고 곧 지압사
인 P씨에게 치료를 받으러 왔었는데 과연 어깨에서 팔에 걸쳐
통증이 있었고 전혀 팔을 올릴 수 없는 상태였다고 한다.

그래서 우선 P씨는 '치료에는 끈기가 필요합니다'라고 다짐
한 후 견정점(肩井點), 어깨 뿌리 점 등의 급소를 눌렀다. '전

혀 달라지는 게 없는데요'라고 다소 불만인 듯 중얼거리던 S씨였으나 다음 날 두 번째 치료를 하고 나니 팔을 들 수 있었다. S씨의 기쁨도 컸지만 P씨도 놀랐다고 한다.

그후에는 하루도 거르지 않고 치료를 계속하여 지금은 통증도 없어지고 팔도 똑바로 위로 올릴 수 있게 되었다. 다만 오십견(五十肩)은 완치가 어렵고 왼쪽 어깨에서 오른쪽 어깨로 옮겨가기 쉬우므로 1주일에 한 번은 치료를 계속하는 것이 바람직하다.

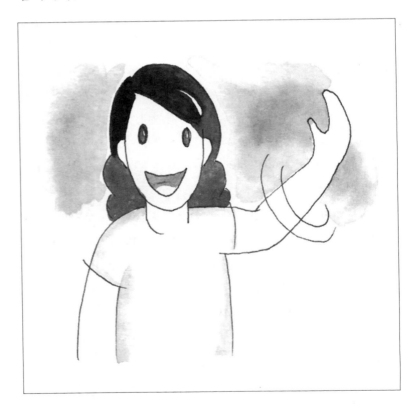

제 5 장

응급 치료(應急治療)에 특효인
지압(指壓)의 신기술

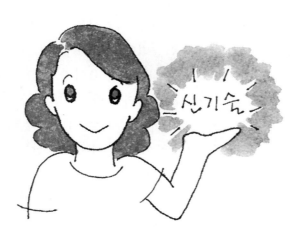

■ 이럴 때는 당장 지압(指壓)을

앞에서 이야기했듯이 지압은 만성적인 병에 특히 효과가 있다. 이것은 지압을 계속하는 것에 의해 병이 있는 부분의 세포를 강화하여 몸의 치유 능력을 높이기 때문이라고 할 수 있다.

그런데 재미있게도 지압에는 반대로 돌발적인 신체 트러블을 고치는 힘도 있다. 예를 들면 갑자기 딸꾹질이 시작되어 멈추지 않을 때, 오랜 시간 정좌를 하고 있었기 때문에 발이 저려 걸을 수 없을 때 등 일상 생활 속에서 자주 있을 수 있는 돌발적인 신체의 이상도 지압의 급소를 몇 군데 알고 있으면 간단히 고칠 수 있다.

통증, 저림, 마비 등의 근육이나 신경 이상은 동양 의학이 가장 특기로 하는 분야 중의 하나로 서양 의학에서는 이럴 경우 비타민제를 주사하는 정도이고 즉효성은 기대할 수 없다.

그럼 왜 지압에 응급 치료 능력이 있는 것일까?

그것은 급소를 누르는 것에 의해 근육이나 신경 계통 이상에 직접 자극을 주어 평정을 되돌리기 때문이다.

기구 등을 전혀 이용하지 않고 손가락 하나로 몸의 트러블을 제거하는 지압의 편리함은 이 장에 나오는 증상들을 살펴보면 잘 알 수 있을 것이다. 단, 이 장은 모두 응급적인 처치라는 점을 잊지 않기 바란다. 예를 들어 내장이나 근육에 근원적인 이상이 원인으로 발병할 수 있으므로 만일 같은 증상이 여러 차례 나타나면 일단 의사를 찾아가 진단을 받고 그 원인에 맞는 치료법을 실시해야 한다.

지압은 분명히 손쉽게 누구나 할 수 있는 방법이지만 그렇다고 해서 무작정 모든 급소를 누른다고 낫는다는 것은 아니다. 주의깊게 적절한 급소를 선택하는 것이 중요하다.

◼ 숙취(숙취 방지 포함)에 잘 듣는 지압 요법(指壓療法)

숙취의 괴로움은 두 번 다시 술을 마시지 말아야지 하는 생각을 갖게 할 정도이다.

머리를 들 수 없을 정도로 아프고 얼굴이 충혈되어 무겁고, 구역질이 나고…… 그 증상은 참으로 괴롭다.

숙취는 어느 정도 시간이 지나 알콜이 완전히 몸 밖으로 나가면 자연히 낫는 것이지만 그때까지 일도 할 수 없고 무척 괴롭다.

이 경우에는 신경계통을 정상으로 정비하는 급소나 신진대사를 활발하게 하는 급소를 누른다.

(1) 지압의 포인트

① 안점(眼點) 누르는 법
팔꿈치를 바깥을 향해 팔이 급소와 직각이 되게 하여 엄지의 제2관절을 급소에 대고 팔 전체로 누른다.

② 팔의 삼리(三里) 누르는 법
혼자 지압할 때는 그림과 같이 한 손으로 팔을 잡아 엄지의 제2관절을 급소에 대고 세게 잡듯이 누른다.

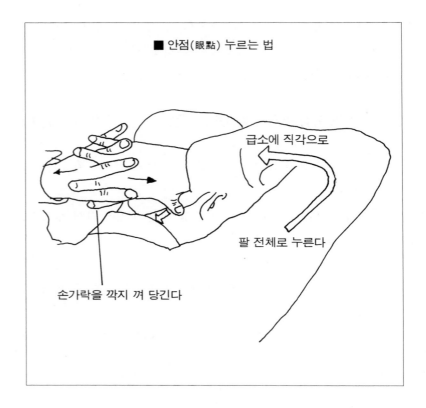

■ 안점(眼點) 누르는 법

급소에 직각으로

팔 전체로 누른다

손가락을 깍지 껴 당긴다

(2) 급소와 누르는 법

안점(眼點)

강하게 10초 간 힘의 방향을 바꾸어 3회 누른다(포인트①)→
신경계통(神經系統)에 활기를 준다.

팔의 삼리(三里)

강하게 10초 간 수직으로 3회 누른다(포인트②)→위(胃)의
증상을 개선한다.

■ 팔의 삼리(三里) 누르는 법

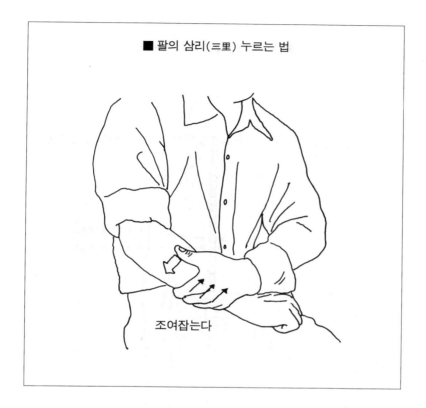

조여잡는다

목덜미의 오목한 곳

강하게 10초 간 수직으로 3회 누른다→신경계통(神經系統)에 활력을 준다.

제10흉추점, 제11흉추점

보통으로 10초 간 수직으로 3회 누른다→내장(內臟)의 혈행(血行)을 좋게 하여 신진대사(新陳代謝)를 활발하게 한다.

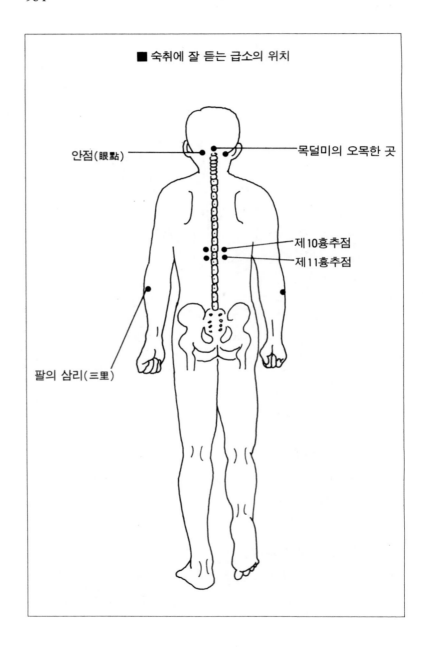

■ 숙취에 잘 듣는 급소의 위치

안점(眼點)

목덜미의 오목한 곳

제10흉추점
제11흉추점

팔의 삼리(三里)

■ 멀미에 잘 듣는 지압 요법(指壓療法)

버스나 배를 타면 멀미하는 사람은 대체로 이제까지도 멀미를 했고 앞으로도 반드시 계속 멀미를 할 것이다 라는 일종의 강박관념을 갖고 있는 것 같다.

이 멀미는 몸의 평형감각(平衡感覺)이 흐트러진 경우에 일어난다. 수면 부족, 공복(空腹), 또는 과식(過食)도 원인이므로 이런 상태를 피하는 것이 우선이다.

그리고 실제로 멀미가 일어나면 즉시 평형감각(平衡感覺)을 정상으로 되돌리는 급소를 중심으로 지압을 실시하면 회복도 빠르다.

(1) 지압의 포인트

① 유양후와점(乳樣後窩點) 누르는 법

팔꿈치를 바깥으로 향하여 앞팔의 급소와 직각이 되게 하고 엄지의 제2관절을 급소에 대고 팔 전체로 누른다.

② 관자놀이의 중앙점 누르는 법

엄지의 제2관절을 급소에 대고 나머지 4개의 손가락을 후두부(後頭部)에 댄다. 팔꿈치를 바깥으로 향하고 앞팔이 급소와 직각이 되게 하여 팔 전체로 누른다.

(2) 급소와 누르는 법

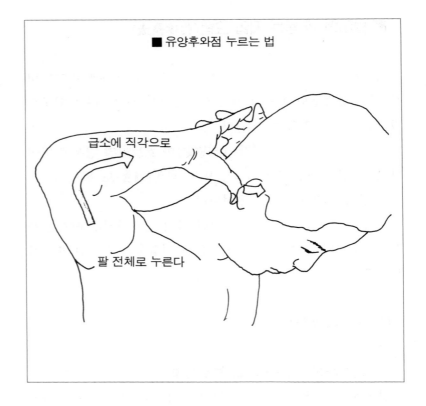

■ 유양후와점 누르는 법

급소에 직각으로

팔 전체로 누른다

관자놀이의 중앙점

보통으로 10초 간 수평으로 3회 누른다(포인트②)→눈 주변의 혈행(血行)을 좋게 하고 눈의 피로에서 오는 두통, 현기증을 제거한다.

유양후와점(乳樣後窩點)

가볍게 천천히 15초 간 수평으로 3회 누른다(포인트①)→평행감각(平行感覺)을 유지한다.

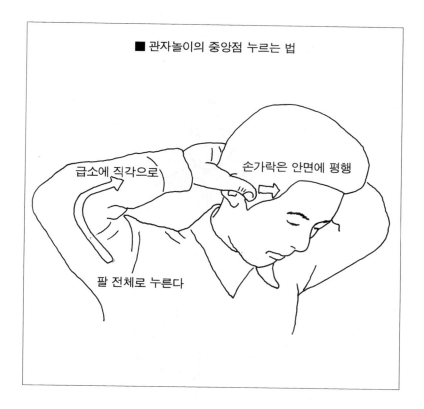

■ 관자놀이의 중앙점 누르는 법

급소에 직각으로

손가락은 안면에 평행

팔 전체로 누른다

두정점(頭頂點)

보통으로 10초 간 수직으로 3회 누른다→뇌(腦)의 혈행(血行)을 좋게 하고 불쾌감을 제거한다.

제8흉추점

약간 강하게 10초 간 수직으로 3회 누른다→구역질을 가라앉힌다.

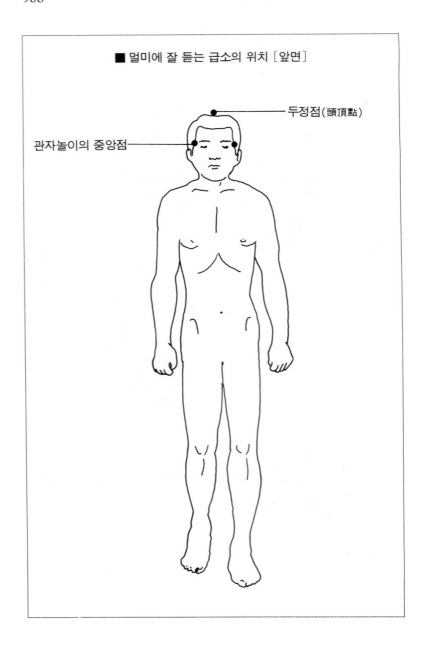

■ 멀미에 잘 듣는 급소의 위치 [앞면]

두정점(頭頂點)

관자놀이의 중앙점

■ 멀미에 잘 듣는 급소의 위치 [뒷면]

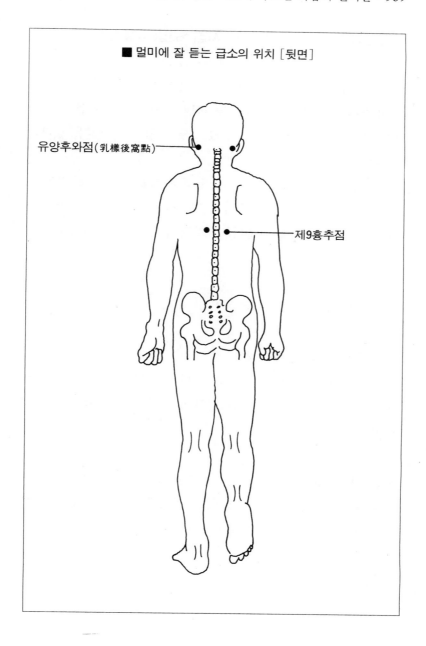

유양후와점(乳樣後窩點)

제9흉추점

■ 딸꾹질을 멈추게 하는 지압 요법(指壓療法)

주위 사람은 재미있어 보여도 본인으로서는 참으로 괴로운 것이 딸꾹질이다. 흔히 하품을 하면 멈춘다거나 물을 마시면 된다고 하지만 그래도 멈추지 않고 몇 개월씩 딸꾹질을 했다는 웃지못할 이야기까지 있다.

딸꾹질은 흉부(胸部)에 있는 횡격막(橫隔膜)의 경련으로 호흡이 변형된 것이므로 횡격막에 자극을 주어 정상으로 되돌리면 자연히 딸꾹질도 멈춘다. 당황하지 않는 것도 중요하다고 할 수 있다.

(1) 지압의 포인트

① 제4경추점 누르는 법
엄지의 제2관절을 급소에 대고 다른 4개의 손가락을 깍지끼어 두 손을 잡는다. 앞의 반은 목의 중심을 향해 누르고 뒤의 반은 손가락을 위로 젖힌다.

② 흉쇄유돌근(胸鎖乳突筋) 누르는 법
4개의 손가락을 후두부에 대고 엄지를 밑으로 향해 흉쇄유돌근에 붙이고 조용히 누른다. 힘의 방향은 수직.

(2) 급소와 누르는 법

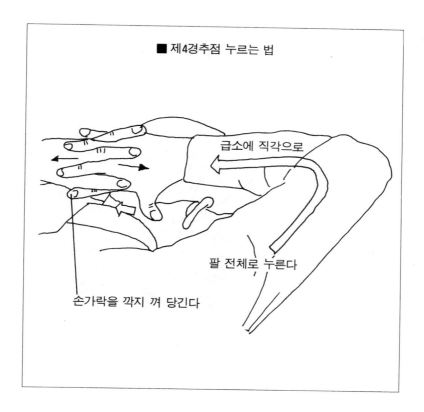

■ 제4경추점 누르는 법

급소에 직각으로

팔 전체로 누른다

손가락을 깍지 껴 당긴다

목덜미의 오목한 곳

보통으로 10초 간 수직으로 3회 누른다→당황하지 말고 마음을 안정시키도록 한다.

제6흉추점, 제7흉추점

보통으로 10초 간 수직으로 3회 누른다→횡격막의 경련을 가라앉힌다.

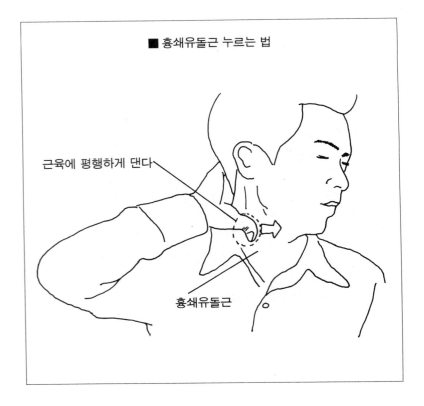

■ 흉쇄유돌근 누르는 법

근육에 평행하게 댄다

흉쇄유돌근

흉쇄유돌근의 점

가볍게 10초 간 수직으로 3회 누른다(포인트②)→횡격막으로 통하는 신경을 편하게 한다.

제4경추점

강하게 10초 간 힘의 방향을 바꾸어 3회 누른다(포인트①)→신경계통을 자극하여 횡격막의 운동신경을 진정시킨다.

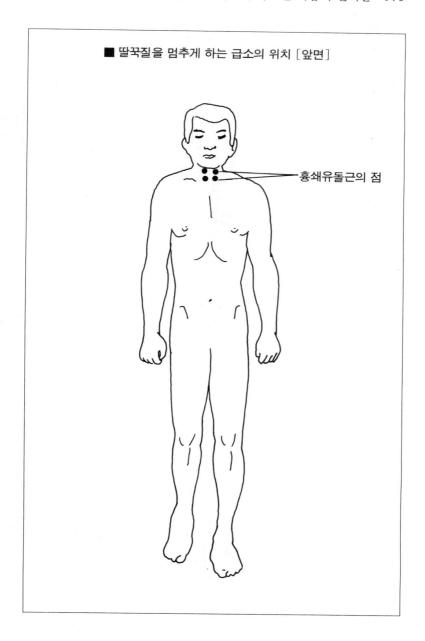

■ 딸꾹질을 멈추게 하는 급소의 위치 [앞면]

흉쇄유돌근의 점

■ 딸꾹질을 멈추게 하는 급소의 위치 [뒷면]

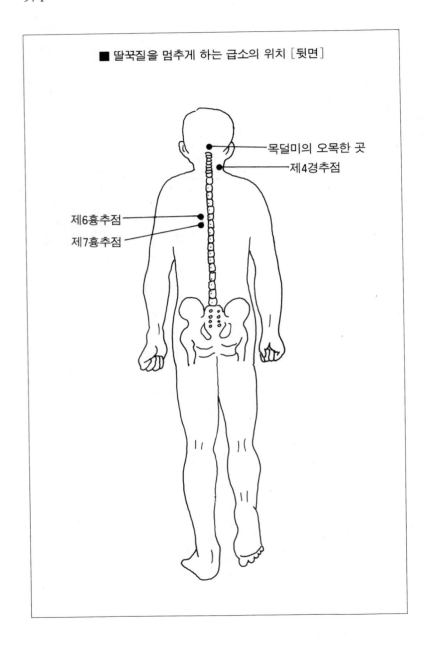

목덜미의 오목한 곳

제4경추점

제6흉추점

제7흉추점

▰ 발(다리) 저림에 잘 듣는 지압 요법(指壓療法)

오랫동안 정좌해 있거나 한쪽 다리를 오래 꼬고 있으면 다리가 저려 움직일 수 없는 경험은 누구나 있을 것이다.

이것은 혈행(血行)이 둔화되거나 발 끝의 감각이 마비되어 있기 때문으로 일어서서 혈행이 원래대로 되면 서서히 감각이 되돌아와 찌릿찌릿하는 불쾌감이 있는 것이다.

저림은 몇 분 지나면 자연스럽게 낫지만 지압에 의해 혈행(血行)을 좋게 하여 빨리 고칠 수가 있다.

(1) 지압의 포인트

① 제4, 제5 요추점 누르는 법
좌우 엄지를 급소에 대고 상체를 젖혀 팔꿈치를 가능한 한 뒤로 돌려 앞 팔이 급소와 직각이 되도록 누른다.

② 백리점(百里點) 누르는 법
지압하는 쪽의 무릎을 세우고 양쪽 엄지의 제2관절을 겹쳐 급소에 댄다. 좌우 4개의 손가락을 다리 앞으로 돌리고 양 손으로 쥐듯이 하여 누른다.

(2) 급소와 누르는 법

백리점(百里點)

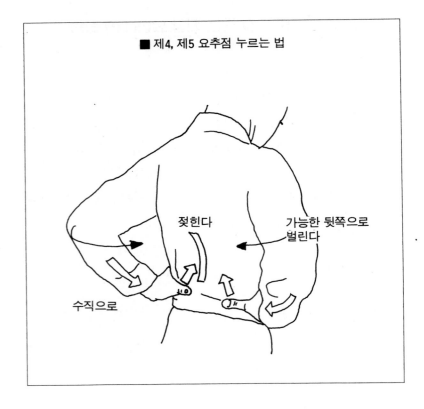

■ 제4, 제5 요추점 누르는 법

젖힌다

가능한 뒷쪽으로 벌린다

수직으로

보통으로 15초 간 수직으로 3회 누른다(포인트②)→다리의 혈행(血行)을 좋게 한다.

후대퇴부(後大腿部)의 중앙

보통으로 15초 간 수직으로 3회 누른다→다리의 혈행(血行)을 좋게 한다.

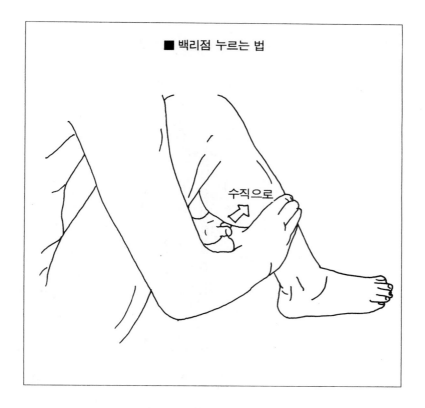

■ 백리점 누르는 법

수직으로

▨ 현기증(이명 포함)에 잘 듣는 지압 요법(指壓療法)

갑자기 일어나면 현기증이 난다 하는 증상은 젊은 여성에게
서 자주 볼 수 있는데 저혈압이 원인으로 되어 있다.

몸이 가라앉는 느낌이 들고 바닥이 빙글빙글 돈다.

차를 타고 있는 듯한 동요감과 사람에 따라서는 느낌이 여
러가지이고 더러는 일시적으로 어깨 결림, 이명(耳鳴), 동계
(動悸)를 동반하는 경우도 있어 주의를 요한다.

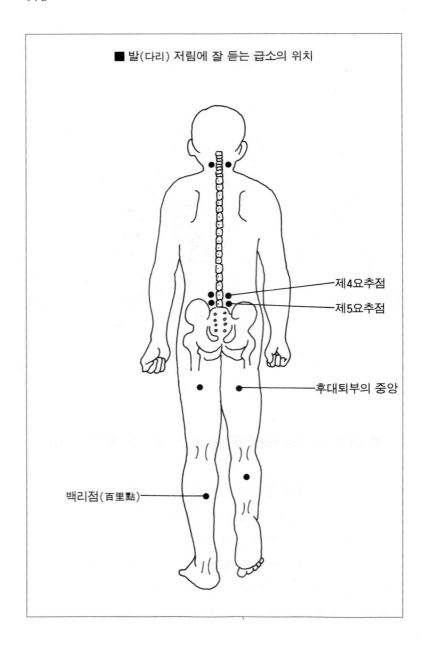

■ 발(다리) 저림에 잘 듣는 급소의 위치

제4요추점

제5요추점

후대퇴부의 중앙

백리점(百里點)

현기증은 평형감각(平衡感覺)의 이상에 의해 몸의 균형을 잃는 것이므로 지압으로는 감각에 자극을 주어 가능한 한 빠르게 정상으로 되돌릴 수 있는 급소를 선택한다.

(1) 지압의 포인트

① 관자놀이점의 누르는 법

4개의 손가락을 후두부에 대고 엄지를 안면(顔面)과 수평으로 하여 그 제2관절을 급소에 댄다. 팔 전체로 누르듯이 한다.

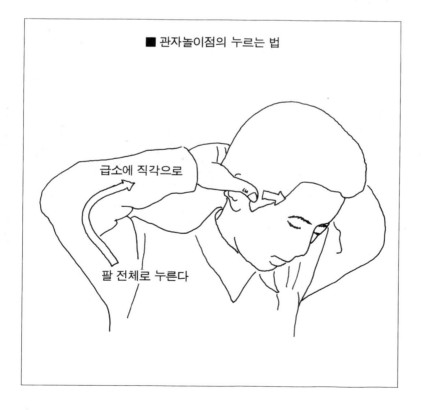

■ 관자놀이점의 누르는 법

급소에 직각으로

팔 전체로 누른다

② 유양후와점(乳樣後窩點) 누르는 법

팔꿈치를 바깥으로 향해 앞 팔이 급소와 직각이 되도록 하여 엄지의 제2관절을 급소에 대고 팔 전체로 누르듯이 지압한다. 너무 급하게 서두르지 말고 정성을 들여 천천히 한다.

(2) 급소와 누르는 법

관자놀이의 점

가볍게 천천히 15초 간 수직으로 3회 누른다(포인트①)→평형감각을 유지한다.

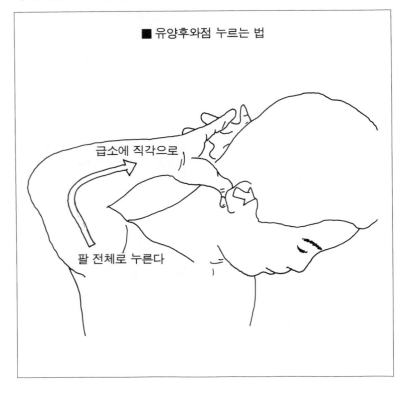

■ 유양후와점 누르는 법

급소에 직각으로

팔 전체로 누른다

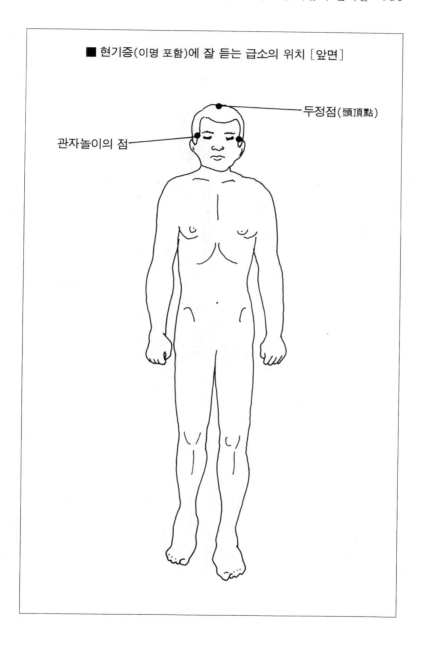

■ 현기증(이명 포함)에 잘 듣는 급소의 위치 [앞면]

두정점(頭頂點)

관자놀이의 점

582

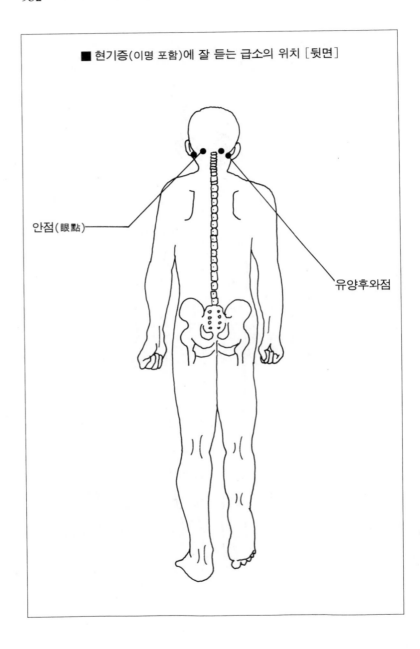

■ 현기증(이명 포함)에 잘 듣는 급소의 위치 [뒷면]

안점(眼點)

유양후와점

안점(眼點)

가볍게 15초 간 수직으로 3회 누른다 →신경계통(神經系統) 에 자극을 준다.

두정점(頭頂點)

보통으로 10초 간 수직으로 3회 누른다→뇌(腦)의 혈행(血 行)을 좋게 한다.

유양후와점(乳樣後窩點)

보통으로 10초 간 수직으로 3회 누른다(포인트②)→평형감 각, 청각을 정상으로 만든다.

■ 잠을 잘 못 이룰 때에 잘 듣는 지압 요법(指壓療法)

잠이 오지 않는다, 깊이 잠들지 못한다는 사람이 늘고 있다. 이들은 대체로 예민하여 잠자지 못하는 것을 두렵게 생각하고 고민하는 경향이 있고 그 때문에 더욱 잠을 자지 못하게 된다.

이런 경우 수면제에 손을 대지 말고 마음의 여유를 가지면 한결 좋아진다.

이 경우의 지압은 신경을 평정하게 하고 마음의 흥분을 가 라앉힐 수 있는 급소를 중심으로 실시한다. 자기 전에 몇 분 간 누르는 것으로 푹 숙면할 수 있는 것이다.

(1) 지압의 포인트

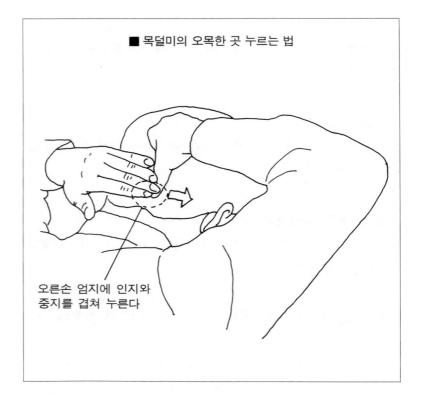

■ 목덜미의 오목한 곳 누르는 법

오른손 엄지에 인지와
중지를 겹쳐 누른다

① 목덜미의 오목한 곳 누르는 법

한쪽 손바닥을 후두부에 대고 엄지의 제2관절을 급소에 대
고 누른다. 다른쪽 손의 인지와 중지를 겹쳐 힘을 가하듯 누르
면 좋다.

② 안점(眼點) 누르는 법

팔꿈치를 바깥으로 향하도록 하고 앞 팔이 급소와 직각이
되도록 한다. 그런 다음 엄지의 제2관절을 급소에 대고 팔 전

체로 누르듯이 지압한다.

(2) 급소와 누르는 법

목덜미의 오목한 곳

약간 강하게 10초 간 수직으로 3회 누른다(포인트①)→신경
계통을 자극하여 스트레스를 제거한다.

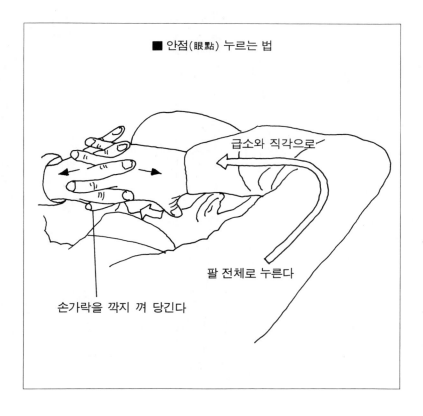

■ 안점(眼點) 누르는 법

급소와 직각으로

팔 전체로 누른다

손가락을 깍지 껴 당긴다

586

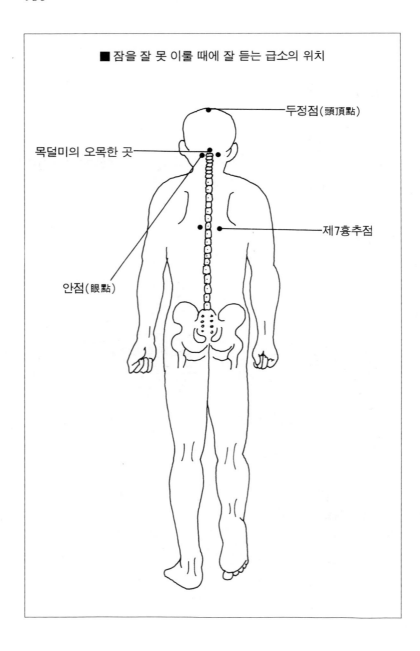

■ 잠을 잘 못 이룰 때에 잘 듣는 급소의 위치

두정점(頭頂點)

목덜미의 오목한 곳

제7흉추점

안점(眼點)

안점(眼點)

강하게 10초 간 수직으로 3회 누른다(포인트②)→신경계통을 자극하여 스트레스를 해소한다.

두정점(頭頂點)

약간 강하게 10초 간 수직으로 3회 누른다→마음을 진정시켜 숙면으로 이끈다.

제7흉추점

보통으로 10초 간 수직으로 3회 누른다→내장(內臟)의 기능을 높인다.

◢ 졸음을 없애는데 잘 듣는 지압 요법(指壓療法)

시험 공부 중 심한 졸음에 엄습당한 기억은 누구에게나 있을 것이다. 회사에서 점심 식사 후 1, 2시간 꾸벅꾸벅 졸거나 하품을 하게 되는 경우도 있다. 이것은 머릿속의 혈행이 둔해져 있기 때문이다.

이 경우는 뇌의 자극을 주는 것에 의해 혈행(血行)을 좋게하고 기분도 상쾌하게 한다.

졸음을 물리치고 전신에 활력을 넣는다는 의미에서 강하고 주의깊게 실시하는 것이 포인트이다.

(1) 지압의 포인트

① 목덜미의 오목한 곳 누르는 법

한쪽 손바닥을 후두부에 붙이고 엄지의 제2관절을 급소에 댄 뒤 다른 한쪽 손의 인지와 중지를 겹쳐 힘을 가한다. 마지막에는 순간적으로 손가락을 뗀다.

② 둔부의 위 바깥 가장자리 점 누르는 법

혼자서 지압하는 경우에는 옷 위에서 누르는 경우가 많고 힘도 넣기 어려움으로 손가락을 약간 세우듯이 하여 엄지의 지문부로 누른다.

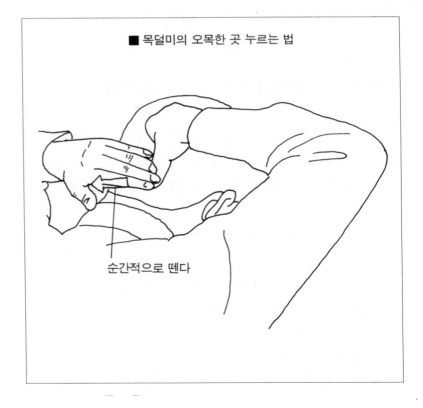

■ 목덜미의 오목한 곳 누르는 법

순간적으로 뗀다

(1) 급소와 누르는 법

목덜미의 오목한 곳

보통으로 10초 간 수직으로 3회 누른다(포인트①)→뇌의 혈행을 좋게 한다.

백리점(百里點)

강하게 10초 간 수직으로 3회 누른다→전신(全身)에 활력(活力)을 준다.

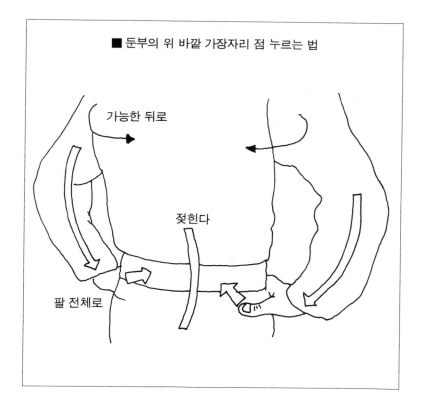

■ 둔부의 위 바깥 가장자리 점 누르는 법

가능한 뒤로

젖힌다

팔 전체로

590

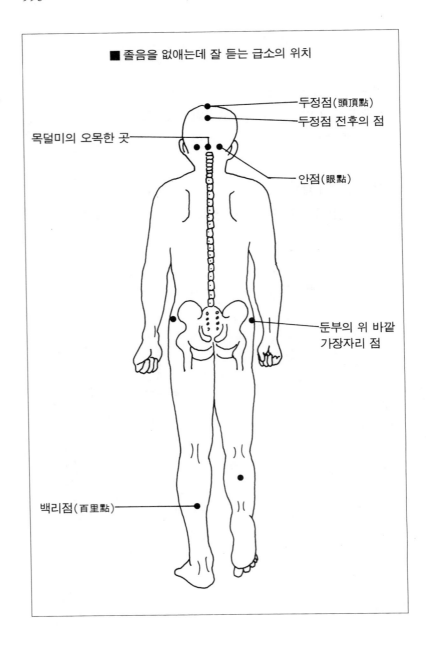

■ 졸음을 없애는데 잘 듣는 급소의 위치

두정점(頭頂點)
두정점 전후의 점
목덜미의 오목한 곳
안점(眼點)
둔부의 위 바깥 가장자리 점
백리점(百里點)

두정점(頭頂點), 두정점 전후의 점

강하게 10초 간 수직으로 3회 누른다→뇌(腦)의 자극을 주어 잠을 깨게 한다.

안점(眼點)

강하게 10초 간 수직으로 3회 누른다→신경계통(神經系統)에 자극을 준다.

둔부의 위 바깥 가장자리 점

강하게 10초 간 수평으로 3회 누른다(포인트②)→전신(全身)의 기능(機能)을 깨운다.

◢ 흥분하지 않기 위한 지압 요법(指壓療法)

모임에서 많은 사람 앞에 서거나 하면 심장의 고동이 빠르고 크게 뛰고 무릎이 부들부들 떨리고 손바닥에 식은 땀이 나는 등의 증상이 나타난다.

요는 그런 분위기에 익숙치 않아 자신이 없어 흥분하는 것이므로 신경을 안정시키고 자신은 흥분하지 않는다고 스스로에게 굳게 다짐하면 되는 것이다.

우선은 충분히 몸의 컨디션을 정비하고 절대적으로 자신감을 갖도록 한다. 그 뒤에는 잠시 전신을 긴장시키는 급소를 눌러주면 안정을 찾을 수가 있다.

(1) 지압의 포인트

① 견정점(肩井點) 누르는 법

지압하는 쪽 어깨와 반대쪽 손을 사용한다. 인지와 중지를 급소에 정확하게 대고 손목을 통해 팔 전체의 힘이 가해지도록 해서 강약을 조절하여·누른다.

② 제11흉추점 누르는 법

몸 측면에 4개의 손가락을 대고 양쪽 엄지의 제2관절로 누

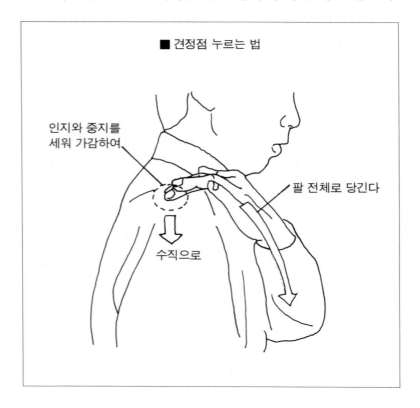

■ 견정점 누르는 법

인지와 중지를
세워 가감하여

팔 전체로 당긴다

수직으로

른다. 이때 허리와 등을 젖히면 힘을 주기 쉽다.

(2) 급소와 누르는 법

견정점(肩井點)

강하게 10초 간 수직으로 3회 누른다(포인트①)→마음의 흥분을 가라앉힌다.

백리점(百里點)

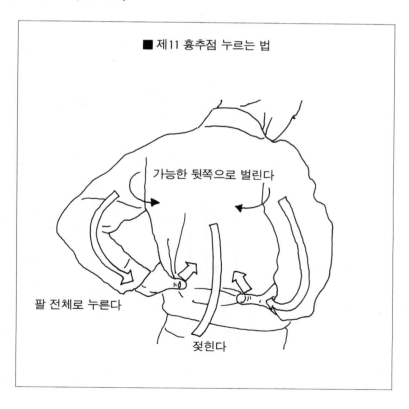

■ 제11 흉추점 누르는 법

가능한 뒷쪽으로 벌린다

팔 전체로 누른다

젖힌다

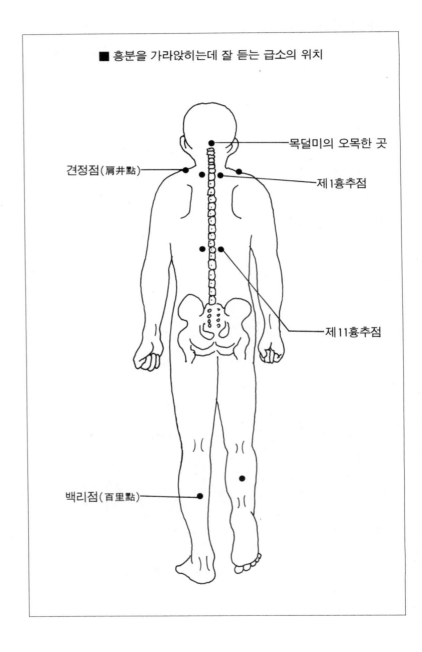

■ 흥분을 가라앉히는데 잘 듣는 급소의 위치

목덜미의 오목한 곳

견정점(肩井點)

제1흉추점

제11흉추점

백리점(百里點)

보통으로 10초 간 수직으로 3회 누른다→전신(全身)에 활력
(活力)을 준다.

목덜미의 오목한 곳

가볍게 천천히 15초 간 수직으로 3회 누른다→신경(神經)을
안정시켜 침착하게 만든다.

제1흉추점

보통으로 15초 간 수직으로 3회 누른다→호르몬의 분비를
안정시켜 몸의 컨디션을 정돈한다.

제11흉추점

보통으로 15초 간 수직으로 3회 누른다→마음의 흥분을 진
정시킨다.

◢ 지압은 이런 효과가 있다

● 잊혀진 숙취의 괴로움

－S씨(31세, 편집자)의 경우

실은 지금부터 소개할 S씨는 이전에 지압 책을 편집한 적이
있는 모 출판사의 편집자이다.

편집이라는 업무상 생활도 불규칙하고 게다가 술을 아주 좋
아하는 S씨는 숙취로 자주 고생하고 있었다.

어느 날 업무회의 때 창백하고 힘없는 모습으로 있는 그를 보고 동료 직원이 '숙취이신가요?'라고 물으니 '실은……'이라며 괴로움을 털어 놓았다.

그는 그후 동료 직원의 소개로 지압사(指壓師)이면서 지압 책의 저자이기도 한 P씨를 찾아가 지압을 본격적으로 공부하기 시작했다.

머리가 아프고 속이 울렁울렁한 상태에서는 일에 열중할 수 없다. 그래서 P씨는 숙취 제거에 효과가 있는 급소 몇 곳을 그 자리에서 전수했다. 그리고 30분 쯤 지났을까, 헤어질 때 '숙취는 좀 어떠해요?' 라고 지압사가 물었고, 그는 '아아, 숙취가 말끔해졌어요'라고 대답했다는 것이다.

두통(頭痛)이나 구역질, 어지러움 등의 증상이 사라졌다는 것이다.

S씨 이외에도 지압을 다룬 책에서 숙취 지압을 읽고 남편에게 실시한 후 효과를 보았다는 부인들이 의외로 많다.

S씨도 이제는 안심하고 마실 수 있게 되었다는 감사의 말을 P씨는 듣고 쓴웃음을 지었다고 한다.

제 6 장

아름다운 몸매를 가꾸기 위한
지압(指壓)의 특효 기술

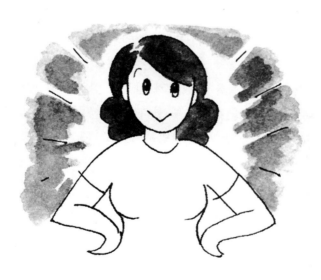

■ 싱싱한 건강미는 지압으로부터

자연스럽고 건강한 것이 인기있는 시대가 되었다. 음식물이든 의복이든 모두 소박한 것을 제일로 생각하고 있다.

여성의 미(美)의 기준도 마찬가지이다. 예전에는 창백하고 연약한 여성이 아름답다고 생각했던 적도 있었지만 지금은 뭐니뭐니 해도 건강미에 빛나는 싱싱한 여성이 가장 아름답다.

몸 전체가 탄력있고 싱싱하다── 그렇지 않고서는 아름답다고 할 수 없을 것이다.

그렇다고 해서 무리하게 코르셋 등으로 몸을 조이거나 기구나 약을 쓰는 것은 몸에 상처를 줄 뿐이다. 무리없이 자연스럽게 아름다워지기 위해서는 우선 내장의 이상을 고치고 호르몬 분비를 왕성하게 해야 한다.

그때 등장하는 것이 지압법(指壓法)이다.

지압은 우선 내장을 정상으로 정비하고 호르몬을 안정시킨다. 단, 전신의 혈행을 촉진시켜 신선한 영양을 몸 구석구석까지 보내 신진대사를 활발하게 한다.

그 때문에 여분(余分)의 지방분(脂肪分)은 제거되고 근육(筋肉)이 탄탄해지고 피부도 싱싱해져 아름다워지는 것이다. 또 지압에 의해 초조함이 진정되고 안정된 여자다운 모습이 되기도 한다.

고가의 화장품을 사 밤낮으로 바르고 성형수술을 받는 것을 특별히 비난할 생각은 없다. 그러나 그 전에 매일 몇 분씩 지압을 계속하는 것만으로 몰라볼 정도로 아름다워진다.

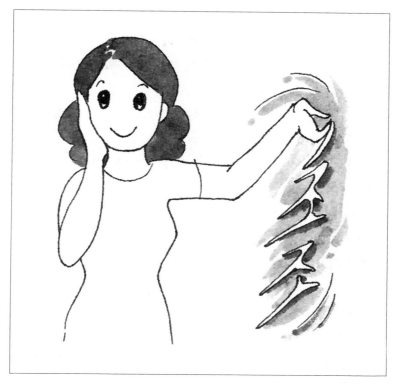

시간도 많이 들지 않고 언제나 어디에서나 아름다워질 수 있는 지압이야말로 여성을 위해 믿음직한 아군이라고 할 수 있을 것이다. 우선 화장품이나 기구와 달리 한 푼의 돈도 들지 않는 것이 기쁜 일 아닌가?

◢ 살이 찌고 싶은 사람에게 특효인 지압 요법

살을 빼기 위해 악전고투하고 있는 사람이 많은 가운데 아무리 먹어도 살이 찌지 않는다, 어떻게 해서든지 살이 찌고 싶다고 바라는 사람도 있는 것이다.

살이 찌지 않는 원인으로서는 지나치게 일을 많이 하거나 정신적인 스트레스 외에 전술한 만성적인 위병(胃病)인 위하수(胃下垂) 등도 영향이 있다.

만일 이런 병이 있을 경우에는 그것을 완전히 치료하는 쪽이 우선이다.

스트레스도 살이 찌지 않는 큰 요인이다. 정신적인 피로가 축적되지 않도록 생활의 개선을 기하고 대범한 마음을 갖도록 한다.

(1) 지압의 포인트

① 안점(眼點) 누르는 법
양쪽 엄지의 제2관절을 급소에 대고 보통으로 세어 1에서 5까지는 수직으로, 6, 7, 8에서 손가락을 위로 향해 누르고, 9, 10에서 힘을 뺀다.

② 제3, 제4요추점 누르는 법
보통으로 세어 1에서 5까지는 수직으로, 6, 7, 8에서 요추를 향해 누르고, 9, 10에서 힘을 뺀다.

(2) 급소와 누르는 법

제4경추점
약간 강하게 10초 간 수직으로 3회 누른다➡소화기를 자극

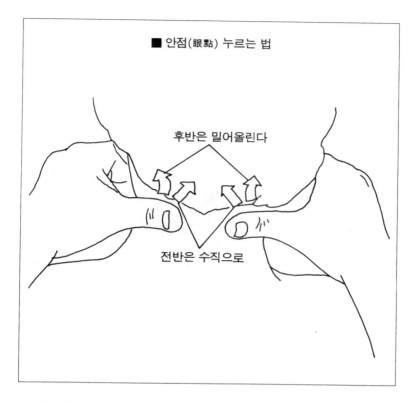

■ 안점(眼點) 누르는 법

후반은 밀어올린다

전반은 수직으로

하여 식욕을 나게 한다.

제3요추점, 제4요추점

약간 강하게 10초 간 힘의 방향을 바꾸어 3회 누른다(포인트 ②)→장(腸)의 활동을 활발하게 하여 소화 흡수(消化吸收)를 왕성하게 한다.

안점(眼點)

약간 강하게 10초 간 힘의 방향을 바꾸어 3회 누른다(포인트 ①)→신경을 진정시키고 스트레스를 제거한다.

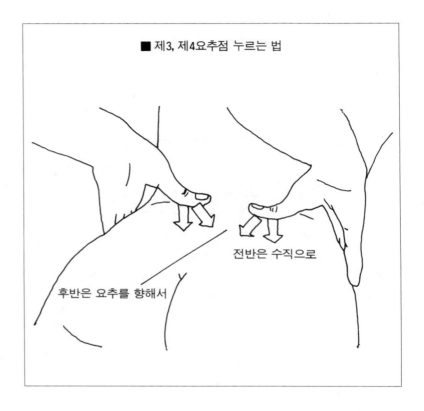

■ 제3, 제4요추점 누르는 법

전반은 수직으로

후반은 요추를 향해서

배꼽 및 9cm 점

가볍게 10초 간 수직으로 3회 누른다→호르몬 작용을 조절
한다.

안쪽 복사뼈 위 6cm 점

가볍게 10초 간 수직으로 3회 누른다→호르몬 작용을 조절
한다.

■ 살이 찌고 싶은 사람에게 특효인 급소의 위치 [앞면]

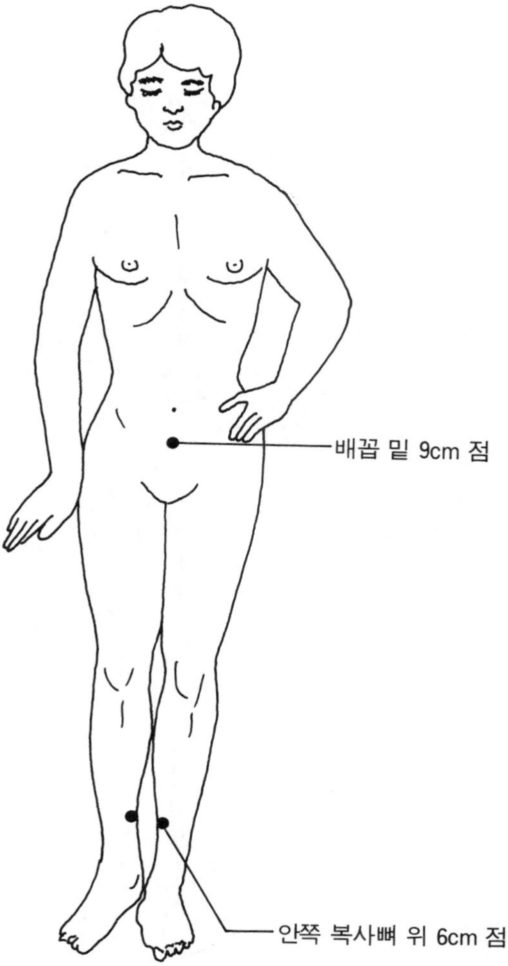

배꼽 밑 9cm 점

안쪽 복사뼈 위 6cm 점

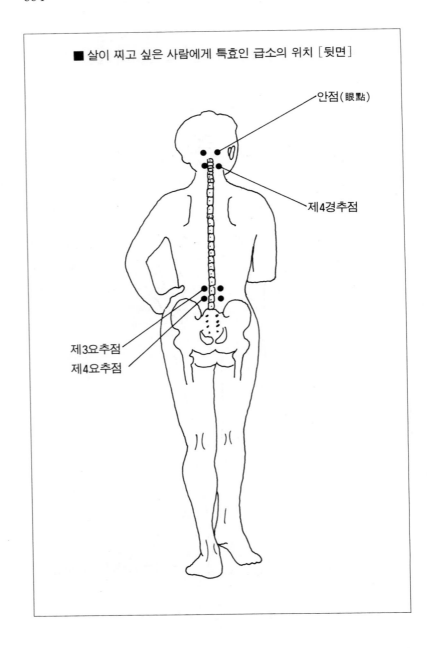

■ 살이 찌고 싶은 사람에게 특효인 급소의 위치 [뒷면]

안점(眼點)

제4경추점

제3요추점

제4요추점

◢ 살을 빼고 싶은 사람에게 특효인 지압 요법

살을 빼고 싶다, 스마트해 지고 싶다 라고 바라는 사람의 수
는 놀라울 정도로 많다. 하지만 실제로 살을 빼야 할 필요가
있는 사람은 그 중 몇 할로, 나머지는 표준 체중보다 조금 무
거운 정도이다. 심하게 말라 비실비실한 몸은 아무런 매력도
없다는 것을 잊지 말기 바란다.

하지만 비만은 사망률도 높고 건강상으로도 좋지 않다.

지압은 무리한 절식(絶食)이나 식사 요법에 관계없이 자연
스럽게 표준 체중으로 되돌린다. 매일 끈기있게 계속하는 것이
포인트이다.

(1) 지압의 포인트

① 흉쇄유돌근의 점 누르는 법

엄지를 흉쇄유돌근의 바깥쪽에 평행하게 대고 힘을 약간 안
쪽(흉쇄유돌근의 아래쪽)을 향하는 느낌으로 누른다. 강하게 누
르지 않도록 요주의한다.

② 복사뼈 위의 점 찾는 법

안쪽 복사뼈 위(무릎쪽)에 인지, 중지, 약지를 나란히 했을
때 약지 바로 위가 급소의 위치가 된다.

(2) 급소와 누르는 법

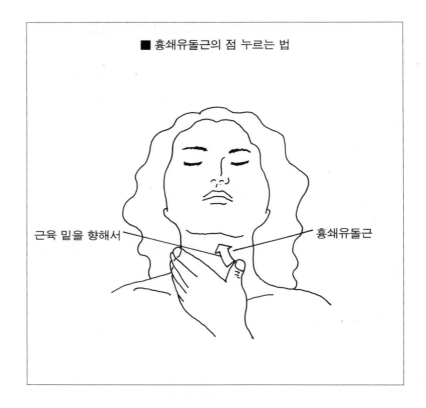

■ 흉쇄유돌근의 점 누르는 법

근육 밑을 향해서   흉쇄유돌근

안점(眼點)

가볍게 15초 간 수직으로 3회 누른다━➤자율신경(自律神經)의 긴장을 푼다.

제4경추점

가볍게 15초 간 경추를 향해 3회 누른다━➤신경(神經)을 안정시키고 스트레스를 제거한다.

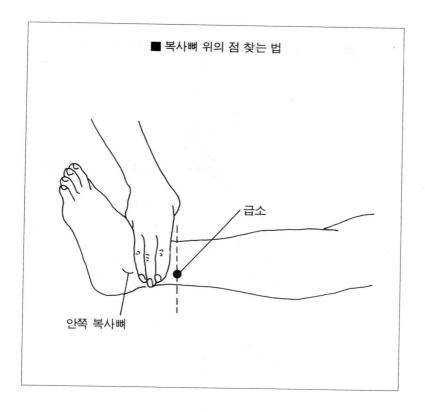

흉쇄유돌근의 중앙점

가볍게 15초 간 수직으로 3회 누른다(포인트①)→호르몬 분비의 밸런스를 잡는다.

제11흉추점

가볍게 15초 간 수직으로 3회 누른다→호르몬 분비의 밸런스를 잡는다.

608

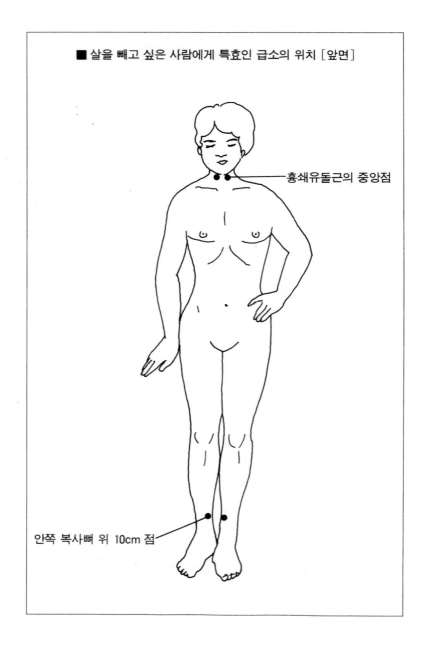

■ 살을 빼고 싶은 사람에게 특효인 급소의 위치 [앞면]

흉쇄유돌근의 중앙점

안쪽 복사뼈 위 10cm 점

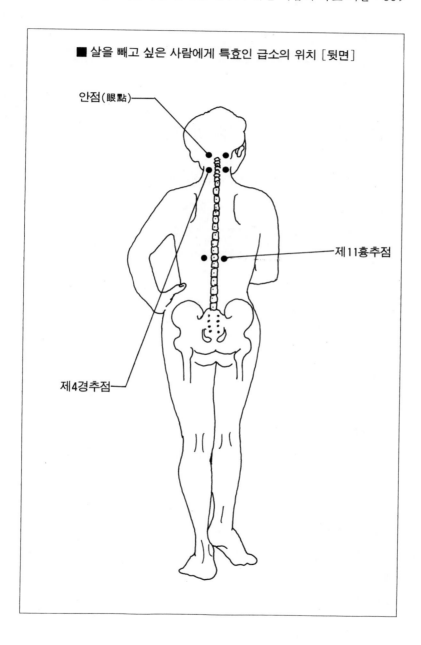

■ 살을 빼고 싶은 사람에게 특효인 급소의 위치 [뒷면]

안점(眼點)

제11흉추점

제4경추점

안쪽 복사뼈 위 10cm 점

보통으로 10초 간 수직으로 3회 누른다(포인트②)→호르몬
의 작용을 조절한다.

◢ 바스트를 풍만하게 가꾸어 주는 지압 요법

여성의 심벌, 모성의 심벌이라고 하면 풍만한 유방이 떠오
른다. 실제로 아기를 키우는 역할에 유방의 크기는 별 관계가
없지만 역시 바스트는 풍만할 때 매력적이다.

빈약한 바스트는 호르몬의 분비가 정상이 아니거나 영양이
불충분한 것이 원인이다.

지압으로는 유방과 그 주변의 혈행(血行)을 좋게 하고 영양을
충분히 보급하는 급소를 중심으로 최소한 1일 1회 실시한다.

(1) 지압의 포인트

① 제2흉추점 누르는 법

양 손 엄지의 제2관절을 급소에 대고 좌우 동시에 같은 강도
로 누른다.

② 유방 주위의 점 누르는 법

유방 주위에 5개의 손가락 지문부를 대고 보통으로 세어 1
에서 10까지 수직으로, 11에서 15까지 손가락을 안쪽으로 끌
어당겨 유방을 집어올리듯 한다.

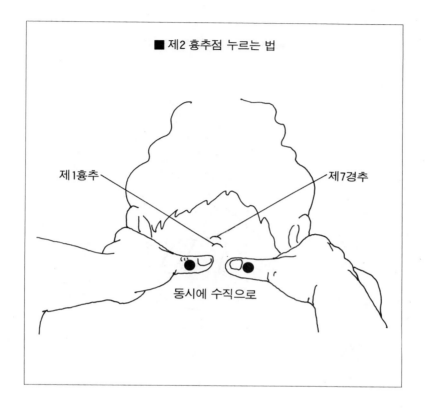

■ 제2 흉추점 누르는 법

제1흉추

제7경추

동시에 수직으로

(2) 급소와 누르는 법

제2흉추점

강하게 10초 간 수직으로 3회 누른다(포인트①)→호르몬의
분비를 촉진한다.

유방 주위의 점

3회 반복하여 지압한다(포인트①)→유방 전체의 혈행(血行)

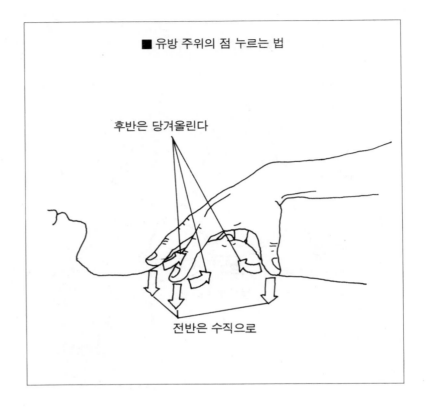

■ 유방 주위의 점 누르는 법

후반은 당겨올린다

전반은 수직으로

을 좋게 하고 영양을 공급한다.

유방 전체

손바닥으로 유방을 감싸서 가볍게 천천히 원을 그리듯이 돌린다→유방 전체의 혈행(血行)을 좋게 한다.

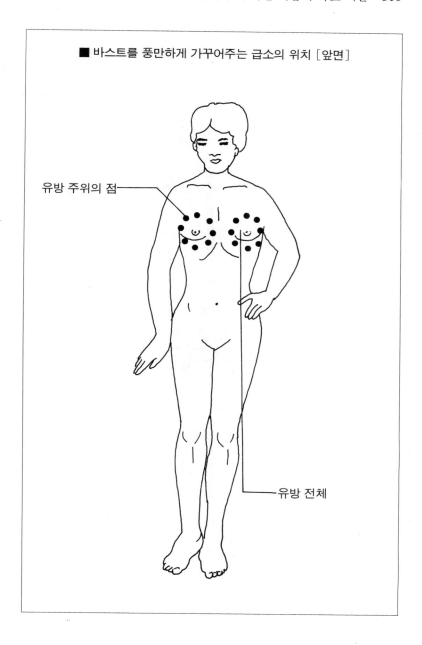

■ 바스트를 풍만하게 가꾸어주는 급소의 위치 [앞면]

유방 주위의 점

유방 전체

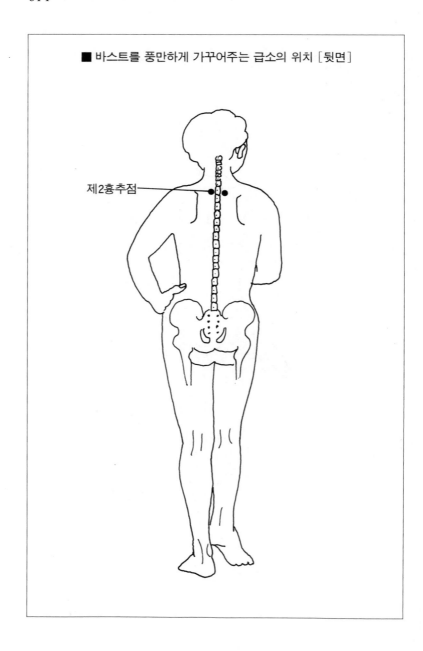

■ 바스트를 풍만하게 가꾸어주는 급소의 위치 [뒷면]

제2흉추점

◤ 웨스트를 날씬하게 가꾸어 주는 지압 요법

영화 '바람과 함께 사라지다'에서 주인공 여배우 비비안 리는 겨우 15인치(약 39센티)라는 놀라울 정도로 가는 웨스트를 자랑했었다. 그 정도는 아니라도 날씬한 웨스트는 여성이라면 누구나 동경하는 바이다.

특히 중년이 되면 웨스트나 다리에 지방이 붙기 쉬워 웨스트가 통자루처럼 될 우려가 있다.

웨스트에 살이 붙는다 싶으면 당장 지압을 개시하기 바란다. 쓸데없는 살(肉)을 제거한다.

(1) 지압의 포인트

① 배의 양쪽을 누르는 법
양쪽 손바닥을 좌우 웨스트의 오목한 곳에 대고 힘이 마주하도록 양쪽에서 동시에 같은 강도로 누른다.

② 제 1∼제4 흉추점 누르는 법
양쪽 엄지의 제2관절을 좌우 급소에 대고 동시에 같은 힘으로 수직으로 누른다.

(2) 급소와 누르는 법

배 양쪽의 점

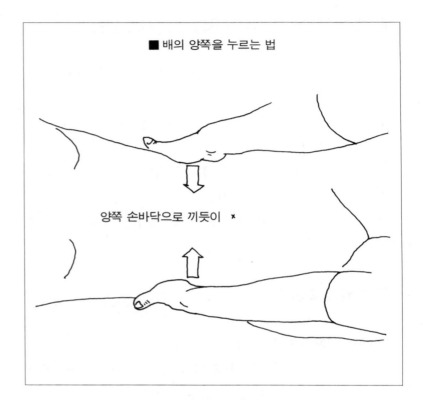

■ 배의 양쪽을 누르는 법

양쪽 손바닥으로 끼듯이

두 손바닥을 대고 가볍게 10초 간 중심을 향해 힘을 수평으로 주고 천천히 뗀다→웨스트의 여분의 지방을 제거한다(포인트①).

제1흉추점, 제2흉추점, 제3흉추점, 제4흉추점

가볍게 15초 간 수직으로 3회 누른다→허리의 혈행(血行)을 좋게 한다(포인트②).

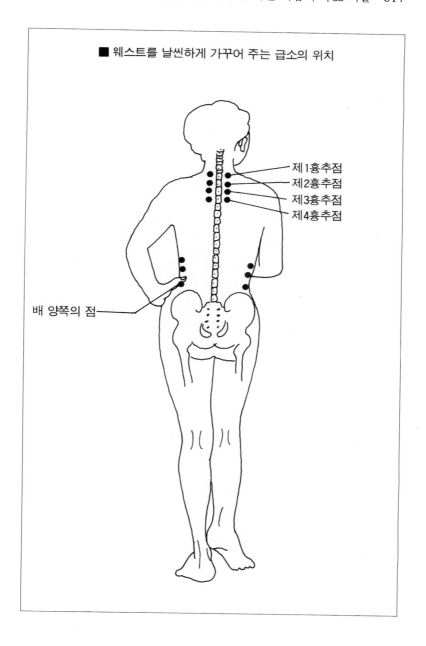

■ 웨스트를 날씬하게 가꾸어 주는 급소의 위치

제1흉추점
제2흉추점
제3흉추점
제4흉추점

배 양쪽의 점

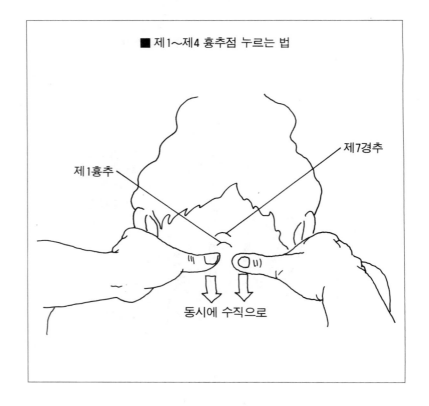

히프를 아름답게 가꾸어 주는 지압 요법

아름답게 정돈된 히프 라인은 젊음의 상징이라고 할 수 있다. 그러나 나이가 들어감에 따라 라인이 흐트러지고 처지는 것은 여성의 고민 중의 하나이다.

히프 라인이 흐트러진다는 것은 허리 주변에 여분의 살이 붙기 때문이다. 우선 여분의 살을 제거하고 피하지방(皮下脂肪)을 제거할 수 있도록 매일 지압을 반복하기 바란다.

남편에게 해 달라고 하기 바란다. 계속하면 히프가 위로 올라가고 전신의 실루엣도 몰라볼 정도로 달라진다.

(1) 지압의 포인트

① 장골릉(腸骨稜)의 3점 누르는 법

장골 위의 바깥쪽 가장자리에서 손가락 굵기의 반 정도 위쪽이 급소의 위치이다. 장골 바깥쪽의 가장자리와 수평이 되게 손가락을 대고 제2관절로 좌우 동시에 수직으로 누른다.

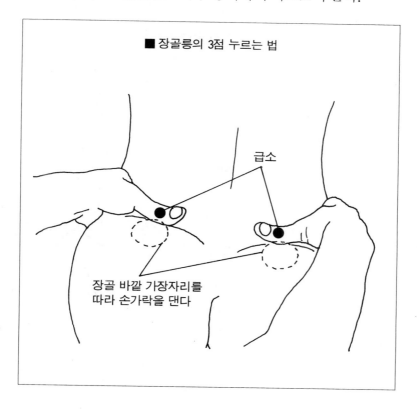

■ 장골릉의 3점 누르는 법

급소

장골 바깥 가장자리를
따라 손가락을 댄다

② 다리의 뿌리점 누르는 법

둔부와 다리부 경계의 중앙이 이 급소의 위치이다. 양쪽 엄지의 제2관절을 급소에 대고 힘을 약간 윗쪽(둔부쪽)을 향해 누른다.

(2) 급소와 누르는 법

다리의 뿌리 점

보통으로 15초 간 수직으로 3회 누른다(포인트②)→히프 하

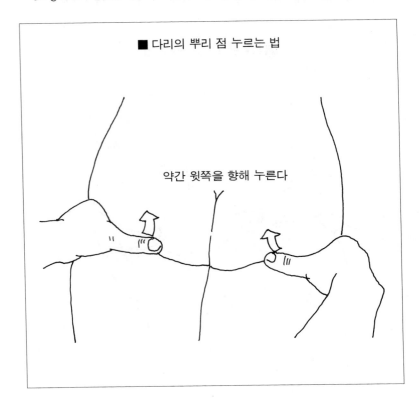

■ 다리의 뿌리 점 누르는 법

약간 윗쪽을 향해 누른다

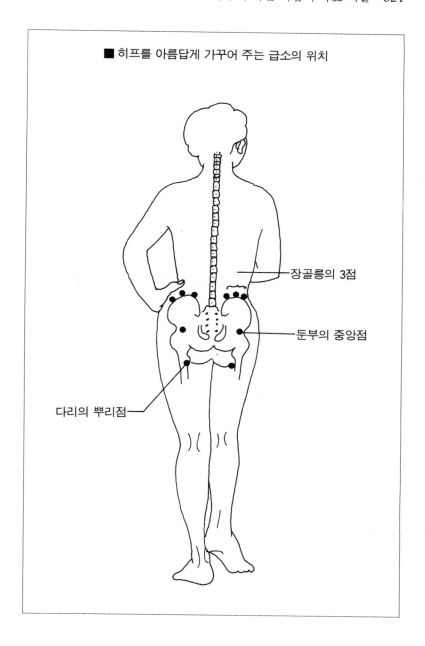

■ 히프를 아름답게 가꾸어 주는 급소의 위치

장골릉의 3점

둔부의 중앙점

다리의 뿌리점

부의 근육을 자극하여 히프를 올려준다.

장골릉(腸骨稜)의 3점

가볍게 15초 간 수직으로 3회 누른다(포인트①)→히프의 여
분의 피하지방을 제거한다.

둔부의 중앙점

보통으로 15초 간 수직으로 3회 누른다→여분의 살을 제거
하여 라인을 정돈한다.

■ 하복부의 지방을 제거하기 위한 특효 지압 요법

슬슬 중년이라는 시기가 되면 남녀를 불문하고 아랫배가 나
온다. 이를 닦다가 흘렸는데 바닥에 떨어지지 않고 배 위에 떨
어졌다는 웃기는 이야기도 있다. 지금 당장 지압을 시작하기
바란다.

아랫배에 지방이 붙은 것은 운동 부족과 칼로리의 과다 섭
취가 대부분의 원인이다. 또 여성의 경우 임신 중에 생긴 지방
이 출산 후에도 남는 경우도 있다.

하복부의 신진대사(新陳代謝)를 높이는 급소를 중심으로 매
일 반복하기 바란다.

(1) 지압의 포인트

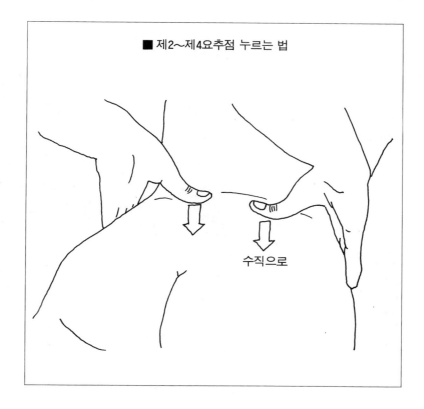

■ 제2～제4요추점 누르는 법

수직으로

① 제2～제4요추점 누르는 법

양 손 엄지의 제2관절을 급소에 대고 좌우 동시에 같은 힘으로 수직으로 누른다(이 경우는 힘의 방향을 바꾸어도 좋다).

② 아랫배의 4점 누르는 법

손바닥 바깥쪽(새끼 손가락 쪽) 볼록한 곳으로 누른다. 힘을 지나치게 주지 않도록 주의하는 것이 중요하다.

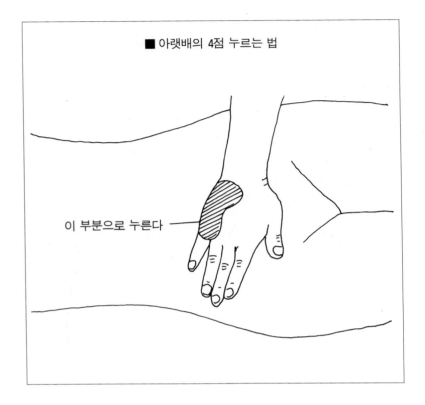

■ 아랫배의 4점 누르는 법

이 부분으로 누른다

(2) 급소와 누르는 법

제2요추점, 제3요추점, 제4요추점
보통으로 10~15초 간 요추(腰椎)를 향해 3회 누른다(포인트 ①)→하복부의 신진대사를 활발하게 한다.

하복부(下腹部)의 4점
손바닥으로 가볍게 15초 간 수직으로 3회 누른다(포인트②)

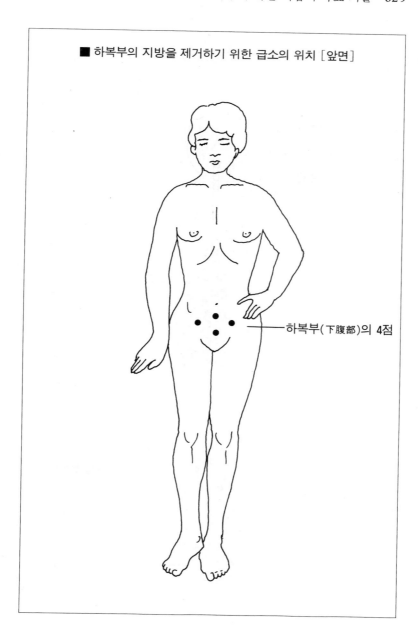

■ 하복부의 지방을 제거하기 위한 급소의 위치 [앞면]

하복부(下腹部)의 4점

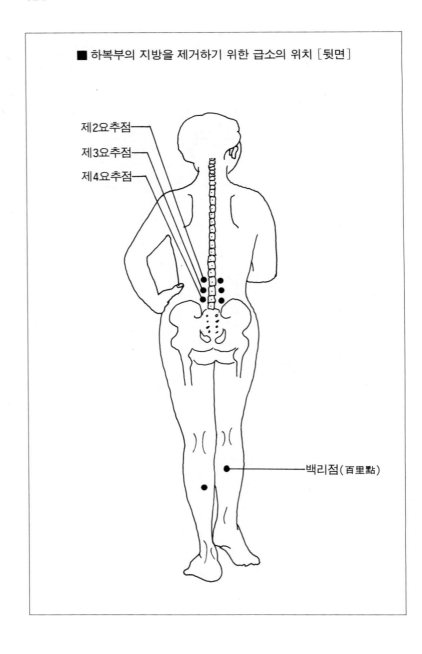

■ 하복부의 지방을 제거하기 위한 급소의 위치 [뒷면]

제2요추점

제3요추점

제4요추점

백리점(百里點)

→하복부의 혈행(血行)을 좋게 한다.

백리점(百里點)

강하게 10초 간 수직으로 3회 누른다→하복부의 혈행(血行)을 좋게 한다.

◪ 머리 숱을 많게 하기 위한 특효 지압 요법

외국인이 보기에 우리나라 여성의 가장 매력적인 면은 많은 머리숱이라고 한다. 또 예로부터 검고 긴 머리는 미인의 조건이었다.

윤기없는 머리가 많이 빠지는 것은 호르몬 분비 이상이나 두피(頭皮)의 혈행(血行)이 나쁜 경우가 많은 것 같다.

미용실에서 시간과 돈을 들여 트리트먼트하는 것도 물론 좋지만 자신의 집에서 매일 몇 분씩 지압을 계속하는 것 만으로도 머리는 숱이 많아지고 건강해진다.

(1) 지압의 포인트

① 두부(頭部)의 점 누르는 법

지압을 받는 사람은 등을 곧게 펴고 앉는다. 지압하는 사람은 그 사람의 옆에 서서 지문부로 두부(頭部)의 중심을 향해 수직으로 누른다.

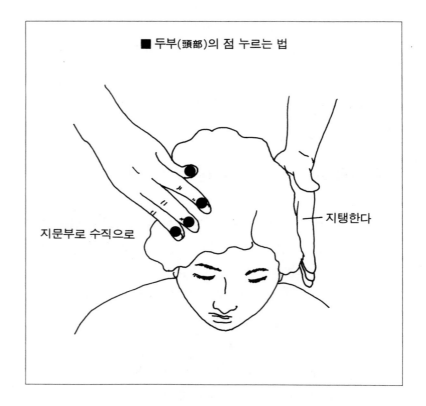

■ 두부(頭部)의 점 누르는 법

지문부로 수직으로

지탱한다

② 제11흉추점 누르는 법

양 손 엄지의 제2관절을 급소에 대고 좌우 동시에 강한 힘으로 수직으로 누른다.

(2) 급소와 누르는 법

제11흉추점

가볍게 15초 간 수직으로 3회 누른다(포인트②)→호르몬 분비를 왕성하게 한다.

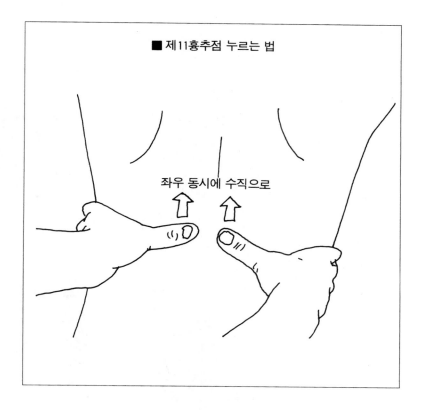

■ 제11흉추점 누르는 법

좌우 동시에 수직으로

두정점(頭頂點), 두정부(頭頂部) 전후 좌우의 점

손가락을 벌려 지문부(指紋部)로 강하게 10초 간 수직으로 3~5회 누른다(포인트①)→두 개의 혈행(血行)을 좋게 하고 영양을 공급한다.

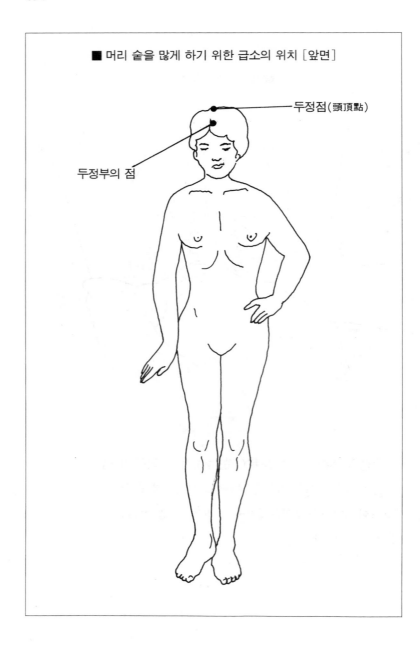

630

■ 머리 숱을 많게 하기 위한 급소의 위치 [앞면]

두정점(頭頂點)

두정부의 점

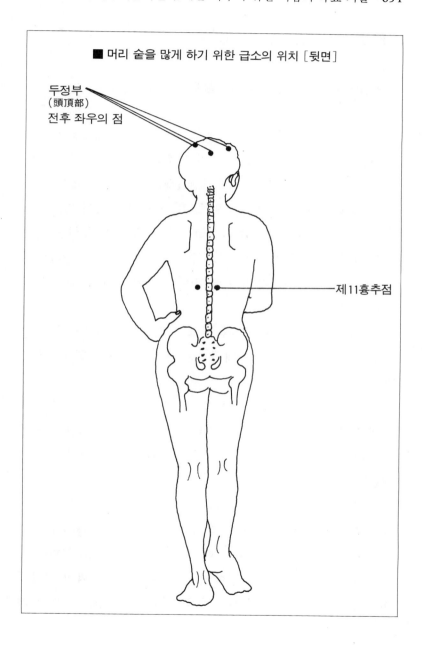

■ 머리 숱을 많게 하기 위한 급소의 위치 [뒷면]

두정부
(頭頂部)
전후 좌우의 점

제11흉추점

◤ 지압은 이런 효과가 있다

● 열심히 하지 않았는데도 6킬로그램이나 줄었다

－S씨(23세, 가사 도움)의 경우

S씨는 23세의 여성으로 치료가 필요해 보이는 비만 여성이었다. 1년 2개월 정도 전에는 신장 156cm, 체중 77kg의 몸매를 가지고 있었다. 차를 운전할 줄 알아 가까운 곳에 가면서도 차를 타고 다녔다. 그리고 가사일을 돕고 있는 여유있는 입장이라 바쁜 일 없이 먹는 것에 열중한 것이 살찌는 원인이었다.

그녀는 지인(知人)의 도움을 얻어 지압사(指壓師)인 P씨를 만나 치료를 부탁했다.

치료는 전신의 기능을 정돈하고 신진대사를 활발하게 하는 급소를 선택하여 실시했는데 S씨는 끈기가 없었고 열심이지도 않았다.

비만이라는 것은 다른 병처럼 고통이나 불쾌감이 없고 겨우 어깨가 결린다, 왠지 몸이 무겁다 라는 정도여서 지압을 빼먹고 여행을 가기도 하고 집에서 친구들과 노느라 깜박 잊기도 했던 것이다.

10일 이상 모습을 보이지 않는가 싶더니 갑자기 나타나 '여행을 다녀왔어요. 아무래도 다시 또 좀 찌는 것 같아요'라고 하여 P씨도 살웃음을 지은 적이 몇 차례나 있었다고 한다.

게다가 이 아가씨는 온천에서 받은 마사지와 P씨의 지압을 비교하고는 '선생님, 지압은 시간이 너무 짧아요. 좀 오래 해

주세요'라는 말까지 했다.

　체질이나 증상에 따라 적당량의 지압을 하는 것이 효과적이고 도중에 쉬면 효과도 반감된다는 P씨의 설명을 듣고서야 겨우 납득하는 것 같았다.

　S씨는 1년 만에 6kg의 살이 빠졌는데 원래는 좀더 빨리, 좀더 살을 뺄 수도 있었다.

　지압의 효력은 지압을 받는 사람의 열의에 달려 있다는 사실을 명심하기 바란다.

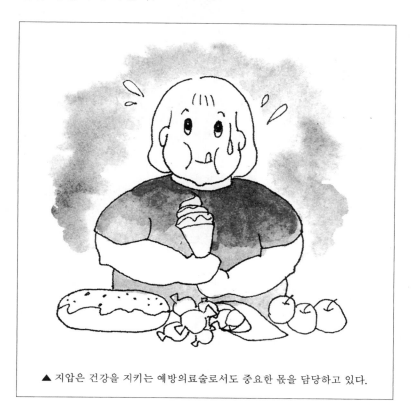

▲ 지압은 건강을 지키는 예방의료술로서도 중요한 몫을 담당하고 있다.

634

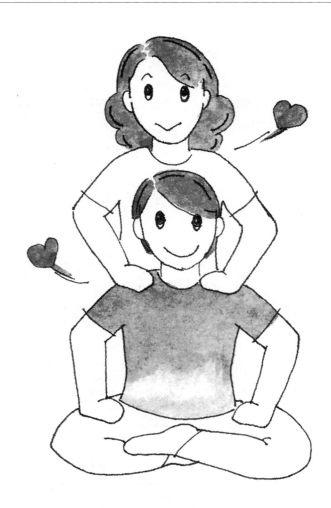

▲ 지압은 신뢰와 정성의 의료술이라고 해도 과언이 아니다. 지압사에
대한 믿음과 환자에 대한 사랑과 정성 없이는 좋은 효과를 기대하기 힘
들다. 상호간에 돈독한 신뢰와 정성만이 지압의 효능을 한결 탁월하게
한다.

제 7 장

행복한 섹스를 보장하는
지압(指壓)의 신기술

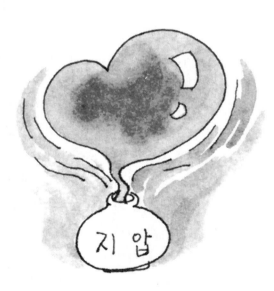

■ 성(性)의 고민으로부터 탈출하자

한 세대 전에는 음지(陰地)에서 목소리를 낮추고 성에 대해 이야기했으나 요즘은 당당히 이야기하게 되었다. 세상에는 남자와 여자 뿐임으로 당연히 성 문제는 터부시할 수 없다.

하지만 성 지식이 퍼지면서 이제까지 지나치던 성 문제까지 큰 소리로 떠들어대는 형편이다. 종래에 비해 성적인 이상(異常), 불안을 호소하는 사람이 급증하고 있는 이유는 그 때문이라고 할 수 있을 것이다.

그러면서도 남자의 고민, 여자의 고민을 갖고 있는 사람은 의외로 의사를 찾는 일은 적고 책이나 TV 등으로 얻은 성지식에 의해 더욱 불안감만 높이고 있다. 성의 해방 속에서 태어난 남자와 여자의 함정이라고 할까?

지압에는 옛부터 성에 관한 급소도 많고 성세포를 부활 강화시켜 정력을 높이는 효과가 있다고 보았다.

정력이 있는 사람은 사회적으로도 적극적이고 모든 면에서 성공한다고 하지만 정력제 등에 의한 일시적 회복으로는 별 의미가 없다. 이럴 때일수록 지압을 실시해야 한다.

지압을 계속하는 것에 의해 성의 고민도 해소하고 몸의 충실을 기해 여자다움, 남자다움을 간직하고 사회에서도 성공할 수 있다면 얼마나 멋진 일이겠는가?

당연히 이 경우도 당장 효과가 나타나는 것은 아니다. 끈기있게 서둘지 말고 실시하는 것이 포인트이므로 매일 부부끼리 서로 지압해 주는 것도 한 방법이다.

또 성의 고민에는 정신적인 동요도 크게 영향을 미친다. 매일 안정감 있게 자신을 갖고 살도록 한다.

■ 임포텐츠에 잘 듣는 지압 요법(指壓療法)

요 몇 년 사이에 남성의 성적 불능, 즉 임포텐츠 환자가 급증하고 있다. 이것은 특별히 임포텐츠가 되는 병이 유행하고 있는 것이 아니고 현대 사회의 구조 속에서 그 원인을 찾을 수가 있다.

즉, 성에 관한 정보가 너무 많아 쓸데없는 성지식을 과다하게 얻게 되고 그것이 정신적인 스트레스가 되어 심리적인 임포텐츠를 야기시키는 것이다.

심리적인 임포텐츠를 고치기 위해서는 안정된 생활을 유지하고 지정된 급소를 매일 지압하도록 한다.

(1) 지압의 포인트

① 선골(仙骨) 3점 누르는 법

선골 맨 위의 점을 손가락을 겹쳐 누르고, 그 동작이 끝나도 아래 손가락은 그대로 고정시켜서 그 밑의 급소를 잡는 기준으로 삼는다.

② 안쪽 복사뼈 뒷쪽 점

엄지의 한쪽이 안쪽 복사뼈 뒷부분의 바깥쪽 가장자리에 닿

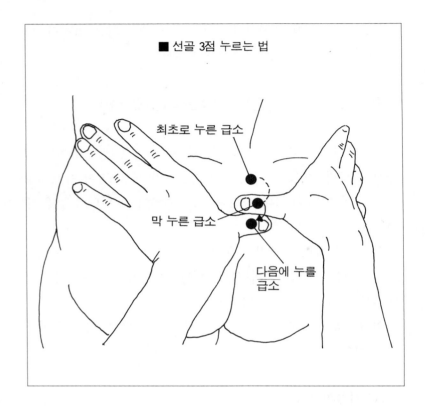

■ 선골 3점 누르는 법

최초로 누른 급소

막 누른 급소

다음에 누를 급소

도록 손가락을 대면 제2관절이 딱 급소를 잡게 된다.

(2) 급소와 누르는 법

목덜미의 오목한 곳

보통으로 10초 간 수직으로 3회 누른다→정신을 평정하게 유지하고 스트레스를 제거한다.

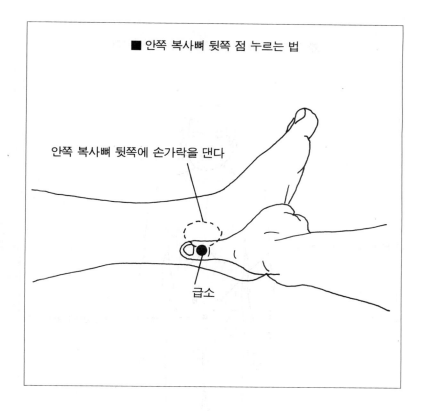

■ 안쪽 복사뼈 뒷쪽 점 누르는 법

안쪽 복사뼈 뒷쪽에 손가락을 댄다

급소

제3흉추점, 제4흉추점

보통으로 10초 간 수직으로 3회 누른다→골반 내부의 혈행 (血行)을 좋게 한다

선골(仙骨) 중앙의 3점

보통으로 10초 간 수직으로 3회 누른다(포인트①)→성 세포 (性細胞)를 강화한다.

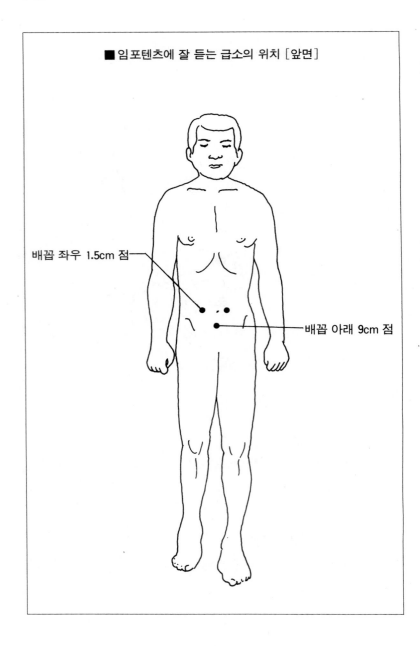

■임포텐츠에 잘 듣는 급소의 위치 [앞면]

배꼽 좌우 1.5cm 점

배꼽 아래 9cm 점

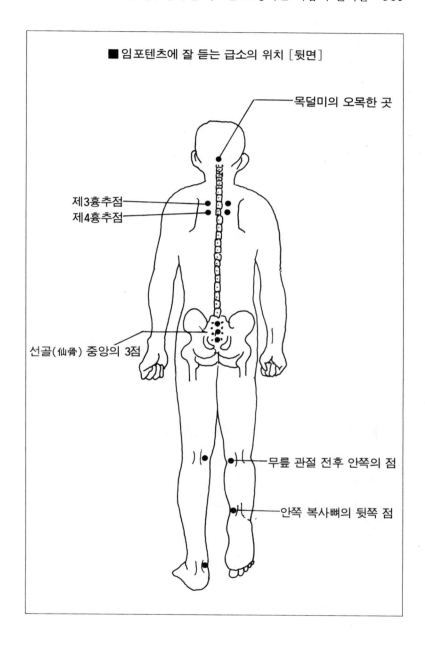

■임포텐츠에 잘 듣는 급소의 위치 [뒷면]

목덜미의 오목한 곳

제3흉추점
제4흉추점

선골(仙骨) 중앙의 3점

무릎 관절 전후 안쪽의 점

안쪽 복사뼈의 뒷쪽 점

배꼽 좌우 1.5cm 점

가볍게 10초 간 수직으로 3회 누른다→기초 체력(基礎體力)을 붙인다.

배꼽 아래 9cm 점

가볍게 10초 간 수직으로 3회 누른다→호르몬의 분비를 촉진시킨다.

무릎 관절 전후 안쪽의 점

가볍게 10초 간 수직으로 3회 누른다→정력(精力)을 회복할 수 있게 된다.

안쪽 복사뼈의 뒷쪽 점

가볍게 10초 간 수직으로 3회 누른다(포인트②)→생명력(生命力)을 강화한다.

◪ 스태미너를 위한 특효 지압 요법

스태미너는 섹스에만 필요한 것이 아니다. 일상 생활에 충실하고 일에도 적극적인 사람은 동시에 섹스 면에서의 스태미너도 있는 것이다.

스태미너를 얻기 위해서 영양제나 약품에 의지해서는 안 된다. 우선은 전신을 단련하고 건강을 유지하는 것이 가장 중요하다고 할 수 있다.

이 경우의 지압은 특히 허리 부분을 자극하여 혈행(血行)을 좋게 하고 내장 전반(內臟全般)을 강화하는 곳에서부터 시작한다. 끈기있게 매일 실시하기 바란다.

(1) 지압의 포인트

① 제1~제4 요추점 누르는 법
양 손 엄지의 제2관절을 좌우 급소에 대고 체중을 얹으면서 좌우 동시에 수직으로 누른다.

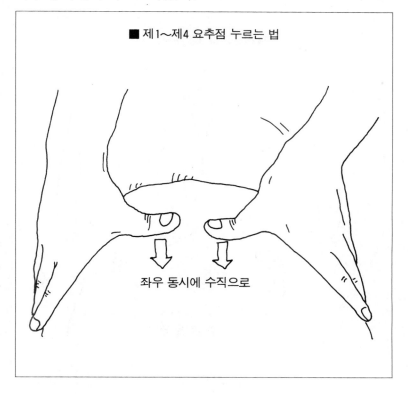

■ 제1~제4 요추점 누르는 법

좌우 동시에 수직으로

② 장골릉(腸骨稜)의 3점 누르는 법

장골 위 바깥쪽 가장자리에서 손가락 굵기의 반 정도가 급소의 위치, 장골 바깥쪽 가장자리와 평행으로 손가락을 대고 제2관절로 좌우 동시에 수직으로 누른다.

(2) 급소와 누르는 법

제1요추점, 제2요추점, 제3요추점, 제4요추점

가볍게 15초 간 힘의 방향을 바꾸어 3회 누른다(포인트①)→ 성 세포(性細胞)를 강화한다.

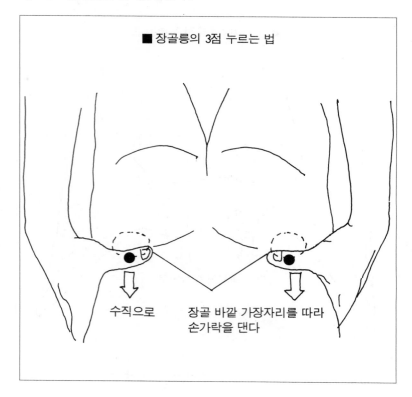

■ 장골릉의 3점 누르는 법

수직으로

장골 바깥 가장자리를 따라 손가락을 댄다

안쪽 복사뼈의 뒷쪽 점

가볍게 10초 간 수직으로 3회 누른다→생명력(生命力)을 강화한다.

배꼽 아래 1.5cm 점

가볍게 10초 간 수직으로 3회 누른다→이 지압 요법으로 기초 체력(基礎體力)을 만든다.

장골릉(腸骨稜)의 3점

약간 강하게 10초 간 수직으로 3회 누른다(포인트②)→골반 주변부를 자극하여 혈행을 좋게 한다.

다리의 삼리점(三里點)

약간 강하게 10초 간 수직으로 3회 누른다→전신(全身)에 활력을 넘치게 한다.

◢ 조루를 고치기 위한 특효 지압 요법

현대 사회는 성(性)에 관한 것이 사방에 자리잡고 있고 섹스의 지식도 범람하고 있다.

그러나 너무 섹스에 관한 지식이 많으면 머리 속의 지식이 선행하고 육체는 따라가지 못해 조루(早漏)가 되는 경우가 있다. 조루는 섹스의 경험이 적은 사람에게 많고 자신없이 지내면 임포텐츠가 될 수 있다.

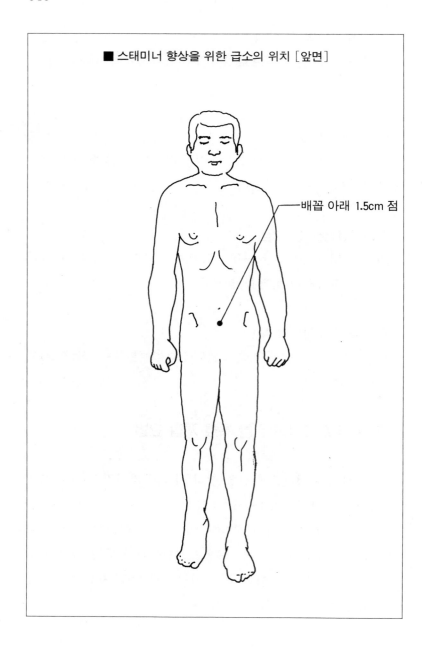

■ 스태미너 향상을 위한 급소의 위치 [앞면]

배꼽 아래 1.5cm 점

■ 스태미너 향상을 위한 급소의 위치 [뒷면]

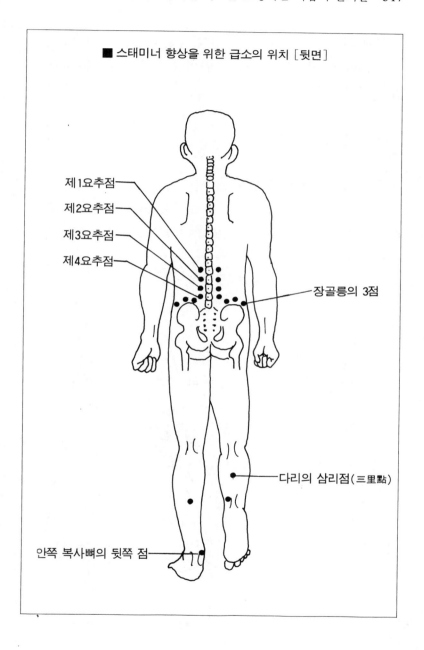

제1요추점

제2요추점

제3요추점

제4요추점

장골릉의 3점

다리의 삼리점(三里點)

안쪽 복사뼈의 뒷쪽 점

이에 대처하기 위해서는 항상 안정된 마음을 유지하고 성세 포(性細胞)를 자극하는 급소를 끈기있게 매일 누르는 것이 좋 을 것이다.

(1) 지압의 포인트

① 선골점(仙骨點) 누르는 법

맨 위의 점을 손가락을 겹쳐 누르고 끝나도 아래 손가락은 그 대로 고정시키고 그 아래 급소를 잡기 위한 기준으로 삼는다.

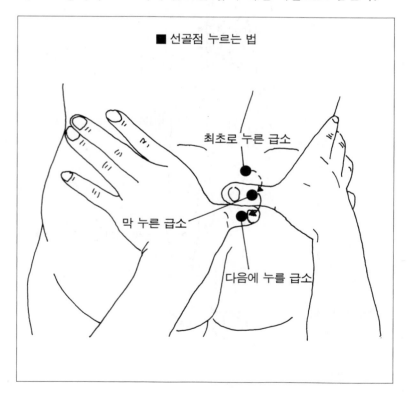

■ 선골점 누르는 법

최초로 누른 급소

막 누른 급소

다음에 누를 급소

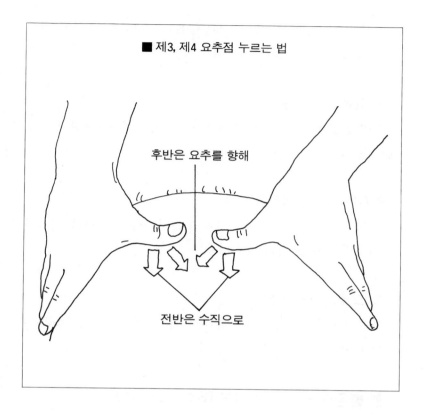

■ 제3, 제4 요추점 누르는 법

후반은 요추를 향해

전반은 수직으로

② 제3, 제4 요추점 누르는 법

양쪽 엄지의 제2관절을 좌우의 급소에 대고 보통으로 세어 1에서 5까지는 수직으로, 6, 7, 8에서 요추(腰椎)를 향해 누르고, 9, 10에서 힘을 뺀다.

(2) 급소와 누르는 법

목덜미의 오목한 곳

가볍게 15초 간 수직으로 3회 누른다→마음을 편하게 하고
정신(精神)을 안정(安定)시킨다.

선골(仙骨)의 3점

가볍게 15초 간 수직으로 3회 누른다(포인트①)→성세포(性
細胞)를 자극, 강화한다.

명치와 배꼽의 중간점

가볍게 10초 간 수직으로 3회 누른다→들뜬 기분을 억제하
고 마음의 흥분을 가라 앉힌다.

제3요추점, 제4요추점

가볍게 15초 간 힘의 방향을 바꾸어 3회 누른다(포인트②)→
성세포(性細胞)를 자극, 강화한다.

◤ 불감증을 고치기 위한 특효 지압 요법

불감증이란 성욕은 있어도 성교시 전혀 쾌감을 느끼지 못하
는 것을 말한다.

이 원인으로서는 임신에 대한 두려움, 부부의 성지식 부족,
성교 때 상처나 염증이 있어서 고통스러울 때, 남편의 성의 장
해, 책 등을 통한 지식에 의해 기대감만 앞서 달릴 때 등을 들
수 있다.

아무튼 부부가 대화하고 협력하는 것이 중요하고 전문의와

■ 조루증을 치료하는 급소의 위치 [앞면]

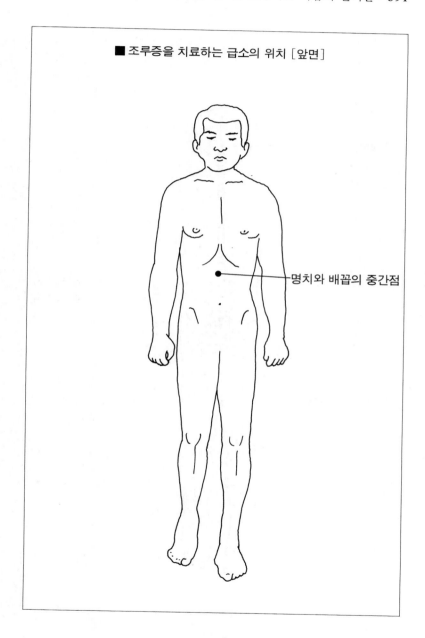

명치와 배꼽의 중간점

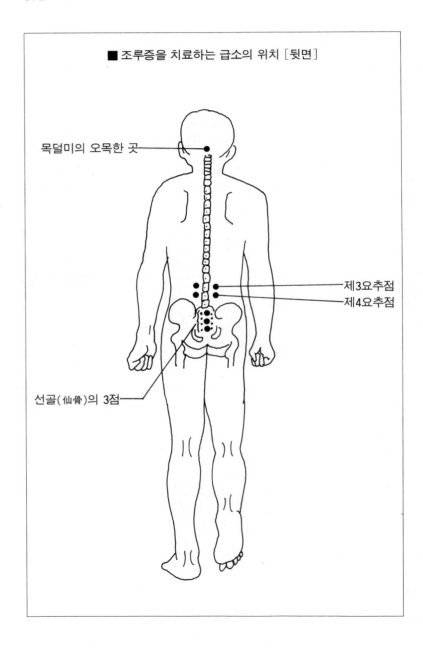

■ 조루증을 치료하는 급소의 위치 〔뒷면〕

목덜미의 오목한 곳

제3요추점
제4요추점

선골(仙骨)의 3점

상의하는 것도 한 가지 방법이다.

　적당한 운동을 하고 수면이나 영양 등에도 세심한 배려를 할 필요가 있을 것이다.

(1) 지압의 포인트

① 제2~제5요추점 누르는 법

　양쪽 엄지의 제2관절을 좌우 급소에 대고 보통으로 세어 1에서 5까지는 수직으로, 6, 7, 8에서 요추(腰椎)를 향해 누르고, 9, 10에서 힘을 뺀다.

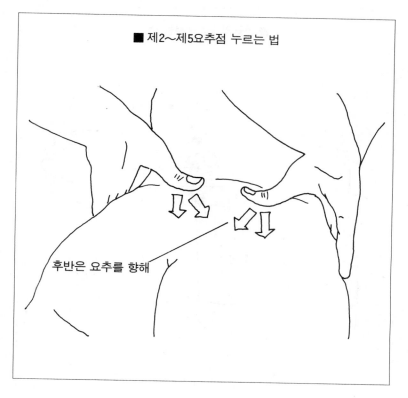

■ 제2~제5요추점 누르는 법

후반은 요추를 향해

② 선골(仙骨)의 3점 누르는 법

가장 윗점을 엄지를 겹쳐 누르고 끝나도 아래 손가락은 그대로 고정시키고 다른쪽 손가락으로 그 아래 급소를 찾기 위한 기준으로 삼는다.

(2) 급소와 누르는 법

선골(仙骨)의 3점

가볍게 15초 간 수직으로 3회 누른다(포인트②)→성세포(性細胞)를 자극, 강화한다.

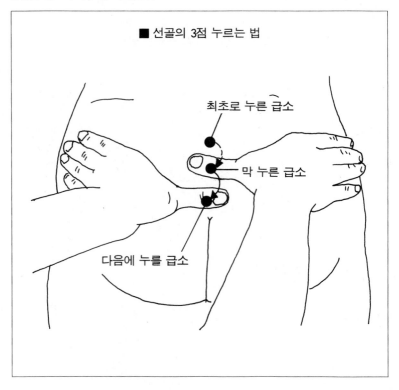

■ 선골의 3점 누르는 법

최초로 누른 급소

막 누른 급소

다음에 누를 급소

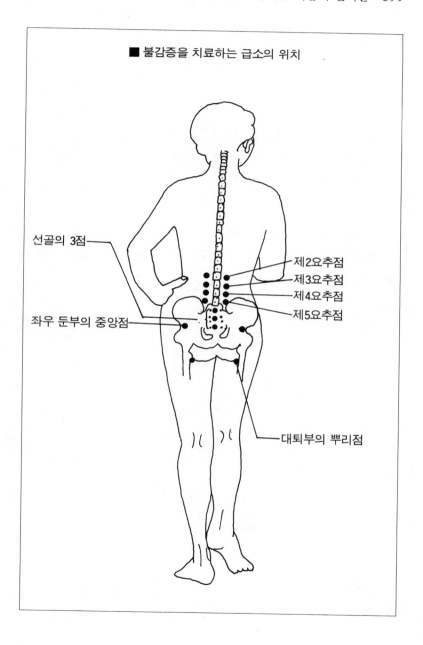

■ 불감증을 치료하는 급소의 위치

선골의 3점

제2요추점
제3요추점
제4요추점
제5요추점

좌우 둔부의 중앙점

대퇴부의 뿌리점

좌우 둔부의 중앙점

가볍게 15초 간 수직으로 3회 누른다→골반 내부(骨盤內部)의 혈행(血行)을 좋게 한다.

제2요추점, 제3요추점, 제4요추점, 제5요추점

보통으로 10초 간 힘의 방향을 바꾸어 3회 누른다(포인트①)→성세포(性細胞)를 강화한다.

대퇴부(大腿部)의 뿌리 점

가볍게 15초 간 수직으로 3회 누른다→생식기관(生殖器管)의 기능을 높인다.

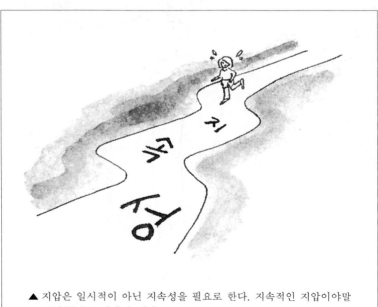

▲ 지압은 일시적이 아닌 지속성을 필요로 한다. 지속적인 지압이야말로 병의 뿌리를 캐낼 수 있다.

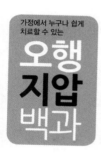

가정에서 누구나 쉽게
치료할 수 있는

오행
지압
백과

재판 인쇄 | 2024년 01월 15일
재판 발행 | 2024년 01월 20일
지은이 | 김동현 김한선
감수 | 황종찬
표지 | 디자인감7
펴낸곳 | 태을출판사
펴낸이 | 최원준
등록번호 | 제1973.1.10(제4-10호)
주소 | 서울시 중구 동화동 제 52-107호(동아빌딩 내)
전화 | 02-2237-5577 팩스 | 02-2233-6166
ISBN 978-89-493-0673-5   13510